新冠肺炎综合防控诊治丛书

SERIES IN COMPREHENSIVE PREVENTION, CONTROL, DIAGNOSIS, AND TREATMENT OF COVID-19

应急管理

分册

河南省卫生健康委员会
河南省人民医院 编写

河南科学技术出版社
·郑州·

图书在版编目（CIP）数据

新冠肺炎综合防控诊治丛书. 应急管理分册 / 河南省卫生健康委员会，河南省人民医院编写. —郑州：河南科学技术出版社，2020.6
ISBN 978-7-5349-9967-3

Ⅰ. ①新… Ⅱ. ①河… ②河… Ⅲ. ①日冕形病毒—病毒病—肺炎—诊疗②公共卫生—突发事件—卫生管理—中国 Ⅳ. ①R563.1

中国版本图书馆CIP数据核字（2020）第074464号

出版发行：河南科学技术出版社
地址：郑州市郑东新区祥盛街27号　邮编：450016
电话：（0371）65788613　65788629
网址：www.hnstp.cn
策划编辑：马艳茹
责任编辑：邓　为
责任校对：崔春娟
封面设计：张　伟
责任印制：张艳芳
印　　刷：河南新华印刷集团有限公司
经　　销：全国新华书店
开　　本：787 mm × 1092 mm　1/16　印张：14　字数：200千字
版　　次：2019年6月第1版　2020年6月第1次印刷
定　　价：45.00元

本书编委会

主　编　顾建钦　邵凤民

编　委　武素英　田海峰　陈传亮　申志强
孙培春　张连仲　李建军　赵东卿
王宇明　丁　岩　丁　蕊　马培志
白延涛　尼　燕　刘法金　孙明洁
李　红　李　昊　张　龙　张红梅
武启峰　苗豫东　赵　琳　胡晓军
程剑剑　雷志勤

主编简介

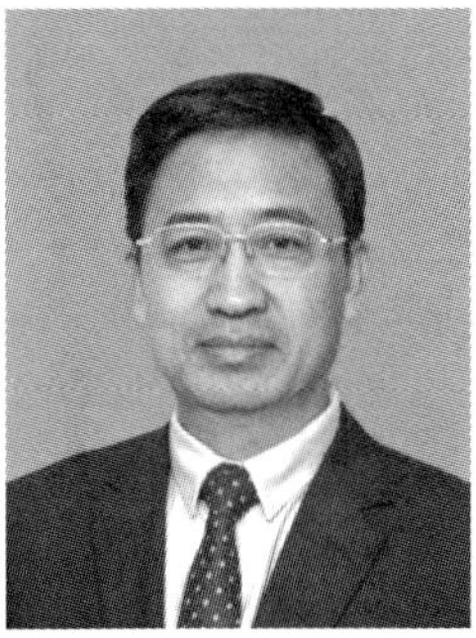

顾建钦 博士，主任医师，教授，硕士生导师，现任郑州大学人民医院党委书记、河南大学医学院院长（兼）。担任中国医师协会全科医师分会副会长、中国肿瘤防治联盟行政管理专业委员会主任委员、中国医师协会智慧医疗专委会智慧医院学组组长、河南省医院协会医院分级诊疗管理分会主任委员。长期致力于卫生健康事业发展与改革、全科医学方向的政策研究和临床工作。先后荣获郑州市“五一劳动奖章”、全国医药卫生系统先进个人、中国十大医改新闻人物、河南省卫生系统先进工作者、全国医院改革改进服务推进人物、国家卫生计生委脑卒中工程模范院长等称号。主要学术成果有：主持中央引导地方科技发展专项1项和省部级科研项目多项，获得省、市级科技进步奖10余项。以第一作者或通讯作者发表SCI/SSCI/中文核心期刊论文30余篇，主编出版《医院该给患者什么——现代医院的经营与管理》《公共卫生社会学》《健康郑州人系列丛书》《健康管理学教程》《医院信息化概论》等学术专著10余部。

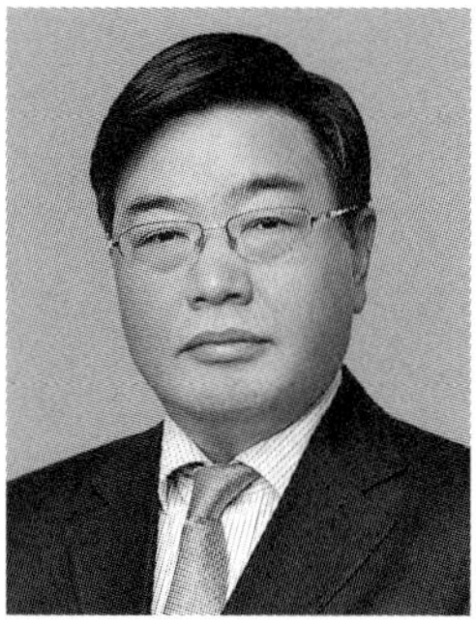

邵凤民 医学博士、主任医师、二级教授、博士生导师。现任河南省人民医院院长、阜外华中心血管病医院执行院长。担任中国研究型医院学会副会长，中国医药卫生文化协会肾病与血液净化专业委员会副主任委员，中国医师协会科研出版工作委员会副主任委员，中国医师协会肾脏内科医师分会常委，中国中西医结合学会肾脏疾病专业委员会常委，中华医学会肾脏病学分会第八、九、十届委员，全国肾病学专业医疗质量管理控制专家，中国医院协会常务理事，河南省医学会肾脏病学分会主任委员，河南省肾脏病质量控制中心主任，河南省肾脏病研究所所长，河南省肾脏病免疫重点实验室主任，河南省医学会副会长等职。《中华实用诊断与治疗杂志》主编，《中华肾脏病杂志》《中华风湿病学杂志》《中华肾病研究电子杂志》等编委。先后荣获国务院特殊津贴专家、国之名医·卓越建树奖、第十届健康中国年度十大人物、白求恩式好医生、河南省五一劳动奖章、河南省先进工作者、河南省学术技术带头人、河南省卫生科技领军人才、中原千人计划—中原名医、河南省首席科普专家等荣誉。

主持并参与包括国家自然科学基金、国家重点研发计划、十二五国家科技支撑计划项目、十一五国家科技支撑计划项目、国家973计划课题、国家863计划课题等国家级、省部级、厅级科研项目40余项。发表论文180余篇，获省、厅级科技成果10余项，主编、参编专著9部。

序

整合：构建新冠肺炎健康服务生态系统。

Integration: Building COVID-19 Health Services Eco-system.

人类发展史是一部人类与传染病的斗争史。在历史上，危害过人类的传染病有鼠疫、天花、霍乱、麻风、白喉、流行性感冒、梅毒、斑疹伤寒、疟疾、狂犬病、肺结核等数十种之多，其中以鼠疫、天花、流行性感冒影响最大。进入21世纪以来，SARS（严重急性呼吸综合征）、禽流感、埃博拉出血热、中东呼吸综合征等疫情频发，近期新型冠状病毒肺炎（简称新冠肺炎，COVID-19）肆虐，人类与传染病斗争的形势依然严峻。

医院作为重大传染病预警研判、医疗救治、临床研究、宣教培训的综合载体，在疫情防控中的地位举足轻重。但在新冠肺炎疫情暴发初期，也暴露了一些共性短板，如信息传递和反馈滞后、形势误判、决策不当、措施不力、反应迟缓、协调不畅、物资储备不足等。这说明，传统经验式的医院医疗健康服务供给模式，已经无法胜任传播速度快、感染范围广、防控难度大的疫情防控重任。

河南省人民医院是河南省省级新冠肺炎定点救治医院，疫情暴发初期就坚持以生态论、系统论、协同论、制度论、信息论、资源论等方法论为指导，积极整合院内、院外优质资源，构建医院主导、社区支持、社会参与的“三位一体”的新冠肺炎防控健康服务生态系统，取得了“确诊病例全部治愈、医务人员零感染”的成效。

作为奋战在新冠肺炎疫情防控一线的医务工作者，我们不仅有义务提供优质高效的医疗健康服务，更有责任从学术角度寻求在新冠肺炎大流行背景下实施有效干预和优化服务供给的一般规律，以期从临床、护理、社区干预、应急管理、线上服务等多维视角，提供新冠肺炎综合防治示范方案，为巩固我国新冠肺炎疫情防控成果、降低社会经济健康总体代价做出贡献。

基于这种思考，我们着手编写了“新冠肺炎综合防控诊治丛书”。本丛书采用理论分析结合案例报道的形式展开写作，全面总结了新冠肺炎防控健康服务生态系统所涵盖的八个学科在疫情防控中的做法和经验，编著形成九个分册：《应急管理分册》《互联智慧分级诊疗分册》《河南省人民医院公共卫生医学中心分册》《全科与社区分册》《临床诊治分册》《重症救治分册》《护理案例解析及管理分册》和《影像学诊断分册》及其英文版*Image Atlas of COVID-19*。

《应急管理分册》旨在全面总结河南省人民医院构建新冠肺炎疫情期间应急管理体系的做法和经验，涵盖应急管理概述、灾害脆弱性分析、应急管理系统设计、线下服务应急管理、线上服务应急管理、质量安全应急管理、人力资源应急管理、科技创新应急管理、支持保障系统应急管理、信息传播宣传应急管理和境外输入性病例应急管理十一个方面的内容。

《河南省人民医院公共卫生医学中心分册》旨在呈现河南省人民医院公共卫生医学中心尤其是新冠楼的建设成果，真实反映其在疫情防控救治中发挥的重要作用。全书从医防融合、新冠时刻两方面介绍了其建设理念，从区域相对独立、流向合理顺畅、设计标准规范、配套智能高端、防护安全可靠、人性关怀服务六个方面介绍了其特色亮点，从科学规划方面介绍了其支撑保障。

《互联智慧分级诊疗分册》旨在介绍河南省人民医院新冠肺炎线上服务供给，涵盖线上服务系统总论、互联网诊疗、远程医疗服务、96195综合服务及相关制度五个方面的内容。

《全科与社区分册》以医院–社区联防联控为出发点，涵盖疫情下全科与社区的功能定位、新冠肺炎认识、医务人员个人防护、全科及社区工作、信息管理、社区护理、慢性病管理七个方面的内容。

《临床诊治分册》旨在解决新冠肺炎临床诊疗面临的困惑，涵盖新冠肺炎的概述，新冠肺炎临床病例解析，新冠肺炎诊疗热点、难点问题解析，规范化新型冠状病毒临床实验室检测四个方面的内容。

《重症救治分册》重点关注新冠肺炎合并基础性疾病的危重型患者的救治和围术期管理，涵盖新冠肺炎重型及危重型患者在重症监护病房的诊疗及救治，新冠肺炎合并心血管疾病急重症手术及围术期管理四个方面的内容。

《护理案例解析及管理分册》旨在为各级医疗机构新冠肺炎疫情防控护理组织管理提供策略，为护理人员临床护理工作提供切实可行的指导，涵盖新冠肺炎护理案例解析与护理应急管理两方面内容。

《影像学诊断分册》收集了61例典型病例的CT、DR、PET/CT、PET/MR检查，每一张图片都有解释，部分病例还有出院后影像学检查，旨在通过汇编成功救治病例的影像资料，支持临床治疗方案完善。此外，编写委员会还编写了英文版的影像学诊断分册（*Image Atlas of COVID-19*）。

本丛书理论与案例深度融合，图文并茂，可为新冠肺炎临床诊治、社区防控，以及应急管理的日常工作和专项研究提供有益参考，同时也可为政策制定者、高等院校师生及其他有兴趣的社会大众提供借鉴。

本丛书在内容编写上引用了大量文献，皆附书末，在此对原文作者表示感谢。本丛书是在河南科学技术出版社的大力支持下，由河南省卫生健康委员会和河南省人民医院科研与学科建设部、互联智慧健康服务院、全科医学科、公共卫生医学中心、重症医学中心、护理部、影像科共同努力编撰完成，在此一并致谢。

新冠肺炎是新发疾病，研究进展不断更新，加之该病资料有限、编写时间紧迫，本丛书可能存在疏漏和不足之处，恳请各位同仁批评指正。

生命至上，谨以本丛书缅怀每一位因新冠肺炎逝去者，致敬奋战在新冠肺炎疫情防控一线的广大医务工作者！

丛书编写委员会

2020年5月27日

前　言

医院作为重大疫情预警研判、医疗救治、临床研究、宣教培训的综合载体，不仅需要医务人员以无限的热爱投身疫情防控临床工作，构筑优质高效安全的服务系统，更需要医院管理工作者以全新的方法论指导组织架构设计和建立快速协同有力的支持保障系统。作为长期从事医院管理的工作者，我们有义务从学术角度寻求重大疫情背景下构建医院应急管理体系的一般规律和模式，以期从医疗机构的视角为重大疫情联防联控机制的建立和完善提供借鉴。

我国医院应急管理体系是在总结抗击SARS疫情经验教训的基础上建立起来的。2019年底暴发的新型冠状病毒肺炎疫情，使公众生命健康和社会经济发展遭受严重威胁，暴露了我国医院应急管理体系的脆弱性。如何构建统一领导、分级负责、依法管理、科学规范、快速反应、高效协同的医院应急管理体系，推进国家卫生健康治理体系和能力现代化，是本书选题的基本出发点。

本书采用理论分析结合案例报道的方式展开写作。在对重大疫情背景下医院应急管理进行理论分析的基础上，全面总结了河南省人民医院构建新冠肺炎疫情期应急管理体系的做法和经验。

本书共涉及十一个方面内容，包括：应急管理概述、灾害脆弱性分析、应急管理系统设计、线下服务应急管理、线上服务应急管理、质量安全应急管理、人力资源应急管理、科技创新应急管理、支持保障系统应急管理、新闻宣传应急管理和境外输入病例应急管理。

本书相应地总结形成十一个案例，分别是：新冠肺炎应急管理总体方案、医院灾害脆弱性分析、应急预案、线下服务应急管理流程设置、互联智慧健康服务院助力新冠肺炎疫情防控、《人民日报》内参：河南一医院实行发热患者预诊分流及远程医疗避免交叉感染、人力资源应急管理方案、新冠肺炎大数据库建设、河南省人民医院公共卫生医学中心新楼（新冠楼）建设与使用、新闻宣传应急管理工作方案、医院支持入境口岸开展境外输入性病例排查的实施方法。

本书可为医院应急管理工作和专项研究提供有益参考，也可为卫生政策制定者、医院管理实践者、大专院校师生及其他有兴趣的社会大众所借鉴。

重大疫情背景下的医院应急管理，是一项复杂系统工程，面对这一宏观主题，作者很难在一本著作中包罗所有现象、探索全部问题、揭示一切规律。但大风起于青蘋之末，我们将本书定位为开启中国医院应急管理大思潮、大时代的一缕清风，引发广泛的思考与讨论。同时，作者也希望藉由本书，向奋战在抗击新冠肺炎疫情一线的广大医务工作者致敬。

医院管理主旨相关的著述恒河沙数，经典传世者寥若晨星，本书中有关新冠肺炎疫情期医院应急管理的一些理论和实践总结，倘能引发一二共鸣，作者将深感欣慰。

顾建钦

2020年4月17日

目 录

第一章

医院应急管理概述

第一节　医院应急管理的相关概念

1. 突发公共卫生事件

根据《突发公共卫生事件应急条例》（国务院令第 376 号），突发公共卫生事件是指突然发生，造成或者可能造成社会公众健康严重损害的重大传染病疫情、群体性不明原因疾病、重大食物和职业中毒以及其他严重影响公众健康的事件。按照突发公共卫生事件的性质、危害程度、涉及范围，可分为特别重大（Ⅰ级）、重大（Ⅱ级）、较大（Ⅲ级）和一般（Ⅳ级）四级。突发公共卫生事件具备以下六个特征：

一是成因的多样性。突发公共卫生事件不仅仅指各种烈性传染病，同时也和许多自然灾害有关，如 2008 年汶川地震过后应注意防止灾区因形成新的疫情而造成二次创伤。

二是分布的差异性。突发公共卫生事件在时间、空间和人群分布上存在差异，如同为新型冠状病毒肺炎（以下简称“新冠肺炎”），但湖北省内的疫情严重程度高于其他省份。

三是传播的广泛性。全球化时代以及现代发达的交通工具很容易使疾病跨国流动，从而形成全球性的传播。

四是危害的复杂性。突发公共卫生事件不仅仅威胁国民健康，还可能严重影响社会、政治、经济、生态、教育等。

五是治理的综合性。突发公共卫生事件的治理需要有效结合技术与价值投入、直接与间接任务、国内各部门协调合作、国际合作等方面，才能达到治理的高质量且高效率。

六是新发事件的不断发生。如2020年初新发的新冠肺炎疫情初期造成了民众恐慌。

2. 应对突发公共卫生事件的原则

一是预防为主，常备不懈。对于突发公共卫生事件在暴发前期的细小变化和端倪，不可忽视并存侥幸心理，应将关口前移，加强疾病监测预警等预防控制，确保应急人力、物力等储备充足，实现“早预防、早控制”。

二是统一指挥，分级管理。处理已经发生的突发事件应及时、高效，相关部门统一指挥、统一部署，各部门职责清晰、分工协作，共同做好突发公共卫生事件的控制处理工作。

三是依法规范，措施果断。应对突发公共卫生事件必须受相关法律法规的约束，严格监督相应企业与个人，严格执法，对于违法行为应依据法律对其进行相应惩罚。同时通过法律约束各部门，加强相关知识与操作规程的熟悉度，为处理突发事件夯实基础。

四是依靠科学，加强合作。突发事件的处理需要多方合作，各部门在基于职责处理基本工作之外，还需联合其他部门，互相协调、合作处理突发公共卫生事件。

3. 医院应急管理的概念

医院在应急管理体系中至关重要，是处理突发公共卫生事件的关键执行单位。医院应急管理又称为“医院危机管理”或“医院应急能力”，其应急思想为“预防为主，常备不懈”，是一种贯穿突发事件发酵、暴发、衰亡过程的全过程管理。医院应急管理包括预防、事发、恢复等阶段，它们相互交叉但又有各自的特点，且事发是预防的后续发展，恢复又是事发的后续发展。故医院应急管理即为针对突发公共卫生事件的检查、反应、处理、恢复和评估活动的总称。

第二节　重大疫情期医院应急管理存在的共性问题

由于我国突发性公共卫生事件应急系统的建立相较于发达国家起步较晚，重大疫情期间医院应急管理体制机制尚不健全，导致很多医院在面对新冠肺炎、SARS等重大疫情时，暴露出不少问题。

1. 计划阶段

（1）应急监测预警问题：2003年SARS（严重急性呼吸综合征）疫情后，我国很多医院虽已建立突发事件应急预警机制，但仍存在不足之处。对于一些医疗过程或医院运行中可能造成加重患者负担、引起医疗纠纷等不良后果的潜在事件（如由于病房门口地板上有积水，有些员工和患者发生跌倒，不处理可能衍生其他不良后果），管理人员应快速识别潜在风险，并及时进行上报处理，采取预警措施，适时消灭风险。此外，在重大疫情期，安全预警工作尤为重要。虽然大部分医院都建立了监控系统，但还存在部分盲区及死角，医院的监控系统也无法正确识别判断监控内的暴力分子、恐怖分子和涉毒人员身份，这对重大疫情期医院安全预警工作来说也是一大隐患。此外，医院缺乏系统监测体系和多平台支撑协作，信息获取渠道单一。

（2）应急预案问题：当前很多医院的应急预案大部分都是照搬国家及地方卫生部门的应急预案模式，没有根据本机构所处环境及自身特点采取更有针对性、更具体的措施，流于形式的应急预案与制订预案的初衷背道而驰，难以应对真实发生的突发公共卫生事件。医院的应急预案制订略显粗糙，操作性不强，其中多是系统概述，表述不清，没有涉及具体的操作流程，导致医务人员在实际应用中存在诸多问题，影响医院管理工作的有序进行。加之院内应急预案种类繁多，但在实际中不能发挥较大作用，无形中加重了员工学习负担，不利于应急管理工作的顺利开展。

（3）应急演练问题：部分医院定期在院内或联合多部门开展模拟演练活动，有一定危机意识，但与应急预案类似，也存在流于形式的问题，最终取得的效果差强人意。大部分医院虽然较重视对医疗服务和消防安全的管理，经常进行突发医疗纠纷和消防事件的演练，但较为缺乏对信息故障、传染病等突发事件的演练，应对突发的公共卫生事件时，无法保证各部门能根据平时演练所积累的经验及时开展有序救援。

（4）应急保障问题：应急保障基础决定了应急管理的有效性，主要包括应急组织管理、应急人员管理和应急物资管理。医院的应急小组往往由多个部门组建而成，面对突发疫情时存在部门职责不清、协调性不够、不能有效沟通、反应不够迅速等问题。医院结构复杂，人流量大，所开展的应急培训多针对医务人员和行政人员，忽视了后勤管理人员与患者，信息不对称可能引起其他问题；同时，院内的安全教育内容单一，难以起到预期宣传效果。大部分医院应急物资目录更新较慢，若要领取使用还需经层层申报批准，效率较低，无法高效应对突发疫情，影响应急救援。

2. 执行阶段

（1）应对与救援措施不够灵敏：目前医院工作人员应急意识普遍淡薄，没有时刻做好准备，医院之前虽已制订相关应急预案，但仍无法确定何时开启或执行应急预案，无法保证处理突发事件的应急预案足够完善。此外，面对突发事件，医院的信息传递层级较多，导致传递效率低下，延误疫情判断。

（2）应急信息发布存在缺陷：SARS疫情后，我国医院经过多年的不断努力与实践，疫情信息采集与传递能力显著提升，在应对突发疫情时与上级部门的联系与沟通越来越通畅，信息上报工作也较及时。但面对疫情相关的社会舆论，医院信息治理能力仍普遍欠缺。如在新冠肺炎疫情暴发初期，在微博、微信等社交媒体上许多防治新冠肺炎的不实消息（如一些“秘方”“神器”等）大肆传播，而医院忽视与社会媒体的密切联系，未及时向社会公开信息，引起很多误解，给疫情防控造成消极影响。此外，医院的应急信息发布存在制度性缺陷，引导社会舆论的能力欠缺。

3. 检查和处置阶段

（1）疫情后续评估问题：突发疫情处理完毕后，医院理应对疫情处理的整体情况进行反馈评估，但实际工作中往往缺乏反思意识，过多注意应急管理过程中好的方面，并对其进行表扬鼓励，忽视亟须改进优化的部分，导致医院在许多突发疫情中都处于被动应对的状态。

（2）不善于把握健康宣教“窗口期”：医院普遍不重视通过疫情防控向民众普及健康知识的“窗口期”。尽管新冠肺炎等重大疫情给社会经济和居民健康造成重大威胁，但这些疫情也促使很多民众重视健康，崇尚医学科学。因此，疫情防控过程就是向公众进行健康宣教的最佳“窗口期”，但大部分医院并没有很好把握。

案例1

河南省人民医院新冠肺炎应急管理总体方案

疫情防控事关人民群众生命健康安全，形势严峻，责任重大。作为省级定点救治医院之一，河南省人民医院高度重视疫情防控，按照省委省政府和省卫健委党组的安排部署，迅速响应，第一时间成立领导小组，制订方案，抽调专家，建立机制，规范流程，明确责任，采取了最严密的防控措施、最规范的防控救治，抽调最精干的医护团队，举全院之力，做好疫情防控，确保做到“早发现、早诊断、早隔离、早治疗”，切实保障和维护人民群众生命健康安全。

一、深入学习贯彻习近平总书记重要讲话指示精神，坚决打赢疫情防控阻击战

（一）迅速响应，强化领导

疫情就是命令，防控就是责任！2020 年 1 月 20 日，全省疫情防控会议后，医院第一时间召开专题院长办公会研究部署疫情防控，制定了《河南省人民医院新型冠状病毒感染的肺炎防控工作方案》，成立了河南省人民医院新型冠状病毒感染的肺炎防控工作领导小组，党政主要负责人双挂帅，全体班子成员参加。领导小组下设专家组、救治组、保障组、采供组、材料组、宣传组等 6 个专项工作组。

2020 年 1 月 30 日，院党委常委会召开扩大会议，深入学习贯彻习近平总书记关于新型冠状病毒感染的肺炎疫情防控工作重要讲话指示精神，传达学习中共中央《关于加强党的领导、为打赢疫情防控阻击战提供坚强政治保证的通知》及河南省委常委会扩大会议关于“全面加强党的领导，坚决打赢疫情防控阻击战”的具体要求，以及省纪委书记任正晓关于疫情防控工作的有关批示。结合医院实际，制定印发了《关于全面加强党的领导　坚决打赢疫情防控阻击战的通知》，要求全院各基层党组织和广大党员充分发挥战斗堡垒和先锋模范作用，进一步扛牢政治责任，甘于担当尽职，勇做先锋模范，在疫情防控一线锻炼队伍、发挥作用、接受考验，让党旗在疫情防控一线高高飘扬，让党员徽章在疫情防控一线熠熠生辉。各党支部、广大党员纷纷请战，主动请缨，要求到疫情防控的第一线、最前线，涌现出夫妻携手同战“疫”等不少感人事迹。

（二）靠前部署，一线指挥

疫情发生以来，全院启动应急响应机制，医院党政主要负责人挂帅，一线指挥，现场部署，经常带领相关部门深入预检分诊、发热门诊、留观隔离病房等防控一线，查看流程、完善机制、明确责任，提出具体要求。多次组织召开新型冠状病毒感染的肺炎防控工作组成员会、现场会，对疫情防控工作进行再部署、再安排，统一思想、提高认识，要求各部门全员在岗、值班值守、通力协作，提高政治站位，坚决服从命令，不打折扣地把各项防控工作落实落细。书记、院长多次带领分管领导、相关职能和业务管理部门深入发热门诊、留观隔离病房等防控一线实地查看，对预检分诊、留观隔离、医护人员防护、应急物资调配保障等提出具体要求；坚持每日到门诊急诊和公共卫生医学中心，察看红外线测温位点、分流就诊标志、预检分诊、留观隔离等工作，确保防控措

施再细化、防控责任再压实、防控物资保障再调配。同时高度重视确诊患者救治工作，落实多学科专家会诊制度，科学制订治疗方案，确保救治有力有效。

（三）建立机制，完善制度

印发《河南省人民医院新型冠状病毒感染的肺炎防控工作方案》，明确各部门相关职责及措施，制定发布新型冠状病毒感染的肺炎防控各项工作制度，启动全院应急响应，建立“11项工作机制”。一是院领导24小时双值班驻守制。院领导班子成员双人24小时在院驻守值班，遇突发紧急情况，须5分钟内抵达现场。二是重点科室带班值守制。呼吸科、感染性疾病科、疾病预防控制科、儿科、老年医学科、急危重症医学部等相关科室和职能部门，全员在岗值守，科室负责人带班。遇突发紧急情况，带班值守人员须3分钟内到达现场。三是公共卫生医学中心专楼专用制。把公共卫生医学中心作为新型冠状病毒感染的肺炎救治专用病房，配备专职人员、专用车辆等。四是全院全员每日每岗培训制。加强对新型冠状病毒感染的肺炎防控相关培训，全员全岗培训，包括所有院领导和中层干部。五是新型冠状病毒感染的肺炎防控工作组全员值守制。新型冠状病毒感染的肺炎防控工作组及各成员组的全体人员做好值班值守，院内会诊须5分钟内到齐，省内会诊确保即时出发。六是疫情防控团队高年资、高职称、精英制。选派高年资、高职称、有经验的人员，作为新型冠状病毒感染的肺炎救治的主力军。七是主动邀请院外专家、属地相关机构来院检查督导制。主动邀请省、市卫健委相关部门领导，邀请省、市及属地疾控中心专家，来院检查、指导工作，确保我院新型冠状病毒感染的肺炎防控工作科学、规范。八是应急物资储备随用随有制。采供办、医学装备部、后勤保障部等部门做好各项应急物资采购、储备及供应，保证随用随有。九是班前班后每日总结报告制。专人负责新型冠状病毒感染的肺炎防控工作日报，确保每日工作情况上报至院领导班子成员和防控工作组成员。十是信息宣传传播安全审批制。做好新型冠状病毒感染的肺炎防控工作信息传播把关审核，严肃自媒体发布纪律，相关信息均由新型冠状病毒感染的肺炎防控工作组把关后，由医院统一发布。十一是主动与相关部门汇报、对接、沟通制。由新型冠状病毒感染的肺炎防控工作组办公室负责，及时做好与省、市卫健委，省、市及属地疾控中心，省、市级属地疫情防控领导机构，以及国家有关部门工作小组及有关专家的汇报、对接与沟通，积极主动汇报工作，争取指导和支持。

（四）全员培训，规范流程

多次组织开展全员新型冠状病毒感染的肺炎防控工作培训，要求全体人员高度重视防控工作，并对各专科主任、副主任、亚专科主任、三级医师、质控员进行了新冠肺炎新版诊疗指南、院感防护的培训，同时要求做好科内培训，做到防控知识培训全员覆盖。此外，对重点部门、岗位的人员进行针对性的强化培训。组织编写了《新型冠状病毒感染的肺炎防控健康教育手册》《新型冠状病毒感染的肺炎防控知识手册》，发放至各科室，要求每位职工学习掌握。完善会诊各项流程，确保人员到位。收集整理各相关科室疫情防控期间会诊专家排班，形成疫情防控会诊专家排班表，保证需要会诊时，会诊专家及时联系到位。

二、建立“区域分设、双向引流、专楼专用、精准防控”模式，全力做好疫情防控救治

探索建立“区域分设、双向引流、专楼专用、精准防控”新型冠状病毒感染的肺炎防控模式，并借助智慧医疗助力疫情防控。

（一）区域分设、双向引流，把好体温监测关口

体温监测关口覆盖各个病房楼和诊疗区域，实行预检分诊初筛引导。在患者就诊集中的东门诊、西门诊、急救中心，分设 3 个预检分诊处，对发热患者进行初筛、引导就诊。在公共卫生医学中心开设感染发热门诊，收治经流行病学评估、与疫区相关的发热患者；在门诊西区二楼开设急诊呼吸门诊，收治与疫区不相关、无明确流行病学史的发热患者。经过体温监测、预检分诊的分流，两类发热患者分别被引导到不同区域诊治，就诊更加有序。

（二）专楼专用、精准防控，加强留观、隔离以及重症患者救治管理

公共卫生医学中心使用坚持平战结合，平时主要承担感染性疾病防治、肝病防治以及在推进医防结合方面发挥专业引领作用。1 月 27 日实行全楼封闭，作为新型冠状病毒感染的肺炎防控的专用区域，专楼专用。1 楼作为发热门诊、2 楼作为实验室、3 楼作为隔离病房、4 至 6 楼为留观病房、7 楼为医务人员工作及生活区、8 楼为重症病房，邀请省卫健委专家来院指导专用病房设置、发热患者就诊流程、防控措施落实等，帮助完善功能分区和救治流程。

（三）选派高年资、高职称医护团队进驻，确保精准防控救治

公共卫生医学中心隔离病区第一批派驻医护人员 107 人，其中医生 46 人，护士 59 人，医务部、护理部各派出 1 名副主任。先后组织 3 批医护队伍梯队志

愿者，定期轮换。特别是省卫健委下发关于取消春节放假、做好疫情防控工作的紧急通知后，全院干部职工充分发挥“敬佑生命、救死扶伤、甘于奉献、大爱无疆”的精神，全员上岗上班，许多医护专家主动请战，积极要求到疫情防控一线、保障服务支持一线。目前第一批医护团队已按照规定到省委党校隔离，第二批医护团队已进驻。

（四）加强感控管理，杜绝交叉感染

收集整理各种近期有关新型冠状病毒感染防控方案、指南等文件，编写《河南省人民医院新型冠状病毒医院人员感染防控手册》。根据《医疗机构内新型冠状病毒感染预防与控制技术指南》文件精神，拟定我院《新型冠状病毒感染预防与控制核心管理要求》。拟定全院各级各类人员新型冠状病毒肺炎感染培训计划。制作隔离患者外出检查流程、隔离患者标本转运路线流程，科学处置医疗废物。

（五）多区多院联防联控，互联智慧健康服务线上支撑

从作为省级定点医疗救治机构的院本部，延伸到社区卫生服务中心，充分发挥河南省人民医院第一、第二医院社区卫生服务基础定位和二级医院基本医疗服务功能的城市新型卫生健康服务中心的作用，把社区卫生服务基础功能与疫情防控工作有机融合，下沉延伸到社区、街道，入户服务到家庭、居民、群众。以公共卫生医学中心远程会诊平台为中心，联通河南省人民医院互联智慧分级诊疗医学中心、互联智慧健康服务院，建立便捷快速的专家团队救治会诊信息平台；联通十几家县级定点医疗机构，在做好省级定点防控救治工作的同时，加强对基层医疗机构防控救治工作的指导；在河南省人民医院互联智慧健康服务院开设新型冠状病毒感染的肺炎防控咨询云门诊，组织呼吸科、感染科专家坐诊，接受线上咨询答疑；对 96195 服务专线接线专员进行防控知识培训，接线专员每天接受热线咨询 100 多人次。自疫情防控工作开展至今，截至 2 月 3 日，96195 电话总量 4 275 个，咨询新型冠状病毒感染的肺炎电话 653 个；与协作医院开展远程会诊 112 例，其中会诊新型冠状病毒感染者 12 例（新蔡县人民医院 5 例，兰考县中心医院 2 例，上蔡县人民医院、西峡县人民医院、汝州市第一人民医院、范县人民医院和淇县人民医院各 1 例），高度疑似新型冠状病毒感染患者 30 例（修武县人民医院、西峡县人民医院各 4 例，巩义市人民医院 3 例，渑池县人民医院、兰考县中心医院、宜阳县人民医院、襄城县人民医院、汝州市第一人民医院和新乡县人民医院各 2 例，西平县人民医院、博爱县

人民医院、汝州市人民医院、叶县人民医院、清丰县人民医院、范县人民医院和焦作市人民医院各1例)；互联智慧健康服务院云门诊共完成问诊5 234人次，其中新型冠状病毒感染的肺炎线上咨询4 087人次。

三、全员参与，做好医用物资、后勤保障支持

（一）多渠道筹措应急物资。成立应急采购小组，确保应急物资保障供应

多方位积极联系寻找供应商，定购口罩、隔离衣、护目镜、消毒用品、感染ICU医疗设备等，完善发热门诊药房药品目录，根据省卫健委文件和有关防治指南，结合临床意见，完成药品阿比多尔的临时采购配备，建立应急物资清单，固定人员专人配送，有需要时立即配送，面向社会征集应急物资捐赠，向河南省慈善总会、郑州市慈善总会等争取支持和帮助，全力保证医用耗材、医用设备和后勤物资供应，努力保障后勤物资、医疗设备、医用耗材、防护用品、医用气体、药品等随用随有。

（二）全方位做好后勤保障。落实发热门诊分诊等候区用房，配备空调、照明灯、候诊椅等服务设施，完成人流、物流通道无障碍整改

对全院科室巡查，确保信息系统及业务流程可正常运行；解决关于急诊分诊台、发热门诊等调配人员信息权限问题；配合相关部门进行权限调整、设备安装调试、系统设置等工作。在发热门诊配备4台自助机，确保24小时正常使用。完善发热门诊标志标牌，建立临时发热患者候诊区，扩大发热门诊区域，增加发热门诊诊间，增设发热患者预检分诊处；供餐、物业、保安专人专管，切实做好一线医护人员的生活保障服务。

（三）签立军令状，加快筹建隔离病房

为落实河南省卫生健康委要求我院增加新型冠状病毒感染的肺炎专用床位的部署，确保新型冠状病毒感染的肺炎患者得到及时、高效、安全的救治，2月1日上午，医院疫情防控领导小组召开会议，迅速部署改建应急专用隔离病房。为确保尽快建设、尽早投入使用，应急专用隔离病房筹建工作小组和承建单位双双立下军令状，表示将全力以赴，确保15天内建成投用。应急专用隔离病房框架结构建筑面积1 500平方米，可收住100多位患者，建成后主要用来收治新型冠状病毒感染的肺炎患者，在承担疫情救治时，急救中心、应急专用隔离病房、公共卫生医学中心之间既相互独立，又保持联通，可形成独立的诊疗区域，避免在医疗救治中发生交叉感染。

2月2日上午，河南省人民医院首例治愈的新型冠状病毒感染的肺炎患者

出院，2 月 3 日第二例感染确诊患者治愈出院，这是信心更是力量。面对复杂严峻的疫情防控形势，作为人民的医院，作为担负维护全省 1 亿多人民群众生命健康重任的龙头医疗卫生单位，作为新型冠状病毒感染的肺炎救治省级定点医院，院党委坚决贯彻落实习近平总书记对疫情防控的重要指示精神，坚决贯彻落实党中央、省委重大决策部署，坚决贯彻落实省卫健委党组关于我省疫情防控的具体工作安排和重点防控措施，牢记人民利益高于一切，把打赢疫情防控阻击战作为当前的重大政治任务，把维护人民群众生命安全和身体健康放在第一位，准确把握、全面贯彻坚定信心、同舟共济、科学防治、精准施策的重大要求，举全院之力，全力以赴打好疫情防控阻击战。

第二章 新冠肺炎疫情期医院灾害脆弱性分析

第一节 医院灾害脆弱性分析概述

1. 脆弱性

脆弱性是指一个特定系统、次系统或系统的成分因灾害、压力或扰动而可能遭受的伤害，在灾害管理、公共健康、土地利用、可持续发展等领域均有涉及。系统的脆弱程度不是固定不变的，而是随着系统内部结构或其特征的变化而改变，一个系统的脆弱性是相对动态的，并可通过改变自身因素进而改变风险暴露形式，提高风险抵抗能力和系统稳定性，降低脆弱程度。脆弱性有人类学、社会学等多个维度，不同的研究视角、研究领域都可能产生形成不同的脆弱性分析。灾害脆弱性分析（Hazard Vulnerability Analysis，HVA）通过查找易受危险侵袭的问题，分析应对措施，为制订应急预案提供参考，从而减少风险和损失。灾害脆弱性分析是各医院有效预防、科学评估突发事件不可缺少的步骤，各级医院有必要针对本院实际情况进行灾害脆弱性分析，在灾前做好预警分析，从而更有效地应对非常规突发事件的挑战。

2. 医院灾害脆弱性

医院灾害脆弱性指的是医学领域系统、次系统或系统的成分因灾害、压力或扰动而可能遭受的伤害，即医院受到某种潜在灾害影响的可能性以及它对灾害的承受能力。医院灾害脆弱性是某种灾害发生的动态可能性，可能对医院产生直接或间接影响，主要表现为损害医疗环境、医疗需求陡然增加、干扰医疗工作，并受到灾害严重程度、医院抗灾能力的影响以及院内院外多因素的制约。大部分学者对医院灾害脆弱性的定义如下：在特定的医学系统下，由于系统暴露于灾害、压力或者扰动下可能经历的伤害,以及医院应对灾害事件的处置能力与承受能力。

一所医院的好坏不仅仅依据其占地面积、病床数、先进设备、资深博士人数来评估，还应评估医院的灾害脆弱性，检测其面对突发公共卫生事件时的应急能力、人员分配的合理性、医护人员掌握相应知识和技术的熟悉程度，面对医疗纠纷、医疗事故等能否妥善处理并且维护好医院的公共形象等，更全面地对医院进行评审。

3. 医院灾害脆弱性分析方法

医院通过灾害脆弱性分析,可以了解自身某些方面的不足,如人员分配不合理、应急预案不完善、相关工作人员对相应知识掌握不足、培训不充分等，找到问题并及时采取措施，完善医院应急管理体系，提高灾害应对能力，进而为人民提供更好的服务。

（1）风险评估矩阵：风险评估矩阵是最常见的灾害脆弱性分析方法，评估结果客观，适合国内医院。其中应用较多的是由 Kaiser Permanente 医疗集团开发的 Kaiser 模型，主要是通过系统化方法来识别风险的危害性，对风险的可能性、严重性进行赋级（0 ~ 3 级）。风险评估矩阵多用于事前评价，是国内外评价医院灾害脆弱性的通用方法，可以直接反映医院对突发事件的应急能力和承受能力，有利于降低医院灾害事件的发生。目前 Kaiser 模型的灾害脆弱性评价主要用于综合评价医院整体，少有针对急诊科、手术室等特殊科室与部门的研究。医院可利用该模型，从实际出发分析医院存在的风险，主要包括确定发生灾害的概率（一般通过既往数据及资料获取）、人力影响（考虑人员伤亡、预后恢复、心理影响等）、资产影响（计算更新、维护、建立设施等费用及时间成本）、运营影响（关注灾害导致的物资供应、日常服务等的中断，减员问题，可能引起的法律纠纷、形象声誉受损、增加财政负担等影响）、应急准备（应急预案、应急演练、培训、应急支援、应急物资等）、内部响应（考虑有效响应所需时间、医务人员技能水平、后备机制等）、外部响应（考虑与其他医院和物资供应机构的协调性、当地和国家的应急反应能力等），相对风险 = 可能性 /3 × ［（人力影响 + 资产影响 + 运营影响 + 应急准备 + 内部响应 + 外部响应）/18］× 100%。

（2）德尔菲法：德尔菲法，又称“专家调查法”，是一种反馈匿名函询法，也可对医院进行灾害脆弱性分析。该方法主要是通过收集专家意见，整理汇总统计后向专家反馈并再次进行第二轮收集，第二轮整理反馈，再收集，再整理反馈，从而得到较为一致的专家意见。该方法对专家的专业性有一定要求，且在调查时一般通过邮寄信件或让专家背对背的方式，避免专家之间交换意见，相互影响。因而德尔菲法具有匿名性、反馈性、统计性的特点。德尔菲法是对灾害事件的事后评估，检测出来的结果更具权威性和专业性，并能对比突发事件的事前事后评估。

（3）构建评价指标体系：通过建立一套科学的医院灾害脆弱性分析评价指标体系，也可对医院的灾害脆弱性进行分析。评价指标体系的构建一般需要综合使用文献法、专家会议法、德尔菲法等，严格选择咨询专家，也可利用层次分析法进一步对所构建的指标体系分配权重，最终计算医院灾害脆弱性得分。

（4）DEA 模型：DEA 一般用于相对效率评价，它对投入产出指标的要求较高，评价结果对指标的影响较大。近年来越来越多的研究表明 DEA 也适用评估灾害脆弱性，投入指标主要包括受灾环境、灾害因素等，产出指标为灾害的损失程度等。DEA 包括 CCR、BCC、超效率等模型，其中基础的 CCR 模型在灾害脆弱性评价中应用广泛，该模型主要通过计算各决策单元的综合效率判断有效性，综合效率值越接近 1，则表明该决策单元的灾害效率越高，即脆弱性越强。但若应用 DEA 方法评估医院灾害脆弱性，在投入产出指标的确定和筛选时存在较大局限性，难以建立集聚代表性、科学合理性于一体的评价指标体系。

第二节　医院灾害脆弱性分析及国内外经验借鉴

国内外的医院灾害脆弱性分析可从许多方面进行比较。其中医务人员的应急能力、医院的应急演练及医院的突发公共事件应急能力都与医院灾害脆弱性分析的内部响应有直接关系。

1. 医务人员应急能力分析

医院通过对医务人员进行应急能力考试，评估医务人员的知识技能熟练掌握程度，进而评估他们的应急能力。医务人员应急能力考试假设能测评出医务人员的真实应急能力，测评对象不仅局限于公共卫生人员，也包括医院临床科室人员、专业技术人员、行政人员等，测评内容涉及应急理论知识和实践技能应用。美国联邦应急管理局（FEMA）通过计算机技术开发了网络在线应急知识测评，并设有应急培训课程，培训内容包括应急计划与准备、应急反应和应急管理等多方面内容。美国居民可报名参加应急培训，有需要者也可在线学习并参加考试，考试题型以单选题为主，并在考试后向参考者发送成绩回执，使其能正确评估自己的应急能力。

2. 医院应急演练

应急演练能监测医院的应急协调、应急响应、应急决策等能力，一般包括成立临时组织机构、策划制订方案、演练准备、演练实施、演练总结与评价等环节，医院对突发公共卫生事件的应急演练也在一定程度上能反映医院的应急能力水平。美国对应急演练十分重视，2000年发起了著名的美国高级官员演练（Top Official Exercise），专门针对突发公共卫生事件，美国高级官员演练从领导决策能力、应急管理能力、信息收集分析能力、后勤保障能力等方面对公共卫生等应急系统进行了全面评价。2007年，美国哥伦比亚大学全心研究应急演练，制作“突发公共卫生事件应急演练工具包”，详细介绍了应急演练的环节和具体内容。加拿大也不断加强研究应急演练，推动加拿大的应急演练发展。

相较于国外，我国应急演练发展较晚。“非典”之后，我国才逐渐发展突发公共卫生事件应急演练，主要对医院、疾病预防控制中心和卫生监督所进行演练检测，同时国内部分信息技术公司利用3D仿真技术、VR技术模拟应急场景，开发应急演练系统。

3. 医院突发公共事件应急能力评估

美国较为重视应急能力研究，目前已有州突发事件应急能力评价问卷、州和地方公共卫生准备和应急能力评价问卷、突发事件准备评价问卷、流行病学能力评价问卷、医院应对能力评价问卷等突发公共卫生事件应急能力评价问卷。日本也从风险掌握评估、灾害假设、应对措施、整顿体制、情报联络体系、设备物资管理、活动计划、信息流通、教育培训以及完善应急水平等十个方面评估灾害应急能力。国内目前尚没有较全面的评价工具，部分学者通过自行设计问卷来评价机构的突发公共卫生事件应急能力，如段琼红等（2003年）通过问卷调查和访谈研究湖北省疾病预防控制中心的应急能力；徐凌忠等（2004年）自行设计问卷对威海市疾病预防控制机构的检验能力进行调查分析；李建国等（2006年）研制了一套县级公共卫生应急反应能力评价指标。

通过比较国内外的研究现状，可以发现我国与外国之间的差别，分析我国的医院灾害脆弱性评估中的不足与优势：国内公共卫生应急体系建设初见成效，也有阶段性成果，但仍未达到各方面敏锐高效的要求。薛澜认为，我国应急体系建设还存在政府投入不足、法律法规不够完善，政府职责定位不够明确，预防与处置突发公共卫生事件能力建设发展不均衡；应急预案不够规范、更新较慢，信息监测报告未充分发挥作用，缺乏高质量的应急人员，应急能力评估不足等问题。

4. 新冠肺炎疫情期间医院的灾害脆弱性现状

新冠肺炎、SARS、甲型H1N1流感的肆虐，使我国经历了一次次突发公共卫生事件，也不断在宏观层面改进和完善公共卫生体系，在微观层面开展突发公共卫生事件应急预案研究和事前、事中、事后阶段的具体评价研究。正因为我国公共卫生体系的不断巩固与优化，才使我国在新冠肺炎病毒疫情暴发期间的防控上显得从容不迫。根据前述风险评估矩阵方法可知，医务人员的应急能力与医院的应急演练仅仅只是医院灾害脆弱性的影响因素之一。要想优化医院的灾害脆弱性评估结果，不能只局限于提升医护人员的应急能力，还需关注其他方面的影响，如减少灾害发生概率、尽量避免人员伤害和财产损失、努力消除一切对医院运营的消极影响、维护医院的公共形象以及争取有关机构的全力支持等。在外部响应中，有关机构的支持是主要影响因素，相关机构的支持可以给医院处理公共卫生事件时带来极大便利。例如，新冠肺炎疫情中，许多工厂停止或延迟货物交付时间，只为医院和民众制造口罩、防护服等医用物品；同时，我国政府组织的新型冠状病毒感染肺炎疫情工作领导小组也能极大地安抚群众的慌乱心理和抗击疫情一线医护人员的焦虑。

新冠肺炎疫情使全球经济遭受很大损失，这也反映出无论是国内还是国外应对突发公共卫生事件时都存在脆弱性。例如，卫生系统内部难以与其他相关部门达到高效合作，医疗机构易出现"轻敌"的现象，医务人员防护意识不强，操作不规范，造成部分医务人员感染新冠肺炎，加重群众恐慌。政府等相关部门应加大支持力度，安抚群众，鼓励一线医务人员，同时，群众应积极配合并严格遵照医嘱，积极宣传防治措施。医务人员与群众之间逐渐形成正反馈效应，才能快速有效控制突发公共卫生事件，使外部响应的结果达到最优。

根据《关于全面落实疫情防控一线城乡社区工作者关心关爱措施通知》，中央政府应对新型冠状病毒肺炎疫情工作领导小组明确提出了八项措施：

（1）对城乡社区工作者适当发放工作补助。在落实好城乡社区工作者现有报酬保障政策基础上，疫情防控期间地方可对一线城乡社区工作者给予适当工作补助，补助标准由省级人民政府根据疫情防控任务指导市县制定，所需资金由地方财政承担。

（2）切实做好城乡社区工作者职业伤害保障。未参加工伤保险的，由用人单位按照法定标准支付，财政补助单位因此发生的费用由同级财政予以补助。对于因履行职责感染新冠肺炎或病亡的城乡社区工作者，符合《关于因履行工作职责感染新型冠状病毒肺炎的医护及相关工作人员有关保障问题的通知》（人社部函〔2020〕11 号）规定的，可按规定享受相关待遇。

（3）改善城乡社区工作者防护条件。严肃查处疫情防控中的形式主义、官僚主义问题，坚决制止多头重复向基层派任务、要表格，除党中央、国务院已有明确要求的外，原则上不得向社区摊派工作任务，确因疫情防控工作特殊需要的，须经省级人民政府批准。

（4）切实为城乡社区工作者减负减压。严肃查处疫情防控期间多头重复向基层派任务、要表格。除因社区疫情防控需要出具的居住证明和居家医学观察期满证明外，不得以疫情防控为由要求城乡社区组织出具其他证明。进一步充实城乡社区疫情防控力量。运用现代信息技术提高社区防控工作效能。

（5）保障城乡社区工作者身心健康。各地要协调安排好疫情防控期间一线城乡社区工作者就餐、休息场所等生活保障。在保证社区防控人员力量的前提下，合理调度疫情防控一线城乡社区工作者，采取轮休、补休等方式，保证城乡社区工作者及时得到必要休整。

（6）加强对城乡社区工作者关爱、慰问。做好疫情防控一线城乡社区工作者特别是感染新冠肺炎、因公受伤、突发疾病的城乡社区工作者和因公死亡的城乡社区工作者的家属的走访慰问工作，最大限度帮助其解决实际困难。

（7）开展城乡社区工作者表彰、褒扬。注重在疫情防控一线考察识别城乡社区工作者，对表现突出的要大力褒奖、大胆使用，在招录（聘）公务员或事业单位工作人员、选拔街道（乡镇）干部时在同等条件下优先考虑。根据国家有关规定，对涌现出的先进典型进行表彰。对疫情防控期间因公殉职的城乡社区工作者追授“全国优秀城乡社区工作者”称号。

（8）加大城乡社区工作者先进典型宣传力度。充分发挥报刊、广播、电视等新闻媒体和网络新媒体作用，大力宣传报道在社区防控工作中表现突出的城乡社区工作者的感人事迹，营造全社会关心、支持、参与城乡社区疫情防控的正确舆论导向和良好社会氛围。与此同时，国家还给予物质支持，多部门联合印发《关于发挥政府储备作用支持应对疫情紧缺物资增产增供的通知》，将医用防护服、N95 医用级防护口罩、医用外科口罩、医用护目镜、新型冠状病毒核酸检测试剂盒、全自动红外体温检测仪等 10 类疫情防控重点医疗物资纳入政府兜底采购产品目录。

新冠肺炎疫情发生以来，世界卫生组织（以下简称“世卫组织”）在谭德塞总干事领导下，在推动各国强化防范意识、坚持科学理性应对、帮助有关国家提升卫生体系能力方面发挥了重要作用，得到国际社会广泛认可。中方高度赞赏世卫组织对中国防控工作所给予的理解和支持。中国的态度与积极配合世卫组织抗击新冠肺炎疫情的行为展示了大国风范，并从侧面体现了我国应对突发公共卫生事件的能力较之前有明显提升。同时，中国政府向世卫组织捐款 2 000 万美元，以支持其开展抗击新冠肺炎疫情的国际合作。

第三节　新冠肺炎疫情期医院灾害脆弱性分析的实施

2019 年 12 月，武汉报道出现冠状病毒引起的肺炎，后新冠肺炎迅速在全国各地蔓延，引起了国家、地方各级政府机关及相关部门的高度重视。根据 The Lancet 最新在线发表的两项关于新型冠状病毒的原创性研究，新型冠状病毒主要通过呼吸道飞沫、排出的体液（分泌物、吸出物、汗液、唾液、黏液、呕吐物或尿液）和被污染的物品传播，已被国家列为按照甲类传染病管理的乙类传染病。作为患者就诊且人员密集的场所，各级医院成为新型冠状病毒肺炎防控的重要阵地。

在新冠肺炎疫情期间，内部响应与外部响应尽力提升，针对内部响应需要尽量消除医护人员的后顾之忧，针对外部响应需要尽力保持积极的心态，积极配合相关部门的工作。由于存在不确定性危险，医务人员容易出现不安、挫折感、愤怒、焦虑等心理变化，对可能增加家人、朋友的感染风险感到自责，担心同事感染、医院人力不足等，繁重的工作也使医务人员感到疲惫与焦虑，因此政府和群众的鼓励和安抚显得格外重要。对此，我国政府采取了一系列干预措施，通过提高疫情防治人员薪酬待遇、做好工伤认定和待遇保障、实施职称评聘倾斜、落实一线医务人员生活保障、加强医务人员个人防护、确保轮换休整到位、及时做好心理调适疏导、切实落实有困难家庭的照顾帮扶、创造更加安全的执业环境、开展烈士褒扬和先进表彰等消除医务人员的后顾之忧。此外，许多工厂为生产更多的口罩和防护服等医学用品而暂停生产原产品，群众及相关机构对前线医务人员给予支持与鼓励，极大优化了风险评估矩阵中的外部响应和内部响应。

随着近几年自然灾害频发、各种传染病流行、各类公共事件甚至恐怖活动发生率的上升，人们更加注重应急管理，对它的认识也不断提高。对于应急管理中的风险评估，医院灾害脆弱性分析是难点。由于医院灾害脆弱性分析要综合考虑自然与人文因素，这是将二者结合的一个过程，仅仅通过实验室模拟很难获取准确的结果，同时，仅依靠社会调查也是不能解决问题的。新冠肺炎疫情的主要阵地就是医院，疫情期间大小型医院都混杂各种人员，且人员流动性很大，而医院建筑物密集，交通往往较拥挤，各类管道和线路密布，多易燃易爆物品，因此十分有必要进行灾害脆弱性分析。依照以往处理“非典”、甲型 H1N1 等突发性公共卫生事件的经验，此次新冠肺炎也可以参照既往非常时期的特殊策略，从而将疫情迅速有效地缩小在可控范围内，并且有利于对医院进行灾害脆弱性评估。在新冠肺炎疫情期间对医院的灾害脆弱性开展分析符合国家等级医院评审细则和国际 JCI 医院评审细则，一方面有利于了解医院的综合能力，提高医院的应急管理水平和综合服务能力，最大限度降低疫情影响；另一方面有利于明确医务人员的职责，锻炼其应急处理能力。运用 Kaiser 模型分析医院灾害脆弱性应注意以下几点：①评估专家组应由院内人员和院外人员共同组成，并需包括除医疗机构外的社会层面专家，如政府、消防、公安等部门应急管理人员，保证最终评估的客观性。②在评估之前，专家应接受必要的相关知识培训，避免因缺乏相关知识而影响评估的准确性。③分析评估后，应加强风险较高事件的应急准备工作，修改应急预案、规范操作流程、加强应急培训与演练、储备应急物资、建立联动机制等。④结合医院自身情况，定期进行风险评估，不断调整应对重点。

案例2

新冠肺炎疫情期河南省人民医院灾害脆弱性分析

在新冠肺炎疫情期间，河南省人民医院运用 Kaiser 模型组织医务人员对本院的灾害脆弱性进行分析，步骤如下：①在新型冠状病毒肺炎疫情发生后，组织医务人员开展全员培训，并普及灾害脆弱性分析方法的相关知识及理念。②基于 Kaiser 模型从发生概率、人力影响、资产影响、运营影响、应急准备、内部响应、外部响应 7 个维度设计标准化问卷。可能性和损失的严重性评价（发生概率、人力影响、资产影响、运营影响）分为 4 级，计 0 ~ 3 分，0 分为未知，1 分为低，2 分为中，3 分为高；防范工作完备情况评价（内部响应、外部响应）分为 4 级，计 0 ~ 3 分，0 分为未知，1 分为高，2 分为中，3 分为低或无。③借助问卷星平台发布标准化问卷。④回收问卷，根据 Kaiser 模型结合可能性与严重性计算相对风险，相对风险 = 可能性 /3 ×［（人力影响 + 资产影响 + 运营影响 + 应急准备 + 内部响应 + 外部响应）/18］×100%。

在对医院的灾害脆弱性进行评估后，河南省人民医院积极采取防控措施：

针对新冠肺炎疫情发生的高风险性，医院进一步加强全员培训（包括医务人员、工勤人员、患者及其家属和外来人员），提高对疾病及风险程度的认知，加强防护能力。医务人员培训方式包括每日晨会重点宣讲、现场操作示范、微信传达、课堂考核等，医院对科室全体医务人员（包括实习及规培学员）进行知识培训及文件传达，确保全员掌握相关信息并准确执行。工勤人员培训方式包括图文讲解、操作示范、问答等，并对知识及文化程度相对较低的护工及清洁工进行单独培训，确保他们掌握重要信息，提高对疾病和风险的认知，做好自身防护，并要求责任护士随时督导日常消毒、隔离工作的认真准确执行。借鉴SARS防控经验，对患者及其家属宣教，控制传染源，切断传播途径，保护易感人群，指导患者自我隔离，避免交叉感染，使患者养成24小时戴口罩的习惯。同时，护士长每日早晨交班后在每个病房进行相关知识的宣讲及示范，确保每例患者和家属知晓疫情的危害，自觉通知家属尽量不到医院探视，正确佩戴口罩，做好手卫生并保持清洁卫生。并通过要求责任护士对分管患者及其家属进行观察，检查并强化宣教效果。对于外来人员的宣教，主要通过在病房入口张贴纸质版宣传资料，在护士站的大屏电视上滚动播出新型冠状病毒肺炎科普知识及防护相关知识等途径加强宣教，要求外来人员佩戴口罩，对其进行体温监测，并配合护士完成流行病学调查，劝导外来人员如非必要尽量不要进入病房或接触患者。

针对新冠肺炎疫情发生的严重程度，从宣教、筛查、消毒、用物规范化处置、人员应急调配等方面进一步加强风险防控管理措施。在病区的每个入口及每个病房门口张贴醒目标志，全方位标志管理，要求避免探视、佩戴口罩，到护士站进行体温及接触史筛查。

医院对住院患者及其家属和外来人员进行全面筛查，住院患者每日需监测体温2次；对发热患者加强检查并进行病情分析；对于疑似患者，在立即汇报的同时，立即转入单人病房，要求其佩戴口罩，不能出入房间，不允许探视、陪护；对陪伴人员及家属，医院每日用体温枪筛查体温，发现发热情况立即使用水银体温计复测，如有发热立即安排就诊或回家休息；所有外来人员入科室前，对其进行体温筛查，发热者禁止进入病区，有疫区接触史者安排专人送至发热门诊。此外，全病区增强消毒强度及频次要求，病房空气消毒从原来的每日1次，每次1小时，增加至每日1次，每次2小时；病区物体表面使用的含氯消毒液浓度从原来的500mg/L增加至1 000 mg/L；多重耐药菌消毒及仪器设备使用后用消毒湿巾纸进行擦拭消毒。分类收集病房内使用后的口罩及棉签，集中处理口罩，责任护士每日强化指导每例患者及其家属正确佩戴及更换口罩，使用后的口罩要求将口鼻面向内折叠包裹缠绕后用卫生纸包裹暂存，每日由清洁工使用黄色医用垃圾袋进行统一收集及处理；在病房内卫生间外墙壁上增设专门用于回收使用后棉签的塑料盒，方便患者放置使用后的棉签，责任护士每日2次进行清空并倒入黄色垃圾袋，并使用75%乙醇对棉签盒喷洒消毒，使用含氯消毒液对棉签盒进行浸泡消毒。

针对此次疫情内部准备度相对不足，医院从人员、物资、设备、信息等方面积极完善相关储备。在人员准备方面，修订完善人力资源应急调配预案并全面告知，全体医务人员停止休假外出，保持通信畅通，在岗或居家休息待命。同时积极响应医院号召，组织志愿者参加重点科室（急诊科、感染科、呼吸内科、重症医学科等）的应急支援及调配。在物资储备方面，在前期科室已备用的职业防护用品箱（包括 N95 口罩 2 个、一次性外科口罩 4 个、隔离衣 2 件、防护服 4 套、护目镜 1 副、防喷溅口罩 2 个、手套 4 副）的基础上，科室补充申领一次性使用无菌医用口罩50包（共1 500个），一次性使用医用外科口罩10包（300个），一次性 N95 口罩10个，防护服10件，并明确使用要求，避免浪费及遗失。在设备储备方面，进一步完善仪器设备使用及储备，对科室现有的 6 台监护仪、7 台输液泵、2 台注射泵进行储电性能测试，并进行明确标记；对新进的 1 台无创呼吸机及 10 L 便携式氧气筒再次组织使用培训；对科室的 4 台移动式空气消毒机的消毒时间进行调整（从原来的 1 小时调整至 2 小时），明确病室消毒的顺序并登记。在信息登记与反馈方面，科室办公护士每日对外来人员进行登记，科室主任及护士长在科室的微信群及时进行工作的安排、调整、信息的上传下达。

第三章

新冠肺炎疫情期医院应急管理系统设计

第一节　医院应急管理系统设计的理论基础

1. 信息化系统设计的内涵与作用

“系统设计”，广义上是指有效、科学、系统的整体规划方法，适用于工程建设、信息工程、政治规划等诸多领域。系统设计的核心是采用系统工程学的思想，在大规模项目规划中建立从整体到局部、从上到下的程序化规划设计方法，将复杂的问题变得简单化。

系统设计是联系现实空间与信息空间的桥梁。在系统建设规模越来越大、系统复杂程度前所未有的今天，系统设计作为信息系统规划的蓝图，能提高大型、复杂信息系统的建设效率，在信息系统的需求获取、系统分析、系统设计以及系统维护等工作中均有着重要作用。

在应急管理信息化领域中，系统设计的核心任务是以突发事件应急管理为目标，对应急管理相关的业务流程进行合理再造，并基于所设计的业务流程统一规划、设计相应的信息系统和基础设施。

2. 系统设计的理论依据

（1）社会生态系统理论：社会生态系统理论又称为生态系统理论，是用以考察人的行为和周围社会环境交互关系的理论。该理论将人类所处的社会环境看作社会性的生态系统，重视人与环境间各系统的相互作用，强调环境对人类行为的重大影响，是社会工作的重要基础理论之一。其主要观点是：人在环境中，人与环境的关系是互惠的，人本身就有与环境和其他人互动的能力，可以与环境形成良好的适配关系。探寻个人的意义必须将个人置于其所处的环境之中，个人的问题从来不是真空孤立的，而是个人在生活环境和过程中的问题，必须在个人生存的环境中来理解和判定。查尔斯·扎斯特罗在《理解人类行为与社会环境》中阐述了社会生态系统的层次性，包括家庭系统、朋友系统、社会服务系统、政府系统等一系列相互联系的因素构成了一个功能性的整体。

（2）协同学理论与协同管理：

1）协同学：协同学最初是来源于古希腊，它的原意就是许多对象一起工作。现代的协同学研究是由很多分支系统组成的协同系统的结构从无序到有序的变化过程的一个学科。而这些分支系统能够自发组成一个总体上由时空及功能结构组成的大的系统。20 世纪 70 年代初，西德的斯图加特大学理论物理学教授哈肯最早提出协同学的概念。其著作《协同学导论》标志着协同理论的建立。

协同学研究的出发点就是认为现代无序社会中，各种各样的自然现象，各个学科之间存在着内在的最根本的规律，而且这些规律是相通的、互相联系的。协同学的研究对象是由很多分支系统构成的总系统。通过对这些分支系统自发的自组织以组成一个大的有机整体的过程进行研究，探寻在变化过程中各个子系统是如何分工合作，从而形成完整的集时空、物能于一体的大系统。协同学研究的核心任务是通过对不同学科、不同领域各种变化规律的分析，探究各已知领域从混乱无序的状态到有序组织状态的变化过程的规律，建立数学模型并将模型应用到其他未知领域。协同理论的研究基础是现代的信息科学、自动控制理论，以及变化论。

2）协同管理：协同管理就是将传统的管理学与现代的协同学结合在一起，利用管理学的各种原理，结合协同学的方法将组织中各种变动的人、物、事有机地组织起来，从而保证各方面的协调工作。

现代社会的多变性，使得在管理活动过程中要面对很多不确定性因素，因此传统管理方法面临着巨大的挑战，所以人们逐渐认识到了协同管理的重要性。协同管理通过协调系统内部包括软硬件资源、人力物力资源、系统内外部资源在内的所有资源进行配置的优化，从而成为一个有序的整体，达到平衡状态，使得系统的运作效率更好。它可以使得系统内部各组织协调工作，分工明确，人物配置合理，工作热情高涨，使得系统具有很强的适应能力。协同管理特性如图 3-1。

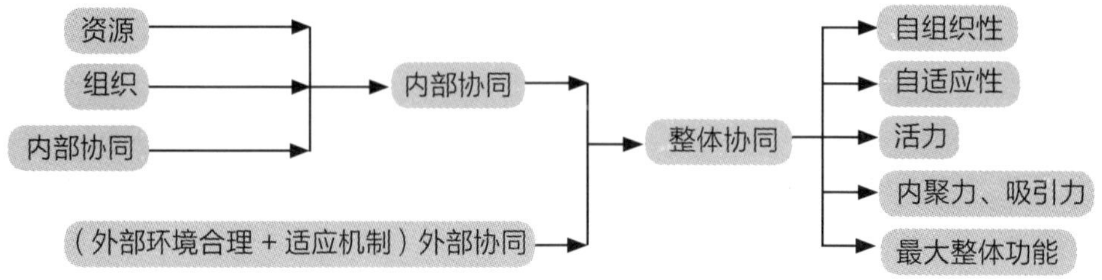

图3-1　协同管理的特性

第二节 医院应急管理系统设计的实施

1. 医院应急管理系统设计的原则

突发公共事件发生往往涉及多方面的应对，从医院外的社会公共应对到院内医疗专业应对，关系到多方面、多部门。从事故发生到院前、院中、院后需要建立一系列联动反应机制，保障应对的时效性。因此需要统一规划建设，整体组织协同，全方位推进，多部门联动。

应急系统主要包括指挥决策、应急救治、物资保障、信息管理等子系统。首先成立医院大型突发公共事件应急管理领导小组和工作小组，领导小组下设应急管理办公室。应急管理领导小组和工作小组负责日常应急管理工作，并承担紧急处置时应急队伍各小组的总协调工作，作为全院应急管理的统筹部门，统一规划建设、整体组织协调和全方位推进，逐步构建完整的应急管理体系。专业的工作小组包括医疗应急小组、后勤保障小组、基建应急小组、宣传应急小组、信息应急小组、财务应急小组、教学应急小组、志愿者应急小组等，多个功能小组相互协助。通过整体构建医院应急管理体系，实现应急管理多部门集中管理，多环节、系统联动与协作，形成统筹协调、分工负责、高效有序的医院应急管理体系。

从 20 世纪 70 年代开始，我国的医院逐步建立了医院信息系统。然而，由于缺乏系统设计，医院系统之间存在信息孤岛、互联互通程度低、系统整合功能低下等问题。近年来，在经历了甲型 H1N1 流感、地震后医疗救助等多次公共卫生事件后，医院应急管理积累了大量经验，但同时也面临着一些不利的社会因素，包括医患矛盾的加剧、医务人员的过劳、医院在功能上除了承担医疗服务外还要应对非医疗问题，医院的应急管理复杂而重要，因此要规范化建立一致性强的管理系统，同时要加强应急管理的研究，重视预案的实用性和加强教育与演练来强化应急管理。应急管理体系建设应加强系统设计，注重连贯性，分级分类建设。

2. 医疗应急事件分类分级

根据实际情况，突发公共事件分为自然灾害、事故灾难、公共卫生事件和社会安全事件 4 大类。具体内容见表 3–1。

表3-1　突发公共事件的分类

大类	具体内容
自然灾害	水旱灾害、地质灾害、气象灾害、地震灾害、海洋灾害、生物灾害和森林草原火灾等
事故灾难	交通运输事故、工矿商贸等企业的各类安全事故、公共设施和设备事故、环境污染和生态破坏事件等
公共卫生事件	传染病疫情、群体性不明原因疾病、动物疫情、食品安全和职业危害等
社会安全事件	恐怖袭击事件、涉外突发事件、经济安全事件等

按照事件的性质、严重程度、可控性和影响范围等因素，一般将突发公共卫生事件分为四级：Ⅰ级（特大）、Ⅱ级（重大）、Ⅲ级（较大）、Ⅳ级（一般），在工作中依次用红色、橙色、黄色和蓝色表示。

在对突发公共事件的响应中根据事件类别和级别采取不同的应急处置措施。在响应学科范畴、现场应急指挥人员组成和职责分工、应急医疗队伍响应层级和范围等方面，均根据事件类别和级别的不同，提出不同的要求。

3. 医院应急管理组织架构及职能

（1）组织架构：医院应急指挥组织的架构由决策层、管理层和实施层组成。医院应急管理领导小组是决策层，包括院长和相关科室的负责人；管理层是医院根据突发事件成立的应急指挥中心，分为医院应急指挥中心和现场应急指挥中心两个部门；实施层则由主要应急力量组成，包括医疗、后勤保障、信息、财务、院感、新闻宣传、社工志愿者等。应急工作小组可根据突发事件性质和承担任务内容特点灵活组合，见图 3-2。

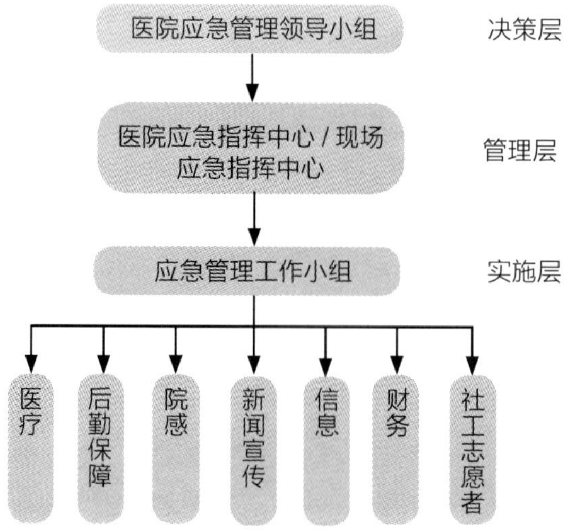

图3-2　应急指挥组织架构

（2）职责分工：

1）医院应急管理领导小组：主要负责突发事件应急应对和指挥控制。在应急响应工作中，医院应急管理领导小组依靠系统流程和方法，实现对应急事件的判断确认、决策、响应、勘察、指挥、调度、信息综合、联络、处置等一系列工作的及时、有序开展。

2）医院 / 现场应急指挥中心：负责现场应急处置的指挥和协调。在应急响应工作中，医院 / 现场应急指挥中心应根据应急预案和现场需要，迅速调集应急救援资源；同时根据现场情况，适度调整应急方案。如突发公共事件得不到有效控制时，医院 / 现场应急指挥中心应及时决定是否提升应急响应级别和指挥层级。此外，医院 / 现场应急指挥中心还应核实应急响应工作终止条件，并在应急处置工作结束后进行总结评估。

当发生特别重大灾害事故且需要多部门协同应对时，医院 / 现场应急指挥中心总指挥应加入由当地政府所组建的市 / 区应急救援指挥部。

3）应急管理工作小组：按各自职能分工，有计划、有步骤地落实医院应急管理的专项工作，并承担应急执行部门的组织领导和管理职责。

1）医疗救治组。由有经验的护理人员组成检伤分诊组，评估所有的伤病员并进行初步判定，对轻、重、危重伤病员和死亡人员进行分类并做出标记，分别安置于绿、黄、红、黑 4 种颜色区域。登记患者个人信息（姓名、年龄、单位、联系电话等）以及初步诊断和收治科室等信息，将识别卡系于伤病员腕部，或别于伤病员胸部，便于转运、信息汇总和后续住院治疗。对因昏迷而无法辨别身份者，也需登记个人信息［性别、年龄（估计）、编号代码］以备查询。此外，由急诊科和相应梯队应急医疗响应队伍组成抢救组，并按专业分为若干抢救小组，根据检伤分诊情况由相应抢救小组对伤病员进行分类救治。

2）服务保障组。主要由后勤保障组、信息组和财务组组成。服务保障组负责按照预案的需要开辟院内救治场所以及保障救治现场的安保维稳，保障应急医疗救治所需药品、设施设备等物资的供应；护送需要进行辅助检查的伤病员，以及保障疾病诊疗、检验检查、财务等相关信息系统的通畅等。

3）院感控制组。负责做好院内感染控制、消毒隔离、个人防护、医疗垃圾和污物处理和监测，防止院内交叉感染。此外，还需协助开展标本采集和流行病学调查方面的工作；负责或协助进行对传染病或不明原因疾病的调查和报告工作等。

4）新闻宣传组。主要负责收集相关素材，承担各类突发事件应急响应时的新闻宣传职责；必要时还需根据要求，作为新闻发言人履行信息发布的责任；此外，还需协助官方媒体做好信息发布和通报工作，正确引导公众舆论。

5）社工志愿组。社工志愿者应做好突发事件中需要协助医护人员完成的工作，如帮助满足患者的基本生活需求以及陪伴安抚工作，对伤员及其家属进行心理筛查与诊治等。

6）应急指挥决策系统：以快速报告和呼叫响应程序为纽带，医院应急管理指挥决策系统由接报部门、指挥中心、执行部门 3 部分组成，见图 3–3。

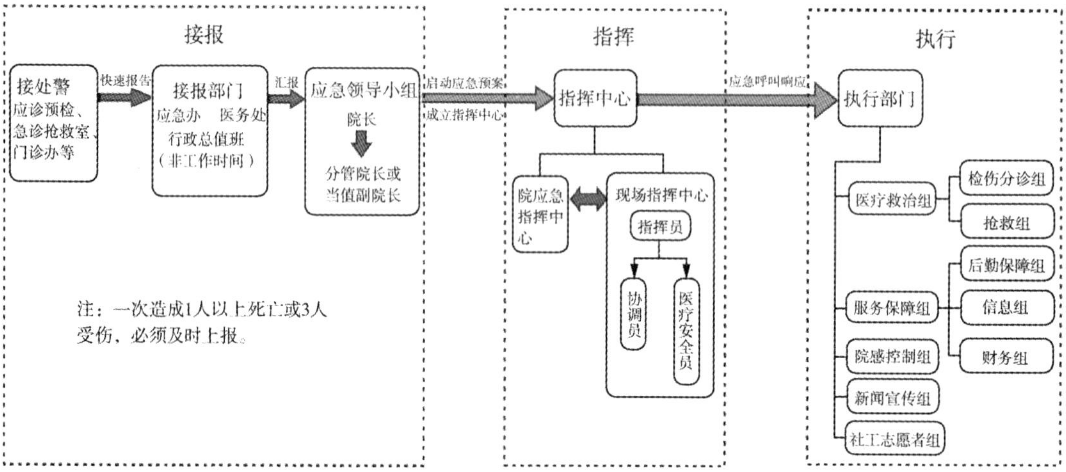

图3–3 医院应急指挥决策流程

A. 接报：

快速报告总体情况：医院急诊预检、急诊抢救室、门诊办等一线部门接到突发公共事件的预警报告后，应在迅速开展前期处置工作的同时，立即将人员伤亡、抢救等情况向接报部门做快速报告。接处警部门接收预报时需确认或了解事件基本情况、人数、创伤种类、严重程度、距离、估计时间、救护车数等关键信息。凡是一次造成 1 人以上死亡，或 3 人以上受伤的各类突发事件信息，必须及时向应急办等接报部门上报。对一些特殊突发公共事件应加强情况报告并提高响应等级。

接报部门：工作时间接报部门应设在应急办公室和医务处（任一方接报后应及时向另一方互通消息），非工作时间则由行政总值班承担接报工作。接报部门负责获取紧急突发事件信息，并根据伤亡规模迅速判断事件等级，向院长、分管院长或当值副院长汇报。

B. 指挥：

启动：接报后，应第一时间做出决策和判断，决定是否启动突发事件应急预案，并向报告人员做明确指示。同时，应急管理领导小组应根据情况决定是否向上级领导或上级部门汇报。应急预案启动后，领导小组自动转为医院的应急指挥中心，组长任总指挥，副组长为副总指挥。此外，应急管理领导小组还需成立现场应急指挥中心，并设立相应的现场指挥员、协调员和医疗安全员。

指挥层级：按照分级响应原则，现场应急指挥中心由相应层级人员履行各自的职责。现场指挥员负责现场的总协调和应急指挥；现场协调员负责核实并汇总相关医疗救助信息，与内外相关部门随时保持联络；医疗安全员则负责医疗应急资源的协调和伤病员的救治工作。

C. 呼叫：接到应急领导小组“启动应急预案”通知后，接报部门需要按照既定响应层级的要求召集相关应急响应工作队伍。

工作期间，接报部门应利用全院呼叫广播系统对响应工作进行快速、及时和清晰、无死角的广播。为避免造成不必要的恐慌，应按预定代号进行紧急呼叫。Ⅰ级特大事件的一般呼叫代码为“集合区域＋抢救A＊A＊＋创伤类型”，Ⅱ级重大事件的一般呼叫代码为“集合区域＋抢救AAA＋创伤类型”，Ⅲ级较大事件的一般呼叫代码为“集合区域＋抢救BBB＋创伤类型”，Ⅳ级事件一般呼叫代码为“集合区域＋抢救CCC＋创伤类型”。不同响应梯队的应急队伍人员，在接到广播通知后应第一时间前往指定集合区域，参加应急抢救任务。在非工作期间，可运用嵌入电脑系统的手机拨号自动呼叫召集应急医疗响应队伍成员。

D. 执行：应急呼叫得到响应之后，执行部门（各应急管理工作小组）按功能组成相应的应急执行部门，通常包括医疗救治组、服务保障组、院感控制组、社工志愿组、新闻宣传组五个应急执行部门，根据响应要求和实际需要承担相应应急处置工作。其中，医疗救治组按每组1名医生、1～2名护士、1名运送人员的标准配置，要求统一穿着区域标志背心，在规定抢救区域内开展抢救工作。

第三节　医院应急管理预案

预案管理是应急管理的首要环节，起源于20世纪中期国外的应急管理，在20世纪末发展繁荣。这一时期的罗伯特·希斯的《危机管理》是应急管理领域的权威和经典著作。罗伯特·希斯认为，危机计划不只是阐述应急行动及其顺序的说明书，真正发挥其作用的危机计划才是一个完美的危机计划。日本学者铃木敏正曾在其著作《危机管理系统》中提到，“危机管理体系中的一个重要原则就是制定危机管理规划，确定危机规划的过程是分析危机、评价危机、确定危机管理目标、选择应对危机策略以及制定危机管理程序”。铃木敏正认为达到应急管理的目标，需要设定一套类似于组织管理计划的危机管理计划。

应急预案是为降低事故造成的人身、财产与环境损失而预先做出的科学而有效的计划和安排。应急预案针对具体设备、设施、场所和环境，在安全评价的基础上，结合事故发生后的应急救援机构和人员，应急救援的设备、设施、条件和环境的情况，制定行动的步骤和纲领，以及控制事故发展的方法和程序。

应急预案一般建立在医院的综合防灾规划上，需要具备几大重要的子系统：应急组织管理指挥系统，应急工程救援保障体系，负责综合协调的相互支持系统，准备充分的保障供应体系及综合救援的应急队伍等。

1. 应急预案类型

（1）应急行动指南或检查表。这一类的应急预案主要针对已辨识的危险，制定相应的应急行动。应急行动指南简要介绍行动必须遵从的基本程序的要求，包括发生情况时的报告对象、报告信息内容的要求、采取应急措施的种类。这类应急预案的主要作用是提示，可用于对相关人员进行培训。有时亦将这种应急预案作为其他类型预案的补充。

（2）应急响应预案。这一类的应急预案主要是针对每项设施和场所可能发生的事故情况而编制的具体应急响应预案。应急响应预案的内容要包括所有可能发生的危险状况，明确相关人员在紧急状况下的职责。然而这类预案仅说明应急响应时必需的行动，不包括应急响应的事前要求（如培训、演练等）和事后措施。

（3）互助应急预案。互助应急预案指的是相邻企业或单位在事故应急处理中共享资源，为促进相互帮助而制订的应急预案。

（4）应急管理预案。这一类预案是综合性的应急预案，预案的内容涉及应急响应的事前、事中及事后工作的各方面，包括事故应急处理的四个步骤：预防、预备、响应和恢复；预案中明确提出每一项职责的具体实施程序。

2. 应急预案的编制要求

（1）应急预案的文件结构：应急预案的编制要形成完整的文件结构。一般完整的应急预案由总预案、程序文件、指导说明书和记录四部分构成。

（2）应急预案的主要内容：

1）总则：应急预案的总则需要说明该预案的目的、工作原则、编制依据、适用范围等核心问题。

2）组织指挥体系及职责：预案中需要明确各组织机构的职责、权利和义务，并以突发事故应急响应全过程为主线，明确事故发生、报警、响应、结束、善后处理等各环节的主管与协作部门；同时以应急准备及保障工作为支线，明确各参与机构和部门的职责。

3）预警和预防机制：包括信息监测与报告、预警预防行动、预警支持系统、预警级别及发布四个方面的机制，其中预警级别的设置建议分为四级预警。

4）应急响应：包括分级响应程序，信息共享和处理，通信，指挥和协调，紧急处置，应急人员的安全防护，群众的安全防护，社会力量动员与参与，事故调查分析、检测与后果评估，新闻报道，应急结束等 11 个要素。其中分级响应程序原则上按一般、较大、重大、特别重大四级启动相应预案。

5）后期处置：包括善后处置、社会救助、保险、事故调查报告和经验教训总结及改进建议。

6）保障措施：包括通信与信息保障，应急支援与装备保障，技术储备与保障，宣传、培训和演习，监督检查等。

7）附则：包括有关术语、定义，预案管理与更新，国际沟通与协作，奖励与责任，制定与解释部门，预案实施或生效时间等。

8）附录：包括相关的应急预案、预案总体目录、分预案目录、各种规范化格式文本、相关机构和人员通信录等。

3. 应急预案的编制方法和步骤

编制应急预案是应急救援准备工作中的重要内容。应急预案编制程序的科学性、合理性是保证应急预案内容实用性和有效性的关键。因此，编制应急预案需要遵循规范的流程，尽量使各利益相关方、有关专家及有实际应急救援经验的人员共同参与进来，在全面风险评估和应急资源调查基础上来开展编制工作。编制过程要充分讨论、广泛征求意见，切实保证预案编制每一环节、每一步骤都能执行到位。

应急预案编制之前，要注意以下几点：一是准确和客观了解应急预案所需相关信息，包括相关法律法规、政策信息、潜在的危险和威胁、应急资源状况等信息。二是预案编制人员应具有相应的知识和能力，能够胜任预案编制工作，必要情况下要进行专门培训，要熟悉预案编制方法和流程。三是预案编制要有体系化的思想认识。编制预案要做好上下级、内外部、综合与专项、政府与企业等预案之间的衔接。四是预案文本要简洁明了。应急预案应该使用通俗易懂的文字进行表述，做到易懂、易记、好用。

政府部门应急预案与企事业单位应急预案在编制程序方面稍有不同，但概括来说，主要包括以下 5 个步骤：

（1）成立预案编制工作组：应急预案编制部门和单位应组成预案编制工作组，

工作组成员通常包括预案所涉及的主要部门和单位的业务相关人员、有关专家及有现场处置经验的人员。对于企事业单位应急预案编制，预案编制工作组中也可邀请协议救援队伍以及周边相关企业、单位或社区代表参加。编制工作组组长由应急预案编制部门或单位有关负责人担任。

应急预案编制工作组成员之间应彼此合作，编制过程中应鼓励编制成员之间进行公开讨论，形成意见互补，保证应急预案的准确性、完整性和实用性，也有助于进一步提升各部门对统一的应急行动的理解和认同。

（2）收集相关信息资料：应急预案编制的首要工作是收集相关的信息资料，包括适用的法律法规、部门规章、政策文件、技术标准等，以及当地的地形、气象、水文等环境情况和交通资料等。翔实、客观、准确的信息资料有助于提高预案编制工作效率，为应急预案编制提供重要参考依据。

（3）开展风险评估和应急资源调查：

1）开展风险评估。风险评估是指通过对应急预案所面对的风险状况进行调查和分析，判断风险发生的可能性，分析可能产生的直接后果以及次生、衍生后果，判定风险级别。根据风险评估的结果，提出控制风险、治理隐患的措施，以及突发事件发生后的应对措施，并将这些措施纳入应急预案的编制内容。此外，需要通过风险评估掌握以下突发事件的关键要素：突发事件发生的可能性或频率、规模、强度或严重性、可用的发出警报的时间、突发事件发生位置、可能受影响的区域和人群、发展速度和可能持续的时间长度。

2）开展应急资源调查。通过全面评估区域内应急资源的配备、分布、种类、规格、使用性能以及管理单位等情况，掌握当地和所在单位内第一时间可调用的应急队伍、装备、物资和合作区域内可请求援助的应急资源情况，为制定应急响应措施提供依据。在应急资源调查中，也要客观分析应急资源方面存在的不足及短板，判断当前的资源是否满足有效应对和处置突发事件的需要。

（4）应急预案编制：应急预案编制应当遵循符合实际、注重实效的原则，重点是明确监测预警和应急处置两个环节的任务。政府预案侧重于基本原则、体制机制、重点任务、工作流程、分级标准等，具有宏观指导性和协调保障性的特点，而基层单位预案侧重于操作性和实战性，需要突出自救互救、先期处置和信息报告三项重点任务，做到职责明确、程序规范、措施科学，书面表达上应尽量运用简明化、图表化、流程化的方式。

应急预案编制要广泛征求意见。政府相关部门应急预案编制的过程中应当广泛听取有关部门、单位和专家的意见，与相关的预案做好衔接。预案中涉及其他单位职责的，应当书面征求其他单位意见。对于基层单位，应当根据法律、法规、规章的规定或者实际需要，征求相关应急救援队伍、公民、法人或其他组织的意见。必要时，向社会公开征求意见。

在编制应急预案、确定具体的应急行动内容时要充分考虑以下内容：要采取什么行动？谁采取这个行动？何时采取这个行动？需要花费多少时间，实际上还有多少时间来采取这个行动？在这个行动之前还有什么事情必须要做？在这个行动之后还有什么事情要做？这个行动需要什么资源？通过以上因素考虑，来增强预案中行动内容的可操作性。

（5）应急预案审核和批准：

应急预案完成后，需要通过履行审核和批准程序，以保证应急预案的科学性、合理性以及与实际情况的符合性。应急预案审核内容主要包括预案是否符合有关法律、行政法规，是否与有关应急预案进行了衔接，各方面意见是否一致，主体内容是否完备，责任分工是否合理明确，应急响应级别设计是否合理，应对措施是否具体简明、管用可行，应急预案的衔接性等。必要时，应急预案审批单位可组织有关专家对应急预案进行评审。应急预案审核或评审通过后，按照规定程序进行批准发布。

目前，许多行业针对应急预案编制工作相继出台了应急预案编制方面的指导标准或规范性文件，如《生产经营单位生产安全事故应急预案编制导则》《环境污染事故应急预案编制技术指南》等，编制相应类别应急预案时可以参考使用。

4. 应急预案编制的注意事项

（1）领导重视程度不够，组织不力。单位领导对应急预案编制工作不够重视，没有组织相应的预案编制工作组，而是指定一般工作人员负责编制，以应对相关的上级检查和目标考核。未对本单位面临的安全隐患进行全面分析，不对预案中涉及的人力资源、应急资源进行科学调配。

（2）预案编制工作人员专业性不够。由于医疗机构普遍缺乏专职应急管理部门，多为其他部门兼职管理，且档案部门人员编制较少，缺乏专业工作人员开展应急管理工作和相关预案编制。加上医院事务繁多，容易造成在某些单位中兼职应急管理工作的人员在编制应急预案时照搬网络上的应急预案或其他同类单位的应急预案，或在应急预案完成后未按程序要求征询专家或其他相关部门的意见。亦可能出现未能根据安全隐患变化及时修订预案的情况，导致预案针对性和实用性不强。

5. 应急预案的更新与演练

（1）预案的更新：应急预案要有持续完善和改进的指导思想。医疗机构应根据预案在实施中和各类应急演习中的情况和发现的问题，适时对应急预案进行修订。当发生新的突发公共事件时，预案编制部门应根据所获取的信息，结合专家研讨意见，在原有预案的基础上，及时对预案进行修订和更新，形成新的应急预案。

（2）预案的演练：预案的演练是应急预案中的一项重要内容。应急预案的演练形式很多，包括桌面演练、流程桌面演练、项目演练、呼叫演练、模拟病例演练等。

6. 应急预案的管理

应急预案体系中的管理机制是预案建设的核心。医院应将应急预案的编制、修订、实施及演练列入医院的年度工作计划。应急预案相当于在用事先编好的确定体系去应对不确定的突发公共事件，如新发、突发传染病事件。因此要解决好以下两个方面的问题。

一是用确定性去应对新发、突发传染病事件当中都会遇到的确定性问题，核心就是医疗资源的协调分配和事故权责体系构建。医疗资源的协调是预先根据应急需求分析，对应急工作所需要的人力资源、物资资源、技术资源和信息资源的准备和使用。事故权责体系的构建包括相关的规章制度以及应急处置过程中的各个相关部门、机构、领导及个人的责权分配。

二是以灵活性去应对疫情事件当中的不确定性，核心就是疫情分析及疫情决策。疫情分析是指基于获得的信息对疫情的发生、发展及趋势进行分析，疫情决策则是在疫情分析的基础上针对性地采取措施以降低疫情对人身和财产的破坏。疫情事件本身具有巨大的破坏性（含破坏威胁）、变化不确定性（含信息不对称）、时间紧迫性（含资源有限性），对这三方面造成的问题的有效应对是应急响应工作的重点。目前的应急预案体系，在信息报送、资源调配、责任体系等方面做了明确和严格的规定，弥补了过去不明晰的责任体系和不协调的资源配置的缺失，然而在如何将突发疫情事件转化为常规事件方面还缺少更清晰的目标导向。

案例3

河南省人民医院新冠肺炎疫情应急预案

一、医院总体应急预案

	类别	应急预案			编号	
	名称	新冠肺炎疫情应急预案			生效日期	
	制定单位	疾病预防控制科	责任人		修订日期	
	定期更新		总页码		版本	

（一）目的

及时、妥善、有序地处置新冠肺炎疫情，防止新冠肺炎疫情的传播和蔓延，保护人民群众生命和健康安全。

（二）范围

全院职工，进修、规培、实习人员，研究生，患者，来访者。

（三）定义

传染病突发公共卫生事件是指突然发生，造成或者可能造成社会公众健康严重损害的重大传染病疫情、群体性不明原因疾病、新发传染病等严重影响公众健康的事件。

（四）权责

责任科室：

（五）参考文献

法律法规

1.《中华人民共和国传染病防治法》：中华人民共和国主席令第 17 号，自 2004 年 12 月 1 日起施行（2013 年 6 月 29 日修订）。

2.《突发公共卫生事件应急条例》：中华人民共和国国务院令第 376 号，自 2003 年 5 月 9 日起实施。

（六）政策

1. 传染病突发公共卫生事件分类：

（1）出现鼠疫和肺炭疽首发病例以及霍乱的暴发流行。

（2）乙类、丙类传染病暴发或多例死亡。

（3）群体性不明原因疾病（如心因性反应、群体性急性出血热综合征、传染性非典型肺炎、急性腹泻综合征、急性黄疸综合征和其他不明原因疾病）。

（4）新出现的传染病。

2. 传染病突发公共卫生事件应急处理组织架构及职责：

（1）组织架构：

1）成立新冠肺炎应急处理领导小组，由党委书记 / 院长担任组长，主管副院长担任副组长。

2）领导小组下设医疗救护组、专家委员会、后勤保障组、信息发布组、防护监测组等二级组织，负责传染病等突发公共卫生事件的应急处置工作。

（2）职责：

1）医疗救护组：由医务处、护理部组成，日常负责应急医疗梯队的组建、培训、演练与调配，实施医疗卫生救援时负责人员、床位、药品、设备的组织与协调。

2）专家委员会：由各相关科室科主任组成，负责传染病突发公共卫生事件的技术咨询和业务指导工作。

3）后勤保障组：由后勤保障部、药学部、医学装备部组成，负责提供应急所需的后勤物资、医疗设备及药品，定期核查物资储备情况，及时更新，确保效期，做好自查记录与使用登记。

4）信息发布组：由应急办、宣传处组成，负责突发公共事件信息的上报与公布，以及与上级的沟通和联络。

5）防护监测组：由感染管理科和疾病预防控制科组成，负责日常法定传染病的院内监测和分析，安排并督导防控工作，在新冠肺炎救治过程中指导医护人员自我防护，并向上级对口部门上报。

3. 工作要求

（1）应急预案启动后，相关工作人员应坚守岗位，后备人员应保持信息畅通，随时准备加入救治工作。

（2）任何科室和个人对新冠肺炎疫情，不得隐瞒、缓报、谎报或者授意他人隐瞒、缓报、谎报。

（3）除信息发布组外，任何科室和个人不得擅自对外介绍、传播与传染病救治相关的任何信息。

（七）流程

1. 新冠肺炎疫情发生后，相关科室及医务人员应迅速报告医务处疾病预防控制科及我院应急指挥办公室（非工作时间报告总值班），应急指挥办公室（或）总值班应迅速报告我院突发公共卫生事件领导组，启动应急预案。

2. 新冠肺炎患者病房原则上设置在感染性疾病科，专楼专用，床位不足时由医疗救护组负责调配。医疗救护组根据传染病涉及专业不同，负责组织协调相关科室人员展开应急救治，组织多学科会诊，同时，根据情况组织好后备梯队。

3. 后勤保障组及时组织车辆，开辟通道，准备所需药品、设备、防护用品等物资。

4. 防护监测组中感染管理科负责做好医护人员防护及消毒、隔离工作指导；

疾病预防控制科负责收集新冠肺炎患者发病人数、发病特点，患者姓名、性别、年龄、住址、流行病学史及发病和救治情况等相关信息，督促相关科室做好院内报告工作，并负责在事件发生2小时内向所在地县级人民政府卫生行政主管部门报告。同时应配合所在地县级人民政府卫生行政主管部门做好流行病学调查和样本采集工作。

5. 信息发布组及时向上级卫生行政部门上报传染病突发公共卫生事件的有关信息，并根据有关授权进行信息发布。接到传染病突发公共事件的报告后，在迅速开展紧急医疗卫生救援工作的同时，应在30分钟内向本级卫生行政部门进行电话首报告，内容包括：突发事件发生时间、地点、传染病病种、患者人数、医疗卫生救援初步情况等；现场救援开始后第一时间向现场医疗卫生救援指挥部或本地卫生行政部门进行现场情况初汇报；现场救援工作结束后1小时内进行详细报告。

6. 疫情应急处置完成后，各参与处室应及时进行回顾，总结经验和不足，提出改进意见，汇总至应急办，经领导组审定形成文字材料。相关处置材料交由院档案室归档。

（八）审核

部 门		核准主管	核准日期
主 办	疾病预防控制科	主 任：	年　月　日
		院 长：	
协 办	1.医务部	主 任：	
		院 长：	
	2.感染管理科	主 任：	
		院 长：	

二、部门应急预案范例《新型冠状病毒疫情下医院感染预防与控制应急预案》

根据国家《关于印发新型冠状病毒感染的肺炎诊疗方案（试行第四版）的通知》和《关于印发新型冠状病毒感染的肺炎防控中常见医用防护用品使用范围指引（试行）的通知》以及目前全国新型冠状病毒疫情发展情况，为了有效预防与控制新型冠状病毒在医院（诊所、门诊部）内部的传播，保障医务人员和就医患者的安全，现制订医院（诊所、门诊部）新型冠状病毒疫情下医院感染预防与控制应急预案，各临床医技科室、全体医务人员要严格落实执行。

（一）组织管理与分工

建立本院新型冠状病毒防治小组（以下简称小组）：

组长由院领导（党委书记和院长）担任，医院感染管理、人事、护理、医务、后勤保障、保卫等相关部门负责人为组员（每个单位要列出具体人员名单并公告）。

（二）职责分工

1. 小组组长负责对疫情防控进行整体物资、人员调配。

2. 小组负责建立疫情防控网络平台或微信群，及时沟通疫情防控工作。

3. 医院感染管理部门职责：

（1）负责本单位全体医务人员防护知识培训，培训内容（PPT 加语音）可发至本单位网络平台，做到人人知晓。

（2）制定具体防护措施以及紧急情况下环境消毒措施。

（3）负责预检分诊台技术支持。

（4）预留电话（24 小时），负责全院医务人员防护问题以及消毒问题解答。

（5）完成小组交办的其他事宜。

4. 人事部门职责：

（1）联系全体外出人员，并登记外出地点和返回时间。

（2）撰写告全体医务人员温馨提示，主要对象为有接触过发热患者或到过疫区或外出等情况的医务人员。

（3）协助小组完成预检分诊医护人员和全院其他医务人员调配。

（4）完成小组交办的其他事宜。

5. 医务部门职责：

（1）就诊患者挂号方式通知，全部采取电话预约或网络预约挂号方式。

（2）根据各科室号源和复诊情况安排患者按预约挂号时间错峰就诊。

（3）负责统计每日出诊情况和突发事件，并及时向小组汇报。

（4）负责追踪全国、本省、本地疫情通报情况，及时向小组汇报。

（5）完成小组交办的其他事宜。

6. 护理部门职责：

（1）负责全体护理人员工作调配，配合预检分诊工作。

（2）做好护理人员心理疏导以及合理安排其工作。

（3）完成小组交办的其他事宜。

7. 后勤保障部门职责：

（1）负责全院防护用品和消毒用品的供给。

（2）负责医务人员工作餐的配给。

（3）负责救护车在备用状态。

（4）负责小组交办的其他事宜。

8. 保卫部门职责：

（1）保证全体医务人员的人身安全，制订应急预案。

（2）协助小组做好预检分诊工作。

（3）完成小组交办的其他事宜。

（三）疫情防控原则

1. 三早：早发现、早隔离、早报告。

2. 及早发现传染源，切断传播途径，保护易感人群。

（1）传染源：新型冠状病毒感染者。

（2）传播途径：主要通过呼吸道飞沫传播，也可以通过接触传播。

（3）易感人群：人群普遍易感，老年人及有基础疾病者感染后病情较重，儿童、婴幼儿也有发病。

3. 医务人员做好自身防护。

4. 医务人员做好每个患者的清洁消毒工作。

（四）预防与控制措施

1. 预检分诊：

（1）门诊大厅建立预检分诊台。

（2）物资配备：电子体温仪、N95 口罩、一次性外科口罩、一次性普通口罩、一次性隔离衣、一次性防护服、乳胶检查手套、防护面罩或防护目镜（必要时使用）、速干手消毒剂等。

（3）门诊预检分诊台医务人员工作时用一次性医用戴帽、戴 N95 口罩或一次性外科口罩或两层一次性普通口罩，穿一次性隔离衣，戴乳胶手套，2 ~ 4 小时更换，如遇污染立即更换。

（4）制定门诊预检分诊流程和预检分诊发热患者登记表。

2. 门诊科室接诊：

（1）每个科室预留 1 间独立、通风良好的诊室，配备防护装备齐全、业务能力强的医务人员接诊急需诊治的发热患者。

（2）诊室每日早晨开诊前、中午休息时、结束诊疗工作后进行通风，诊室有空气净化消毒机的开诊前 1 小时开启，工作结束后 1 小时关闭。

（3）各种物体表面使用医用消毒湿巾或 1 000 mg/L 含氯制剂或其他符合国

家要求的其他消毒剂擦拭消毒，每日 2 次，遇污染即刻消毒。

（4）牙科综合治疗台表面严格执行两患者间的清洁消毒，使用医用消毒湿巾或其他符合要求的消毒剂。

（5）非一次性防护面罩和防护眼镜使用后用 75% 的酒精进行擦拭消毒。

3. 门诊医务人员个人防护：

（1）口腔医生诊治患者时采用标准防护原则。

（2）口腔医务人员工作时戴一次性口罩（外科口罩、N95 口罩）、戴帽子，穿工作服，遇有喷溅操作时戴防护面罩或防护眼镜、穿隔离衣。

（3）白大衣内穿刷手服，如机构没有刷手服，建议医务人员准备一套自己的衣服放在医院，下班回家全部换下来，最好洗个澡回家，无条件洗澡的一定洗手、洗脸，换上自己衣服再回家。

（4）全体医务人员严格执行手卫生，接诊前、接诊后，更换手套时均应严格执行手卫生、洗手或快速手消毒。

（五）口腔急诊预防与控制措施

1. 口腔急诊应建立预检分诊台，设备配备和预检分诊医务人员防护均采用预检分诊标准。

2. 物资配备：电子体温仪、N95 口罩、一次性外科口罩、一次性普通口罩、一次性隔离衣、一次性防护服、乳胶检查手套、防护面罩或防护目镜（必要时使用）、速干手消毒剂等。

3. 门诊预检分诊台医务人员工作时用一次性医用戴帽、戴 N95 口罩或一次性外科口罩或两层一次性普通口罩，穿一次性隔离衣，戴乳胶手套，2 ~ 4 小时更换，如遇污染立即更换。

（六）病房预防控制措施

1. 病区应预留一间独立病房，用于疑似或确诊患者的隔离。

2. 病区谢绝家属探视，陪护人员要相对固定。

3. 病房发现疑似感染病例，及时会诊转诊，其间做好医务人员和患者的防护。

4. 向住院患者及其陪同人员开展新型冠状病毒的防护知识培训工作，指导患者做好洗手、咳嗽礼仪、医学观察和居家隔离等。

第四章 新冠肺炎疫情期医院线下服务应急管理

第一节 门诊服务应急管理

新型冠状病毒（SARS-CoV-2）自 2019 年 12 月在武汉感染流行以来，疫情严重，已波及全国，我国已将此类急性呼吸道传染病纳入乙类法定传染病，按甲类管理。2020 年 2 月 8 日国务院联防联控机制通报将该病原感染所致的肺炎称为“新型冠状病毒肺炎”，简称“新冠肺炎”，英文简称于 2 月 21 日修订为“COVID-19”。COVID-19 具有传播方式多样且有不确定性、传播力强、速度快、流行范围广、预防和诊疗困难等特点，给人类的生命安全带来了严重的威胁。经过不断的研究与更新，国家卫生健康委员会在 2020 年 3 月 5 日发布了《新型冠状病毒肺炎诊疗方案（试行第七版）》，对病毒的流行病学特征、临床特点、诊断及治疗等做出较为详尽的介绍，目前的研究显示新型冠状病毒传染源主要是新型冠状病毒感染患者及无症状感染者，主要经呼吸道飞沫和密切接触传播，在相对封闭的环境中长时间暴露于高浓度气溶胶情况下存在气溶胶传播的可能，人群普遍易感，防控难度大。因此，为了做好新型冠状病毒感染的预防与控制工作，做到“早发现、早报告、早诊断、早隔离、早治疗”，控制疫情传播，降低患者感染率，确保医务人员零感染，医院应从控制传染源、切断传播途径、保护易感人群入手，对预检分诊、发热门诊及病区住院患者都做出发热筛查、接诊流程及应急处置等安排，从而有效阻断新型冠状病毒在医院内的传播流行。

1. 预检分诊

预检分诊是医院防控传染病的第一站，快速排查，严防漏诊，及时疏导发热患者至发热门诊就诊，第一时间隔离疑似病例，对预防院内传播起着至关重要的作用。

（1）高度重视，迅速行动。面对这种新发的传染病，医务人员对疾病的流行病学、发病特征及主要临床表现认识不足，易产生恐慌心理，医院感染管理部门应针对国家发布的诊疗及防护指南规范及时对分诊台的人员做专题培训。培训的重点内容包括：疾病的发生及病情变化特征、隔离防护、消毒隔离措施等。在医院门诊大厅、电梯等处张贴关于新型冠状病毒肺炎防治知识的宣传海报；编写通俗易懂的健康教育宣传资料（包括新冠肺炎的相关流行病学特征、常见症状、体征及防控措施等），分发给患者及其家属阅读。在门诊大厅、走廊等通过电子显示屏、橱窗，以及利用手机 APP 等形式对就诊患者开展健康教育。

（2）严格落实预检分诊工作流程。迅速成立三级筛查体系。一级设置在门诊入口处，要求入楼者必须戴合格的口罩，进行初步发热排查，体温≥ 37.3 ℃的患者无论是否来自疫区，均引导至发热门诊就诊排查；体温＜ 37.3 ℃的患者进入二级筛查体系。为避免人群聚集，二级筛查设置在楼内各候诊区，由门诊的分诊护士进行发热及流行病学史的二次排查，体温＜ 37.3 ℃且无流行病学史患者可进入诊室候诊；≥ 37.3 ℃或有流行病学史的患者由专人做好防护后引导至发热门诊排查。三级筛查设置在诊室内，要求接诊医生进行流行病学史的二次调查，其间执行“一医一患一诊室”，避免患者二次聚集，严格管控门诊候诊区域，优先接诊急危重症患者，如发现有流行病学史的患者，及时上报感染管理部门并引导至发

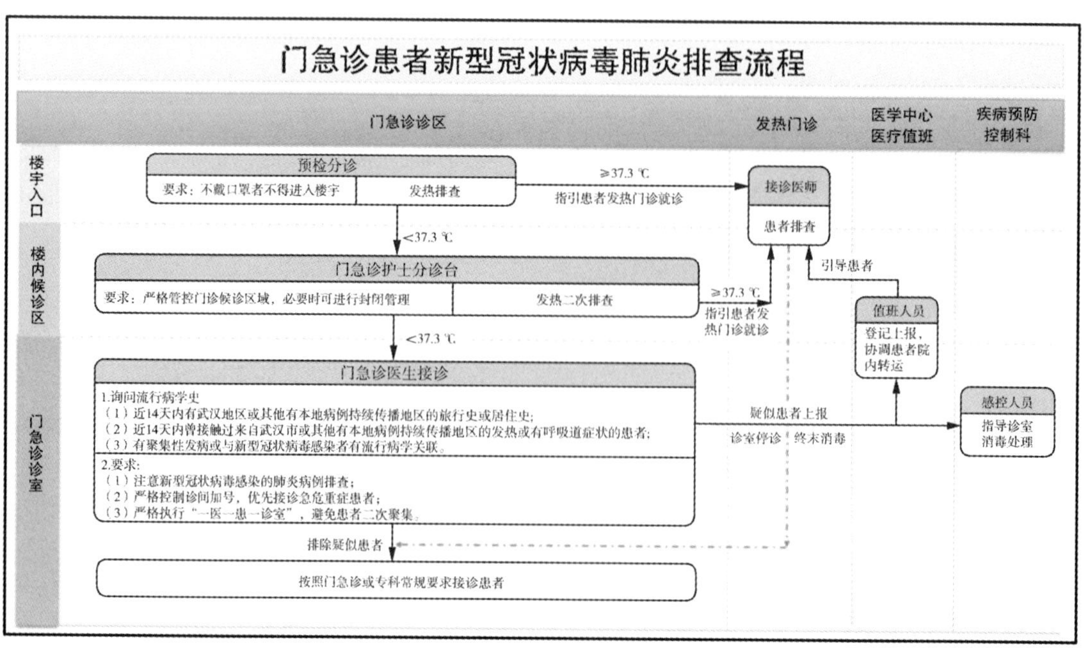

图4–1　门诊和急诊患者新型冠状病毒排查流程

热门诊排查，接诊该患者的诊室停诊，终末消毒后方可接诊下一位患者，必要时全诊区进行封闭管理。门诊和急诊患者新型冠状病毒肺炎排查流程见图 4–1。

另外，考虑到个别患者可能存在隐瞒流行病学史及接触史这一情况，医院要在门诊多区域放置从《中华人民共和国传染病防治法》《中华人民共和国治安管理处罚法》《最高人民法院、最高人民检察院关于办理妨害预防、控制突发传染病疫情等灾害的刑事案件具体应用法律若干问题的解释》等相关法律法规中摘取的相关法律法规条款印制成宣传册放置在门诊候诊区域，并在显眼位置放置法律法规警示牌，尽量提高就诊患者病史采集的真实性。

（3）科学防护、有效消毒。新型冠状病毒主要是通过近距离飞沫传播及接触传播，因此戴口罩、保持至少间隔 1 米距离、避免人群聚集、加强手卫生及环境消毒是防控的重点。预检分诊人员要求穿戴一次性工作帽、工作服、医用外科口罩、一次性隔离衣，必要时戴护目镜或防护面屏、一次性乳胶手套。医用外科口罩每 4 小时更换或潮湿、污染时及时更换。要求分诊护士每次接触患者后用快速手消毒剂消毒双手，接触疑似新型冠状病毒感染患者后应首选用流动水洗手，及时消毒体温仪。应注意分诊大厅通风良好，尽量避免人群聚集，每日至少 2 次用 1 000 mg/L 含氯消毒剂擦拭分诊台桌面和地面。

2. 普通门诊

新冠肺炎疫情期如普通门诊开诊，要求每位门诊医生做好个人防护，并且所有门诊区域均每日派专人通风不少于 2 次，每次不少于 30 分钟。挂号、收费、取药、检查窗口均安排志愿者或保安值守，要求有序排队，排队人员间隔至少 1 米。患者进入诊室后，门诊医生均需询问发热史及流行病学史（医务部每日短信提醒），并做好门诊患者排查，鉴于部分患者初期不发热这一特点，门诊诊疗过程中如发现有上呼吸道症状或流行病学史的可疑患者，立即电话联系医院新型冠状病毒肺炎会诊专家组会诊，做到全方位排查。普通门诊严格控制诊室开诊数量，安排专人督导各类工作人员的个人防护，同时适当控制就诊患者的数量，为了减少人员聚集和交叉感染，采取分时段、分批次治疗，时刻提醒医务人员提高警惕，做好个人防护，严防医患交叉感染。

3. 特殊门诊

鉴于口腔、眼科、耳鼻喉科、整形（美容）科、集体健康体检等诊疗服务的高危性，医院应立即按相关要求暂停上述服务内容，只保留急诊医疗服务，限制需要自然腔道检查（支气管镜、胃肠镜等）的科室开展诊疗。对于确实需要开展的检查，要求务必做到以下几点：①相对固定检查人员，该人员必须认真学习新型冠状病毒肺炎诊疗方案和防控方案，并完成医院组织的网络考核方可上岗。②对于体温异常者，立即引导患者至发热门诊进行排查。③医技职能部门做好保障，准备好必要的防护用品及消毒试剂，要求医务人员做好个人防护。④上述科室在门诊诊疗区域设置隔离诊室，以备紧急需求。

4. 发热门诊

（1）重点加强防护培训：发热门诊医务人员作为新冠肺炎高暴露一线人员，有效的防护最为重要。应对穿脱防护用品及进入感染区的实际操作加强模拟演练；还应开展应急防控实战演练，使一线医务人员熟悉预检分诊流程和提高应急处置的能力。发热门诊标志明显，严格设立三区两通道（三区即清洁区、潜在污染区、污染区，两通道即工作人员通道、患者通道）。医务人员根据不同的岗位特点、暴露风险选择合适的防护用品，按一级防护着装进入半污染区，由半污染区进入污染区按二级防护着装，为疑似或确诊病例实施可能产生气溶胶或喷溅操作的人员，如吸痰、呼吸道标本采样、气管插管和气管切开等有可能发生患者呼吸道分泌物或其他体液的喷射或飞溅的工作时，按三级防护着装。据报道，防护标准不统一、穿脱流程不规范，是造成医务人员感染性职业暴露的关键性问题，而与重视穿防护用品相比，更应该重视正确脱除防护用品，因为脱除的防护用品是污染的，脱除时要特别注意防止自身污染，并减少环境污染。特别强调严格采取手卫生措施，脱卸防护装备的每一步均应进行手消毒，所有防护装备全部脱完后再次洗手、手消毒。

（2）发热门诊环境管理：发热门诊建筑布局和工作流程应当符合《医院隔离技术规范》等有关要求。留观室或抢救室需要加强通风；如使用机械通风，应当控制气流方向由清洁侧流向污染侧。

（3）严格落实患者处置流程：患者进入发热门诊后，预检分诊护士给未佩戴口罩或口罩不合格的发热患者及其家属发放医用外科口罩；由护士先测量体温，接诊医生详细询问流行病学史，查体后开具相应检查检验单；患者至指定的检查室进行检查，结果回报后组织专家会诊。按国家“新型冠状病毒感染的肺炎”病例定义，将疑似病例或确诊病例立即转入隔离留观病房单间隔离进行治疗并上报感染管理科；同时采集患者两份呼吸道标本，配合疾控中心人员进行流行病学调查及新冠病毒核酸确诊检验，新冠病毒核酸检查结果反馈后第一时间通知发热门诊。如为确诊病例，需在 2 小时内上报传染病报卡，并联系医疗值班员转至定点医院进行治疗。核酸检查阴性的患者按一般患者进行对症治疗。发热门诊患者新型冠状病毒肺炎排查流程见图 4–2。

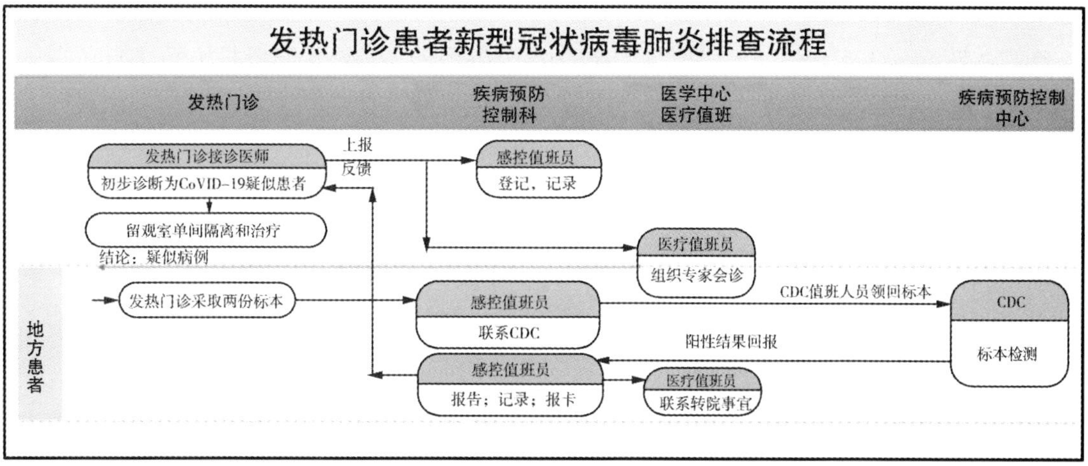

图4-2　发热门诊患者新型冠状病毒肺炎排查流程

（4）加强环境消毒：

日常诊疗活动结束后，诊室采用 3% 过氧化氢喷雾等方法进行空气消毒，物体表面、地面采用 1 000 mg/L 含氯消毒剂擦拭消毒，每日至少 2 次，遇明显污染随时消毒。隔离留观病区加强通风，严格空气消毒（有人情况下使用空气消毒机，无人情况下使用 3% 过氧化氢喷雾等方法）；物体表面、地面消毒使用 2 000 mg/L 含氯消毒剂擦拭消毒，每日至少 4 次，遇明显污染随时消毒。疑似或确诊病例转出后、解除隔离后的终末消毒，先采用 3% 过氧化氢喷雾等方法进行空气消毒，再对室内物体表面、地面使用 2 000 mg/L 含氯消毒剂进行擦拭消毒，必要时可再次进行 3% 过氧化氢喷雾消毒。复用物品遵循先消毒，再清洗，再消毒或灭菌的原则，可采用含氯消毒剂 1 000~2 000 mg/L 浸泡消毒 30~45 分钟，处理后物品应用双层黄色垃圾袋密闭包装，标明感染源（标为“新冠”以备区分）。提前电话通知消毒供应中心，做好回收人员的个人防护工作。

第二节　住院服务应急管理

住院部是患者的聚集地，医务人员要做好病区管理，加强防范，制定统一的监管流程，提高敏感性，严格把关住院患者、陪护人员及其他外来人员的感染，做好环境终末消毒，确保住院患者在医院内的安全。

1. 加强医务人员防护

（1）开展全员培训：依据岗位职责，确定针对不同人员的培训内容，尤其是对高风险科室，如发热、内科、儿科、急诊、ICU 和呼吸病房的医务人员要重点培训，使其熟练掌握新型冠状病毒感染的防控知识、方法与技能，提高应对突发疫情的应急知识与技能水平。在培训中应高度重视对疑似或确诊患者的身份识别、药物管理、医嘱执行、监护抢救等重点环节和医院感染防控、防范职业暴露等关键环节，对患者做到早发现、早报告、早隔离、早诊断、早治疗、早控制。

（2）做好医务人员防护：住院病区应当规范消毒，储备质量合格、数量充足的防护物资，如消毒产品和医用外科口罩、医用防护口罩、隔离衣、护目镜等防护用品，确保医务人员个人防护到位；同时强化标准预防措施的落实，做好诊区、病区（房）的通风管理；严格落实《医务人员手卫生规范》要求，佩戴医用外科／防护口罩，必要时戴乳胶手套。采取飞沫隔离、接触隔离和空气隔离防护措施，根据不同情形，做到如表 4–1 所示防护。正确使用防护用品，戴手套前应当洗手，脱去手套或隔离服后应当立即流动水洗手。严格执行锐器伤防范措施。

表4–1　住院区医务人员防护措施

发生接触的情形	防护措施
接触患者的血液、体液、分泌物、排泄物、呕吐物及污染物品	戴清洁手套，脱手套后洗手
可能受到患者血液、体液、分泌物等喷溅	戴医用防护口罩、护目镜、穿防渗隔离衣
为疑似患者或确诊患者实施可能产生气溶胶的操作，如气管插管、无创通气、气管切开，心肺复苏，插管前手动通气和支气管镜检查等时	1.采取空气隔离措施；2.佩戴医用防护口罩，并进行密闭性能检测；3.眼部防护（如护目镜或面罩）；4.穿防体液渗入的长袖隔离衣，戴手套；5.操作应当在通风良好的房间内进行；6.房间中人数限制在患者所需护理和支持的最低数量

（3）关注医务人员健康：医疗机构应当合理调配人力资源，做好班次安排，避免医务人员过度劳累。同时应向一线医务人员提供营养膳食，增强医务人员免疫力。针对岗位特点和风险评估结果，开展主动健康监测，包括体温和呼吸系统症状等。采取多种措施，保障医务人员健康地为患者提供医疗服务，同时注重医护人员的心理疏导及人文关怀。医疗队伍中大多数人未经历过大型传染病的考验，容易引起恐慌、焦虑的情绪，需要及时进行心理疏导及防护相关的培训教育，及时评估人员劳动负荷，避免带病上岗或过度劳累。

2. 病区住院患者管理

（1）严格落实病区管理：对住院区的患者，应认真、仔细辨别确诊或疑似新型冠状病毒肺炎患者，以免造成交叉感染。凡未经发热门诊排查的发热患者一律不得收入院，排查后的患者收入院前由住院管理科窗口工作人员再次进行患者及其家属发热及流行病学史的排查，体温＜ 37.3 ℃、无流行病学史的患者方可办理入院手续。病区设置过渡病房，新入院患者安置在过渡病房观察 3 天，观察期间如无发热伴呼吸道症状，再转入普通病房。病房实行 24 小时门禁，加强管理，患者住院期间原则上不得离开病房，确需陪护的患者只安排 1 名固定人员，并做好个人信息登记及发热、流行病学史的排查。病房严格执行探视制度，规定探视时间及人数（后期取消探视）。探视、陪护、会诊、保洁、外送等人员进入病区前必须监测体温、佩戴口罩，并做好手卫生。

住院患者及陪护探视人员新型冠状病毒肺炎排查流程见图 4-3、图 4-4。

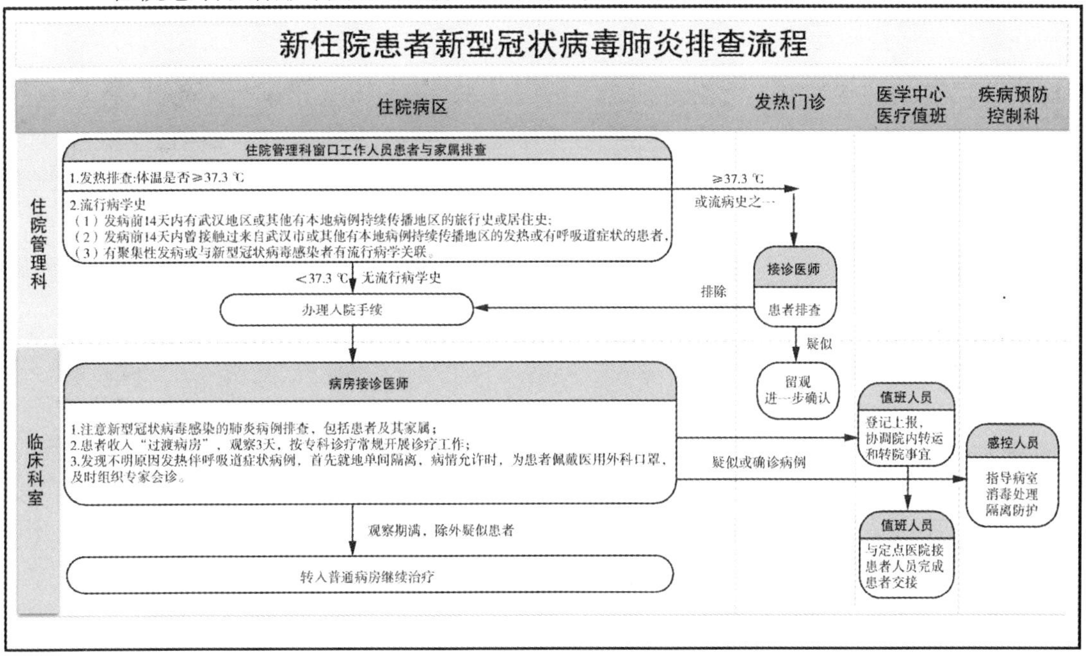

图4-3　新住院患者新型冠状病毒肺炎排查流程

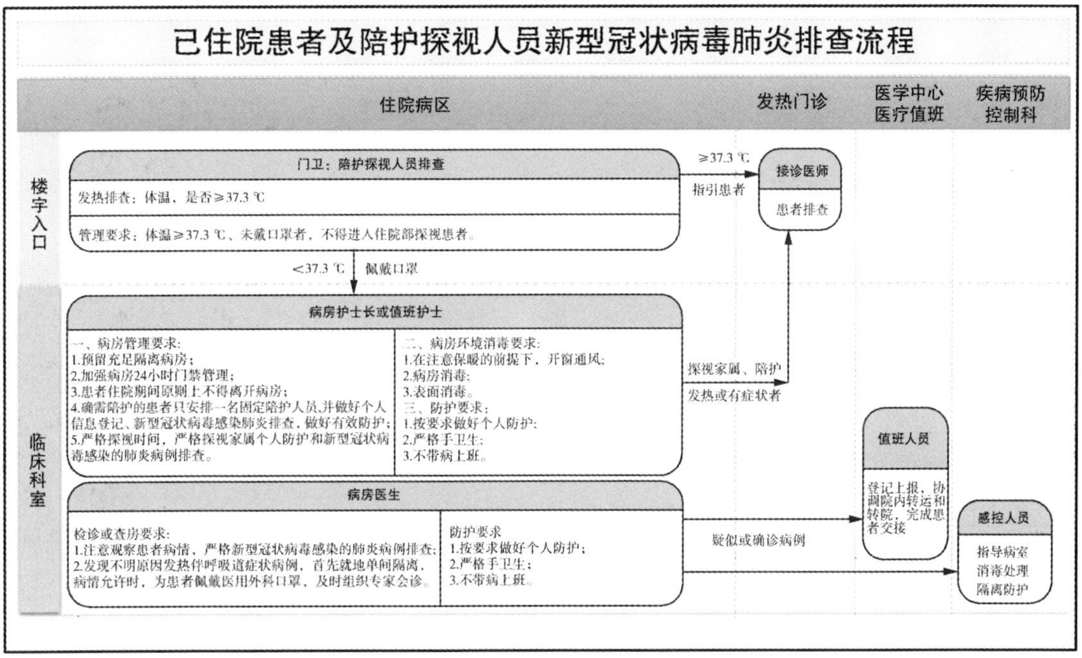

图4-4　已住院患者及陪护探视人员新型冠状病毒肺炎排查流程

（2）发热患者应急处置：病区若发现不明原因发热伴呼吸道症状患者，主管医生应根据患者流行病学史和临床特征等结果进行综合判断，不能排除感染时，第一时间单间隔离，为患者佩戴医用外科口罩，关闭房间空调，并及时请发热门诊医生会诊。经发热门诊会诊后，若排除新冠感染，按照正常患者处理；若无法排除，立即报告医疗值班员和感染管理科，并联系发热门诊护士采集疑似患者标本。要求发热门诊采样人员在三级防护基础上，通过指定的专用电梯，到达患者所在病房，采集标本后放生物安全转运箱送至检验科，其间避免对人员及环境的污染。标本采集人员离开后，病房立即执行有效消毒。等待新冠病毒核酸检测结果期间，医务人员为患者进行必要诊疗操作时，采取二级防护；紧急抢救时，采取三级防护。患者标本的新冠病毒核酸检测结果若为阳性，应上报并将患者按指定路线转至发热门诊隔离留观病房，病区封闭管理 14 天，密切接触者隔离，医学观察 14 天。对被隔离的患者，其活动范围原则上限制在隔离病房内，尽量减少患者的移动或转换病房，若确实需要离开隔离病房或隔离区域时，应当佩戴医用外科口罩，防止其对其他患者或环境造成污染。疑似或确诊患者出院或转院前，应当更换干净衣物，并按《医疗机构消毒技术规范》对其接触环境进行终末消毒。疑似或确诊患者死亡后，应当对尸体及时进行处理。处理方法为：用 3 000 mg/L 的含氯消毒剂或 0.5% 过氧乙酸棉球或纱布填塞患者口、鼻、耳、肛门等所有开放通道；用双层布单包裹尸体，装入双层尸体袋中，由专用车辆直接送至指定地点火化。患者住院期间使用的个人物品需经消毒才可由患者或其家属带回家。

（3）关注患者心理健康：新型冠状病毒肺炎患者需隔离治疗，家属不能陪护探视，导致患者容易产生一些心理问题：①社会认知偏差，个人在面临突发事件时，极易产生极端思维，在证据不足时便会鲁莽决策，以偏概全，这给突发事件后谣言的传播提供了沃土。②恐慌紧张，由于新冠肺炎是一种新发急性传染病，其来势凶猛、传染性强，医学界对其的认识仍需不断深入，患者到定点救治医院住院隔离治疗和家属到指定地点隔离接受医学观察后极易产生紧张、恐惧情绪，这对患者及其家属造成了严重的身心损害。部分患者及其家属反复考虑自己的疾病现状和后果，更容易接受负面信息，造成极大的恐惧情绪，进一步导致判断力下降。③孤独无助，患者及其家属进入隔离病区和隔离医学观察区后，一人一间病房，只能在自己的房间内活动，同时其他人也不能陪护、照顾或探视。由于失去家人和朋友的交流和关怀，患者及其家属时常会倍感孤独无助。④焦虑急躁，患者离开亲属到定点医院接受隔离治疗，脱离了工作单位，减少了与家人的接触，社会交往受限，对隔离病区环境、隔离管理制度等不适应，加上长期接受治疗，难免产生焦虑、急躁的情绪。部分患者担心之前与家属密切接触过程中是否传染给家人，影响亲属的生活和工作，终日焦虑和自责不安，从而影响饮食和睡眠。当病情出现变化时，患者的情绪波动尤其明显。

及时对患者及其家属进行心理疏导对遏制新型冠状病毒传播、提高疗效尤为重要。具体的做法有：①健康教育，耐心且通俗易懂地给患者及其家属讲解疾病的基本情况，使患者及其家属正确认识疾病的发生、发展和转归，正确认识隔离治疗和隔离医学观察的必要性和重要性，同时使患者积极配合隔离对症治疗，使家属积极配合隔离医学观察。②缓解恐惧情绪，热情地对待每一位患者及其家属，主动向患者及其家属介绍定点医院隔离病区的基本情况和医疗设施，强调新冠肺炎可治疗，坚定患者战胜病魔的信心，并且帮助家属正确认识隔离治疗的积极意义。③缓解孤独心理，医护人员需要关心患者及其家属的痛苦，语言贴切、态度和蔼、问寒问暖、无微不至。医护人员每天都尽量轮换抽出一定的时间陪伴患者及其家属并与之交流，逐渐消除或缓解患者及其家属的孤独心理。④缓解焦虑、急躁情绪，医护人员可鼓励患者保持积极乐观的心态，鼓励患者通过视频电话等方式让其与家属或朋友联系和问候，也可主动询问正在接受医学观察的家属的身体情况，发现异常及时给予对症处理，如此逐渐消除或缓解患者及其家属的焦虑、急躁情绪。⑤缓解抑郁、绝望心理，医护人员根据患者的不同情况适当地解释病情，消除他们的思想顾虑，使其积极乐观地对待疾病，积极地配合医院的治疗和护理，逐渐从疾病和绝望的阴影中走出来，重拾光明。

（4）严格环境消毒制度：病区加强日常通风，使用 1 000 mg/L 含氯消毒剂进行物体表面、地面擦拭消毒，每日至少 1 次，遇明显污染随时消毒。发现疑似或确诊病例时，转出后严格执行终末消毒，病房先采用 3% 过氧化氢喷雾等方法进行空气消毒，再对室内物体表面、地面使用 2 000 mg/L 含氯消毒剂进行擦拭消毒。

（5）加强医疗物品管理：用于诊疗疑似或确诊患者的听诊器、体温计、血压计等医疗器具及护理物品应当专人专用。若条件有限，不能保障医疗器具专人专用时，每次使用后应当进行规范的清洁和消毒。

（6）加强医疗废弃物管理：当前，疫情防控正处于关键时期，综合医院是应对新型冠状病毒肺炎疫情联防联控的主要抓手和重要环节，面对疫情持续扩大，疫情相关医疗废物显著增加，医疗废物管理能力和水平受到严峻挑战。科学有效的医疗废物管理能够减少感染性垃圾对医院环境的影响，降低医院感染风险，有效防止疾病传播。因此，必须严格规范医疗废物处置工作，增强医疗废物处理全流程管控，减少疾病传播机会，降低交叉感染风险，切实保障患者、医护人员，以及其他社会公民的健康安全；尤其是新冠肺炎确诊或疑似病例产生的废物，应当在其表面贴上感染性医疗废物封口标签，标明产生科室、时期和类别，注明“新型冠状病毒肺炎”等标志，转运人员与有关科室做好交接，确保包装完整、封口严密和标志清晰，同时转运人员应做好必要的自我保护措施，如穿戴一次性防渗透隔离衣、工作帽、手套、鞋套、防护眼镜、防护口罩等。每天运送结束后，对运送工具（车辆、电梯、路线）使用 1 000 mg/L 含氯消毒液进行喷洒处理。

第三节 窗口服务应急管理

医院导医、挂号、收费、发药、检验、影像检查等窗口是患者来院就诊的第一道关口。疫情期间各窗口部门应加强以下防疫措施。

1. 工作人员防护

组织工作人员学习新型冠状病毒的知识，了解其流行病学特征、传播方式、发病特点等。要求窗口的员工佩戴一次性外科口罩、帽子、手套和护目镜，强化医用口罩的有效时间为 4 小时，规范口罩的佩戴方式，要求使用完毕后规范放置在感染性废弃物的处置箱中，避免产生二次污染，严防院内感染。对窗口实施一日两次消毒，同时，将日常交接班方式改为书面交接，现场培训修改为网络培训，避免员工之间潜在的交叉感染。每日监测员工的体温，按时上报健康状况。

2. 排队管理

要求前来就诊的人员佩戴口罩，排队时，每个人之间间隔 1 米的距离，避免相互之间的交叉感染。

3. 相应 APP 的应用

开发使用一些软件，尽量让前来就诊者使用 APP 进行挂号、缴费等项目，减少人员聚集。

第四节　疫病隔离区服务应急管理

新型冠状病毒具有传播方式多样且有不确定性、传播力强、速度快、流行范围广、预防和诊疗困难等特点，一旦发现新型冠状病毒确诊或疑似病例，需进行隔离观察治疗，医疗机构应加强隔离区的管理建设。

1. *改造病房*

隔离区区域的划分应在原有病房基础上，根据传染病病房设置标准进行改造，严格按照传染病区的要求进行划分，设置成三区、四通道。

（1）三区：即清洁区、半污染区、污染区。每个区域墙面与地面都贴有醒目标志与指示牌，红、黄、绿三种颜色分别代表污染区、半污染区、清洁区，字体颜色不同，以便区分。穿衣间和脱衣间的墙面需张贴醒目穿脱流程，配置落地穿衣镜，防止进出隔离间与穿脱错误。为进一步达到隔离防护的要求，清洁区与污染区之间装有隔断门形成缓冲带；病区走廊入口处与外走廊装隔断门形成缓冲带，用于患者送餐；在患者专有通道右侧利用隔断门隔出独立空间形成缓冲带，用于患者特殊标本运送。

1）清洁区即为绿区，包括办公区域和生活区域。办公区域为医生开医嘱、开处方、会诊讨论，护士处理医嘱、配药、书写护理记录的工作区域，科室医疗用品的清洁库房等也均在此区。该区要求医护人员穿工作服、工作鞋，戴一次性工作帽、外科口罩，穿隔离衣；生活区域主要是医护人员休息、用餐、沐浴等生活的区域。

2）污染区即为红区，所有暴露在污染环境的区域也称隔离区，包括污染区处置室、污染区库房、患者住院的病房等。隔离区病房分为两个区域，即重症患者区域和轻症患者区域，重症患者区域在病区走廊中间醒目位置，轻症患者区域在其两侧。重症患者区域为独立房间，与轻症患者区域之间有醒目标志，重症患者区域严格按照消毒隔离防护规范要求，查房、治疗、护理操作在相对集中的时间段进行。每个病房设独立卫生间，配备紧急呼叫铃、洗手台、淋浴器、专用拖把及消毒桶等，保证与其他病房无交叉。隔离区医护人员必须按三级防护要求进入，戴 N95 口罩，穿防护服、隔离衣、隔离鞋，戴手套、防护眼镜等。

3）半污染区即为黄区，为脱衣间，是指医护人员脱内层防护服区域，待医护人员进行完全消毒后才能进入清洁区域。

（2）四通道：即患者通道、患者送餐通道、患者标本通道、工作人员专用通道。每个通道进出均在门楣、地面醒目注明通道指引方向，防止误入通道。

1）患者通道：为患者专用通道，有地标与工作人员指引。一旦确诊患者，将通过最短路径、隔离通道，由专人护送至隔离病房。

2）送餐通道：送餐人员将餐送至缓冲带，按呼叫门铃，餐车不得进入病区。由隔离区工作人员取餐后分发给患者。

3）患者标本通道：患者特殊标本由隔离区工作人员将标本放至专用容器送至缓冲带，由外走廊工作人员取送至相关地点检验。门口设呼叫铃，方便工作人员运送。

工作人员专用通道设有门禁，从源头防止患者或其家属误入工作人员通道。

2. 隔离区改造

隔离病区设置双库房、双穿衣间、双脱衣间、双处置间、双治疗室、三缓冲带，功能区域划分清晰，避免医护人员交叉感染。隔离病区功能布局如下：

（1）双库房：清洁区库房存放保证科室患者使用的所有耗材物品，污染区库房存放保证患者短期内所需物品，避免医护人员往返隔离区与清洁区时增加交叉感染机会。

（2）双穿衣间：由于此次新型冠状病毒主要通过飞沫传播，传染性强，医护人员在第一穿衣间要做好二级防护；在第二穿衣间做好戴一次性帽子、外科口罩，穿隔离衣，戴第三层手套，穿靴套，戴防护面罩等三级防护措施。双穿衣间按照穿衣顺序放置防护用品，物品配备严格按照三级防护标准。

（3）双脱衣间：医护人员要在第一脱衣间脱外层防护设备，在进门处设洗手池，备消毒液喷洒壶、脚盆（站立喷洒消毒液用），并在门口备好自动免洗手消毒液、擦手纸等，用于门把手开门。外层防护用品脱完后，医护人员在第二脱衣间脱内层防护设备，以达到脱防护服流程标准。

（4）双处置间：设在病区走廊两端，以减少护士来回走动，就近处置原则，避免患者交叉感染，减轻护士工作量。

（5）双治疗室：保证物品专区专用，无相互交叉。清洁区治疗室负责核对、配制每日上午常规医嘱用药；隔离区治疗室用于处理因病情需要的临时医嘱用药与治疗。因隔离区护士长期穿戴防护服与护目镜，体力消耗巨大，容易产生疲乏，为防止配制药物时发生差错，由清洁区护士配制好药物后送至缓冲区，交于隔离区护士。

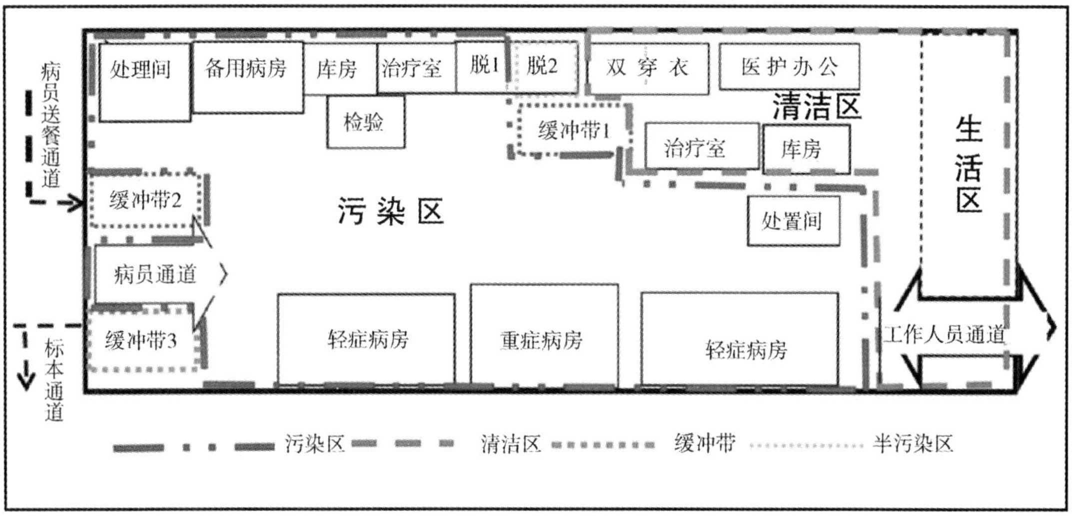

图4-5 隔离区功能布局

（6）三缓冲带：缓冲带①设于清洁区与隔离区之间，用于工作人员从工作区通往隔离区病房以及工作人员从隔离区脱完所有防护用品进入清洁区的缓冲；缓冲带②设于隔离病区内走廊西侧与楼层外走廊之间，用于患者送餐、工作人员从隔离区至清洁区的缓冲；缓冲带③设于隔离区内走廊南侧与楼层外走廊之间，作为患者外送标本专用通道。三个缓冲间合理设置，以减少工作人员交叉感染概率，见图 4-5。

3. 隔离病区设备设施与配置

（1）全面监控设备：可用于病情观察、呼叫、家属探视等。通过可视对讲系统，在清洁区的医生及会诊专家可以实时观察病房患者，随时与患者视频交流和远程会诊；患者与其家属可通过视频探视；通过监控系统可督查工作人员消毒隔离防护规范遵守情况等，若发现医护人员违反原则时及时提醒，以保证其安全，在规范行为的同时也节约了人力资源。

（2）重症病房：设在工作人员集中出入区域，有利于护士在外治疗室时对病房情况进行观察，门口配备抢救车；配备抢救设备，如电动升降床、心电监护仪、有创呼吸机、无创呼吸机、高流量湿化氧疗仪、心电图机、静脉推注泵、输液泵、雾化机等仪器。

（3）常规护理设备：隔离区配备非接触红外线电子体温仪、电子血压计、水银血压计、听诊器、末梢血氧饱和度探测仪、墙壁氧气装置、墙壁吸引装置等设施设备，病房门口设治疗车，在每间病房门口治疗车上摆放一次性手套与隔离衣，以便医护人员随时更换。

（4）检验和检查设备：在隔离区专设检验室，配备动脉血气分析仪、CRP

监测仪、血常规、核酸检测试剂等检查、检验设备，同时备有X线机、B超仪等，便于医护人员在病区内为患者实施相关检查，避免其外出检查引发传染。

（5）消毒隔离设备：隔离区配备自动式免洗手快干消毒液、擦手纸装置；按照标准安装紫外线灯管，取消紫外线消毒车；空气消毒使用过氧化氢消毒机；床单位消毒使用臭氧消毒机；配有电动喷雾器，用于对医护人员结束工作相互喷洒含2 000mg/L有效氯消毒液，以及病房内地面及家具的消毒等。

（6）取暖设备：为避免其他科室交叉感染，医院应统一关闭中央空调设备，封闭病区内所有空调送回风口。如为冬季，每个病房配备移动暖气设备，并配备空气湿化器，定时开窗通风。

4. 严格消毒

医用物品必须经过严格消毒后才能移出病区。患者诊疗用品专用，用后严格消毒。

5. 隔离区患者管理

隔离区患者管理遵循下列要求：

（1）医护一体：加强沟通和共同讨论，做好针对性的诊疗护理方案和沟通策略。

（2）告知防护特点与要求：在入院接待的时候做好宣教，让患者明白传染病和其他疾病不一样，不管是患者自己还是医护人员，都需要做好自身防护。医护人员必须在做好防护的基础上才能进行相应诊疗工作，请患者放心。同时让患者理解和配合，并且明确告知患者住院期间做好自身防护和诊疗配合的具体方法。

（3）告知疾病诊治特点，使患者知晓新型冠状病毒肺炎目前尚无特效药，住院的主要诊治措施就是病情观察与监测、对症治疗与支持等，不必要的药物治疗和输液并不能让患者获益。

（4）给予心理支持，告知患者积极心态对于控制病情非常重要，保持内心平和、情绪稳定有助于激发自身免疫力，减轻症状；积极配合治疗，和医护人员保持良好沟通有助于及时发现问题，解决问题。

（5）对于有过激行为的患者，要加强心理疏导，耐心倾听患者所思所想，确有实际问题，则提出切实可行的解决方案；但也要坚持原则，维护诊疗秩序，同时按诊疗护理常规积极给予救治，争取赢得患者的信任与支持。

6. 隔离区保洁人员管理

（1）开展行之有效的医院感染防控知识培训：医院的感染科及后勤管理公司

需要考虑到保洁人员的文化水平、年龄等实际情况，制定符合他们接受能力的感染防控培训课程，可以增加图片、视频等生动形象的教学手段，提高理解能力。可以增加各种消毒关键节点（如不同污染物和区域的消毒液浓度）的提示牌，增加保洁人员在不同工作场景下的操作及防护要点图片，让他们在工作中不断得到感控知识提醒，逐渐养成规范化的行为。新型冠状病毒肺炎疫情期间，隔离区保洁人员需要不断加强穿脱防护服的操作培训。建议采用视频 + 实际操作示范的方式，让每一名保洁人员都能正确掌握该操作，从而减少感染发生。

手卫生是医院感染防控中最基础也是最有效的防控手段，但是手卫生的执行不到位也是医院感染控制中遇到的普遍问题，如何让保洁员在这个特殊时期能规范地执行手卫生，需要寻求更有效的方式。

医院必须严格按照国家相关防护要求，对在隔离区的保洁人员采取三级防护，包括 N95 口罩、帽子、防护服、护目镜、双层手套和鞋套配备等，确保防护物资到位，并建立监督检查制度，避免重复使用。严格按照国家防控建议，安排好保洁人员的隔离场所、完善核酸检测等。同时，隔离区的清洁工作要求更严格，工作量更大，风险也更高，各医院最好避免让年龄大、有基础疾病或身体素质欠佳的保洁人员进入隔离区工作。在消毒工作环节，特别是保护保洁人员在高浓度含氯消毒剂环境中的化学性伤害，可以采取多人轮流操作，减少接触时间；合理有效通风以及操作后颜面、手部、口鼻及时清洗，涂擦润肤霜；不安排有皮肤过敏或过敏性鼻炎、哮喘等特应性体质的保洁人员参与消毒工作等，以降低保洁员在清洁消毒工作中的职业风险。

（2）合理安排、细化分工：疫情期间为了避免交叉感染，建议调拨更多的人力参与隔离区清洁工作，保证保洁员的正常作息时间；尽量按照病房固定保洁人员；隔离区和生活区的保洁人员分开工作，尽量避免彼此接触，避免交叉感染。

（3）重视人文关怀：保洁人员的社会背景形形色色，又与医院缺乏紧密的人事关系，特别在疫情发生的大背景下，这些在隔离区处于高危环境下的人员更容易产生恐慌、焦虑和无助感。长此以往，不仅伤害他们的身心健康，还会影响感染控制工作的最终质量。故此，应该给予保洁人员及时的心理疏导，广泛宣传他们中间的优秀典型，医护人员与他们多交流、多安慰，让这群工作在高危医疗环境中的“普通人”感受到团队的温暖和自身的价值。

（4）建立保洁人员职业防护管理制度：疫情期间，各医疗机构可按照国家相关劳动规定，保障在隔离区工作的保洁人员的劳动所得。同时，医疗机构通过制定保洁人员考核标准，规范工作程序，评先学优，精神奖励使他们获得职业荣誉感。从长期来看，建立保洁人员的职业防护管理制度是解决其职业风险的根本出路。

第五节　援外服务应急管理

新冠肺炎疫情暴发以来，为了早日控制疫情，全国各地医疗队需进驻疫情最严重的湖北支援。各医疗队医务人员在诊治新型冠状病毒肺炎患者的过程中，作为密切接触者，自身也有可能是处于潜伏期的感染者。为了防止医务人员内部的感染暴发，医院援外医疗服务应急管理需特别重视。

1. 医院强化组织协调

（1）健全组织结构：医疗队内部设置多个功能小组，包括指挥组、医疗组、感控组、医疗保障组和后勤组。指挥组负责疫情救援工作的指挥、组织与协调；医疗组负责患者的收治工作；感控组负责患者的隔离和医务人员的防护培训和管理工作；医疗保障组负责患者的就医程序的维护，协调患者的诊治隔离、转送以及药物和医疗物资的传送；后勤组负责物资和药材补给、设备维修、生活保障及车辆保障等任务。

（2）制定工作规程：为加强疫情防控和救治工作的指导性，承担援外工作的医院应制定《穿脱防护用品流程》《医疗组工作制度》《护理操作规程》等规章制度和流程，援外医疗队需严格遵守这些流程和制度。

（3）准备医疗后勤物资：由医院领导牵头指挥，组成医疗、后勤专家组，针对疫情当地状况、疫情态势以及防治要求，制定药品、耗材和后勤物资的保障目录。按照目录，各个部门根据各自职责筹备物资。每类物资专人负责，集中统购，并进行全程监控。完成物资装备以及医疗队队员个人随行物资的采购后，放置于专门的存放场地，按照运输条件分类包装，有序进行所有物资的整理、登记、包装、运输和托运工作。

2. 规范人员培训

（1）防护用品使用方法培训：

为避免医护人员防护不当导致感染，医院组织专业人员岗前指导和演示防护用品使用，强调帽子、口罩、防护服、隔离衣、护目镜及面屏的穿脱顺序。从职业暴露风险看，脱防护用品时更加危险，要求所有医疗队队员积极练习，人人操作过关。

（2）防护意识的培训：

已经证实新型冠状病毒可以持续人传染人。主要经过呼吸道飞沫传播和接触传播，患者的体液、大小便不排除含有病毒，气溶胶和消化道传播尚待明确。因此，队员必须有严格的防护意识，除严格落实标准预防要求之外，还需加强接触传播、飞沫传播和空气传播的感染防控措施的落实。接触高危环境如电梯按钮、门把手等区域后进行手卫生，或采取间接方式接触上述环境。不要随意用手挖鼻孔、耳道或用手揉眼。口罩作为最重要的防护屏障，要求队员在外出的任何时候都要规范佩戴口罩。

（3）防护用品的规范使用：防护用品的规范使用应严格执行国家相关标准。一旦防护用品被血液、体液或患者其他分泌物污染，以及出现使用意外，如衣服、手套破损，面罩掉落等，需立即重新按规范流程更换。

（4）规范手卫生：手卫生是感染防控的关键措施。已知病毒对紫外线和热敏感，75% 酒精、含氯消毒液等能有效杀灭病毒，因此，在病房执行操作前后，建议使用 75% 酒精或含氯消毒液进行手消毒（手套外消毒，双层手套不能摘除）。

3. 援外医疗队驻地管理

为避免可能的交叉感染，建议队员单间居住。时值冬春，气候寒冷，但为了避免交叉感染，严禁使用中央空调。居住地最好为单体空调，若不具备单体空调条件，建议医疗队配备电热毯保暖，避免队员感冒。

（1）驻地房间内分区：队员房间内相对分区，建议房间门口设置为污染区，进门前将外出鞋脱至门口固定区域，换拖鞋入内。标准单间入户衣柜处建议为潜在污染区，将外衣外裤挂在衣柜里。卫生间设置为缓冲区，入卫生间洗手后换鞋进入清洁区。卧床及办公区域为清洁区，各区有专用拖鞋。

（2）驻地房间内清洁：消毒房间内清洁消毒，建议队员自行完成，减少与酒店人群接触。每日用 1000mg/L 的含氯消毒液擦拭桌面和地面。半污染区、清洁区使用的拖布分开。

（3）队员自我隔离：新型冠状病毒感染的肺炎潜伏期为 3 ～ 7 天，一般不超过 14 天。队员在病房进行诊治工作时与患者密切接触，作为处于潜伏期的潜在感染者，返回驻地后立即洗澡更衣，并杜绝相互之间入户串门。通知、交流等联络建议通过电话或微信方式进行。

（4）实行分餐制：支援期间为保障饮食卫生和避免交叉感染，建议不要外出聚餐或点送外卖。每日三餐由专人安排营养搭配均衡的饮食，建议实施分餐制，队员回房间单独就餐。避免过多人群在餐厅聚集。

（5）强调职业防护：新型冠状病毒感染肺炎主要经呼吸道飞沫传播，所以口罩是防止病毒传染的关键屏障。队员在房间外的公共区域活动时，强调规范佩戴医用外科口罩。接触传播也是主要的传播途径之一，对于多人频繁接触的高风险区域，如门把手、电梯按钮等，建议间接接触，并及时手卫生。

（6）会议管理：因医疗队布置工作需要开会时，建议采用电话会议、视频会议等形式，避免人群聚集，降低交叉感染概率。

4. 建立标准化医疗队补给物资清单

支援新冠肺炎疫情严重地区时，由于当地防疫和医疗物资紧缺，为不给当地增加负担，同时保障医疗队的必需物资供应，建议在医疗队出发前，制定标准化物资计划清单，具体包括防护物资、生活物资和药品清单。

（1）防护物资清单：防护物资是援外医务人员开展疫情救援工作、保障自身生命健康安全的基本条件，必备防护物资清单见表 4–2。

表4–2　援外医疗队必备防护物资准备清单

物品名称	数量	备注
防护服	1	
隔离衣	1	
N95口罩	1	
医用外科口罩	1	
医用外科手套	2	
护目镜	1	
面屏	1	
一次性帽子	2	
鞋套	2	
75%酒精	适量	
速干手消毒液	适量	含酒精成分
消毒片	适量	建议泡腾片
棉签	适量	清洁鼻腔、耳道等

备注：数量按每人每4小时需求配备。

（2）生活物资清单：生活物资是援外医务人员持续开展疫情救援工作的保障，必备生活物资清单见表 4–3。

表4–3　援外医疗队生活物资准备清单

物品名称	数量	备注
秋衣秋裤	适量	
一次性内裤	适量	日抛
一次性袜子	适量	日抛
轻便鞋	2	驻地、医院分开

续表

物品名称	数量	备注
牙膏牙刷套装	1	
沐浴套装	1	
尿不湿	适量	
记号笔	1	
垃圾袋	适量	
方便食品	适量	
充电宝	1	
手电筒及电池	1	

（3）药品及检测设备清单：医护人员零感染是理想状态，但是参与救治的患者都是阳性确诊患者，在治疗过程中密切接触，仍有职业暴露的风险存在，且已有医护人员感染先例。为了让队员能第一时间得到规范治疗，需根据新型冠状病毒感染治疗要求准备相应的药品，包括抗病毒药品、抗菌药品、退烧药及普通感冒药。同时，医疗队需准备体温计和血氧饱和仪，以便早期及时监测生命体征。

（4）后勤物资供应联络网：建立完善的后勤物资供应联络网，根据一线需求，及时补充供应物资。物资使用均登记造册，每日登记收支情况，以便下一批队员交接。合理使用物资，避免浪费。

5. 队员健康状况管理

新型冠状病毒肺炎的主要表现为发热、乏力、干咳，少数患者伴有鼻塞、流涕、腹泻等症状。这与普通感冒有相似之处，可能造成队员心理压力。为有效保障医疗队安全，需注意以下问题。

（1）每日询问汇报队员健康状况：包括有无发热、咳嗽、流涕、腹泻等不适，当日工作有无发生职业暴露，若有，需汇报暴露过程，如防护服破损、护目镜或面罩掉落、手套破损、患者血液或体液喷溅等，根据暴露情况及时给予专业处置。为有利于数据采集，建议使用问卷星收集队员健康状况资料。

（2）对有症状的队员及时请带队医生查体：若队员出现发热、咳嗽、头晕乏力、腹泻等症状，根据症状轻重及时安排医生会诊，必要时安排 CT、血常规、核酸检测。建议医疗队出发前在医院进行 CT 检查，以便紧急情况下与在疫区的 CT 片对比，排除感染情况。

（3）增强抵抗力：建议队员进食高蛋白、高维生素饮食，每日室内适度运动，增强抵抗力。

（4）饮食注意：支援期间，减少生冷、刺激饮食摄入，避免出现腹泻（新型冠状病毒肺炎可能出现腹泻症状，需要排查）。

6. 关注队员心理状况

身处疫情严重地区，因为高强度的工作，职业防护高要求的戒备状态，防护服、护目镜和防护面屏穿戴带来的憋闷、头晕、头痛不适，以及在队员积极的抢救治疗下，仍然难免有危重患者救治无效离去而造成的心理震荡，队员可能出现睡眠障碍、焦虑不安。身体的疲倦、心理的压力等多种因素可能导致队员情绪波动。为了避免交叉感染，驻地实施严格的单间居住要求，缺乏室友之间的友情互动，也可能导致队员情绪低落。为了保障队员心理健康和心理放松，保证充足睡眠休息，医疗队驻地管理需注意以下问题。

（1）建议常规给予专业心理疏导：队员的情绪波动不一定表现在工作环境中或与人交流中，队员相互之间可能难以发现问题。建议随队有专业心理医生，或经过专业培训的心理咨询师，通过微信群或其他公众平台，每日给予心理疏导相关内容推送，并提供单独心理咨询。

（2）鼓励队员寻找“树洞”：队员在执行支援任务期间，为了避免家人担心，一般都会报喜不报忧，将忧虑、烦恼自己藏在心底，这会严重影响队员的情绪和休息状态。鼓励队员宣泄情绪，可以寻找同行医务人员或生活中的好友充当“树洞”，通过微信交流分享自己的成果或忧虑，获得支持和帮助。

（3）鼓励队员发现身边美好事物：在武汉支援期间，每天都有让人感动的。身边辛苦坚守岗位的武汉医务人员，对支援人员表达信任和感恩的患者，深夜接送医务人员的志愿出租车司机，为医疗队免快递费跨区传递物资的快递员等。为了充实队员业余生活，鼓励队员在上下班途中细心观察，用心体会，并将感想转变为文字，在充实自身的同时，传递更多正能量影响更多的人，增强大家抗击新型冠状病毒感染肺炎的勇气和信心。

第六节　生活服务应急管理

生活服务管理是医院管理的重要组成部分，是医疗工作正常开展的重要保障。生活服务应急管理也是新冠肺炎疫情期医院应急管理的重要组成部分，它不仅要应对后勤各部门日常运作过程中的突发事件或故障，而且要立足医院的特点，对社会群体性事件甚至灾难发生后所需要的医疗救护提供有力的保障。

1. 医院生活服务应急管理的特点

（1）生活服务应急管理涉及医院工作的方方面面，更加突出“紧急性”：医院在发挥其自身疫情救援作用之前，必须具备相应的应急生活用房、设备、设施等。在新冠肺炎疫情应急响应启动后，医院需立即组织建筑工程师完成院内生活用房和秩序的安全性评估，在人员、设施、设备均无损害的科学依据下，迅速启动生活服务应急管理计划，开辟专用区域和通道用于保障医务人员及在院患者的基本生活需求。同时，结合临床专家意见，制定相应物资设备的需求清单，启动生活物资保障应急供应计划。

（2）生活服务应急管理应注重前瞻性规划建设：医院在建设规划时要充分考虑重大疫情应急工作：①重大疫情期，院内应设置充足的安全空间，确保医务人员安全，持续开展疫情救治。②急诊科、传染性疾病科等疫情相关的科室，应设置足够的应急储备空间，最好做到专楼专用。③在建筑规划中应注意保证生活服务通道的顺畅。

（3）备用生活能源系统建设要求高标准：医院的水、电、气（汽）等能源供应是疫情防控的基本保障，在重大疫情暴发期，尤其要注重正常运转。上述供应系统出现故障时，应即时提供第二套能源供应方案。

2. 新冠肺炎疫情期医院生活服务管理措施

在本次疫情中，新型冠状病毒可通过直接接触和空气进行传播，具有传播速度快、传播途径容易实现等特点，这无疑增加了生活服务管理工作的难度，在开展生活服务管理中，要注重以下要点。

（1）防控知识培训：医院应依据国内新冠肺炎诊疗指南的推荐，结合疫情防控总体要求，开展全员疫情防控知识培训。培训内容主要包括疾病与疫情介绍、生活场所消毒流程、个人相关防护知识、院感的预防和控制、生活废弃物管理等。培训方式可通过相关 APP，如“微家”“钉钉”开展，减少因培训带来的人员聚集，以免增加潜在交叉感染风险。培训工作应保证医院全部工作人员参与、全员知晓、全员执行。

（2）在院人员的防护：医院所有工作人员到工作区域出入口处的指定位置，进行手卫生消毒和体温监测，体温监测合格者方可更换个人衣物进行工作。下班前也应进行体温监测。上下班途中应佩戴好口罩。员工工作期间应保持间隔适当距离并提高洗手或手卫生消毒的频次。对所有员工进行流行病学史调查和接触史排查。若在疫情期间接触过疫区的人员，或途经疫区，或所居住社区有病案报告者，均应按规定上报并做好自我隔离措施。通过使用问卷调查软件的方法创建每日员工健康评估表，员工每日定时填写该表，汇报自己每日工作与生活相关情况。应急管理小组每日对员工情况进行收集、汇总。

（3）生活环境的防护：每天需对医院生活环境进行无盲点消毒，具体措施如下：普通物体表面在每日清洁 2 次的基础上，验收前使用 500 mg/L 含氯消毒制剂消毒。空气保持流通或使用移动空气消毒机进行消毒。验收区域设置速干手消毒剂，员工使用完运货工具如板车、运输车辆后应立即进行手卫生和运输工具的消毒。工作区域如电梯口、电梯间、门把手、电脑键盘、开关、桌面等位置设置方便取用的含醇速干手消毒剂,队员接触公共物品后可随时进行手卫生消毒措施。因含氯消毒剂腐蚀性较强，且持续作用时间也较长，因此，不推荐使用含氯制剂进行擦拭。使用酒精时须注意消防安全，远离火源。若使用酒精制剂时，需做好登记取用记录。

案例4

河南省人民医院线下服务应急管理流程设置

一、门（急）诊发热患者应急管理

新冠肺炎疫情期门（急）诊发热患者处置流程：

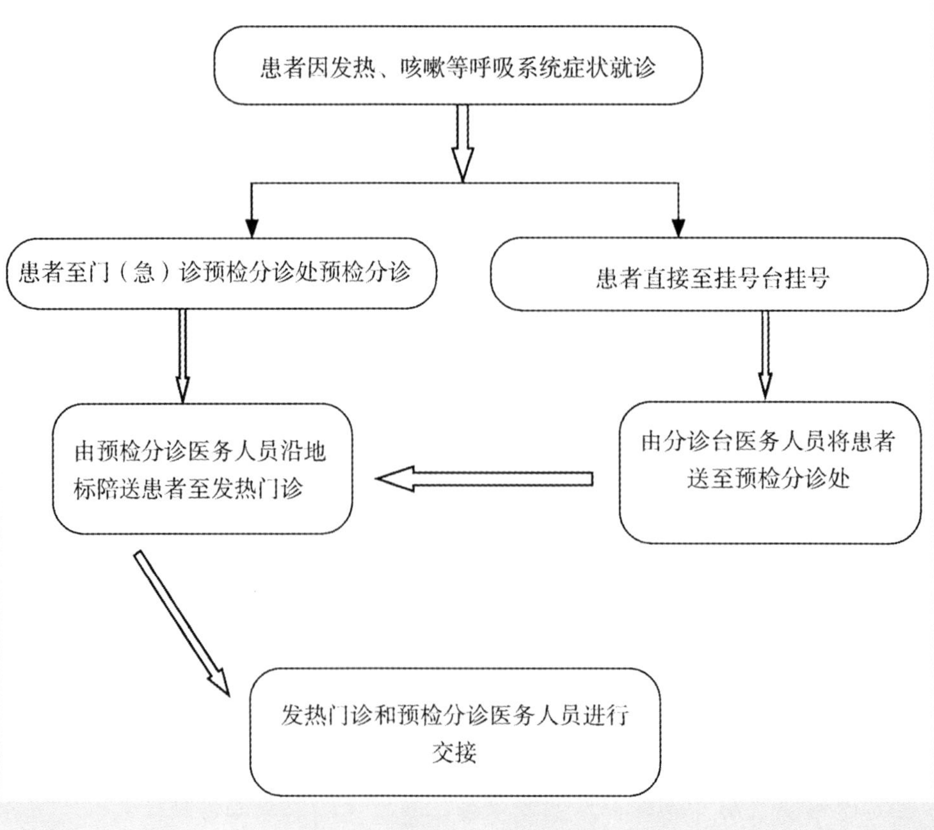

二、住院发热患者应急管理

新冠肺炎疫情期住院发热患者处置流程：

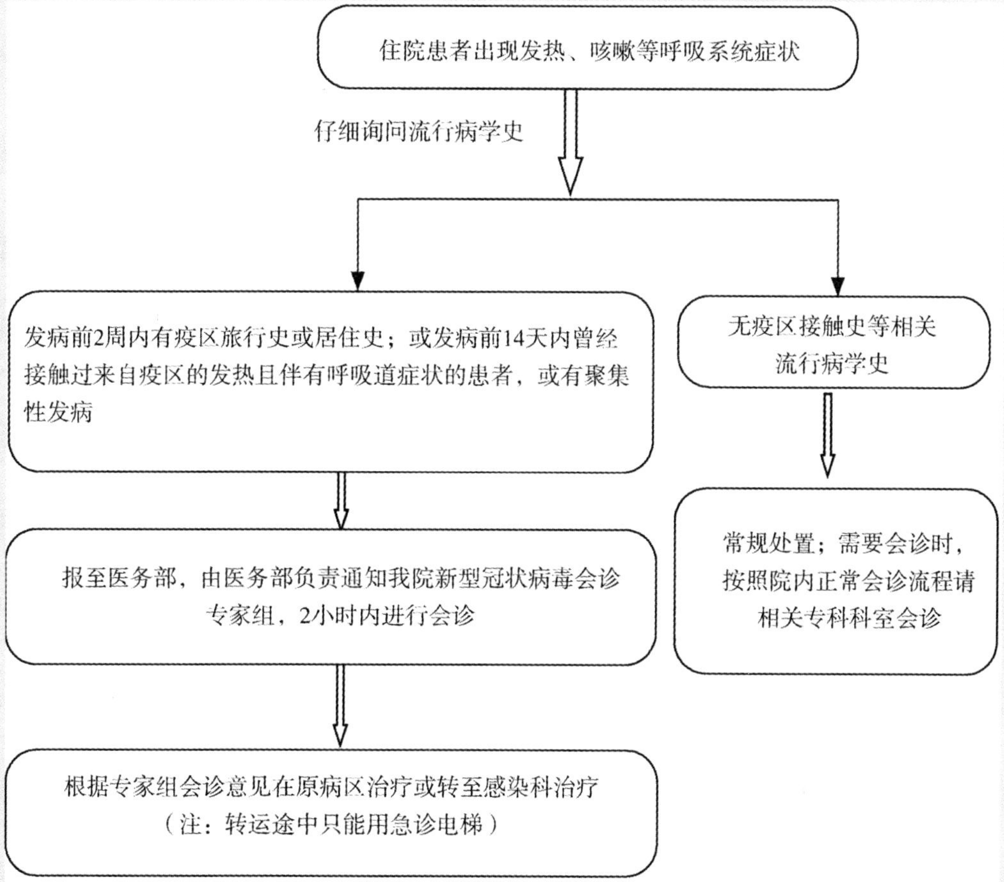

三、发热患者 CT 检查应急管理

新冠肺炎疫情期发热患者 CT 检查流程：

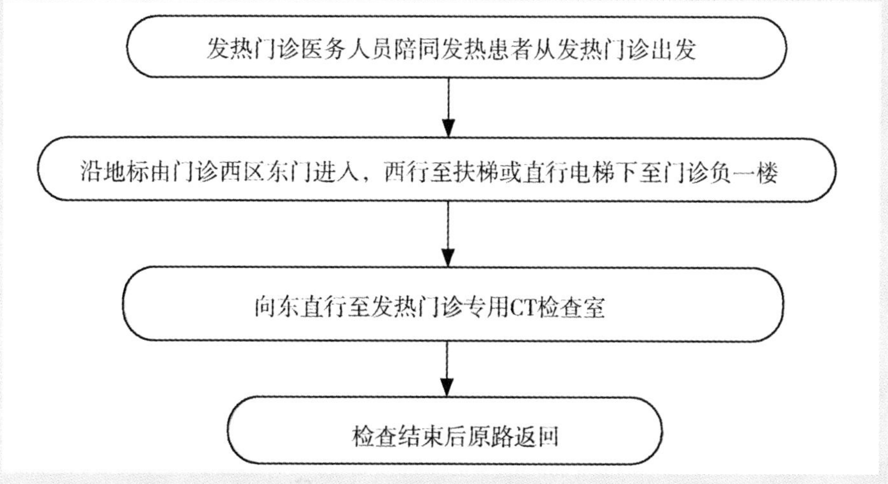

四、手术患者应急管理

新型冠状病毒感染者手术配合流程：

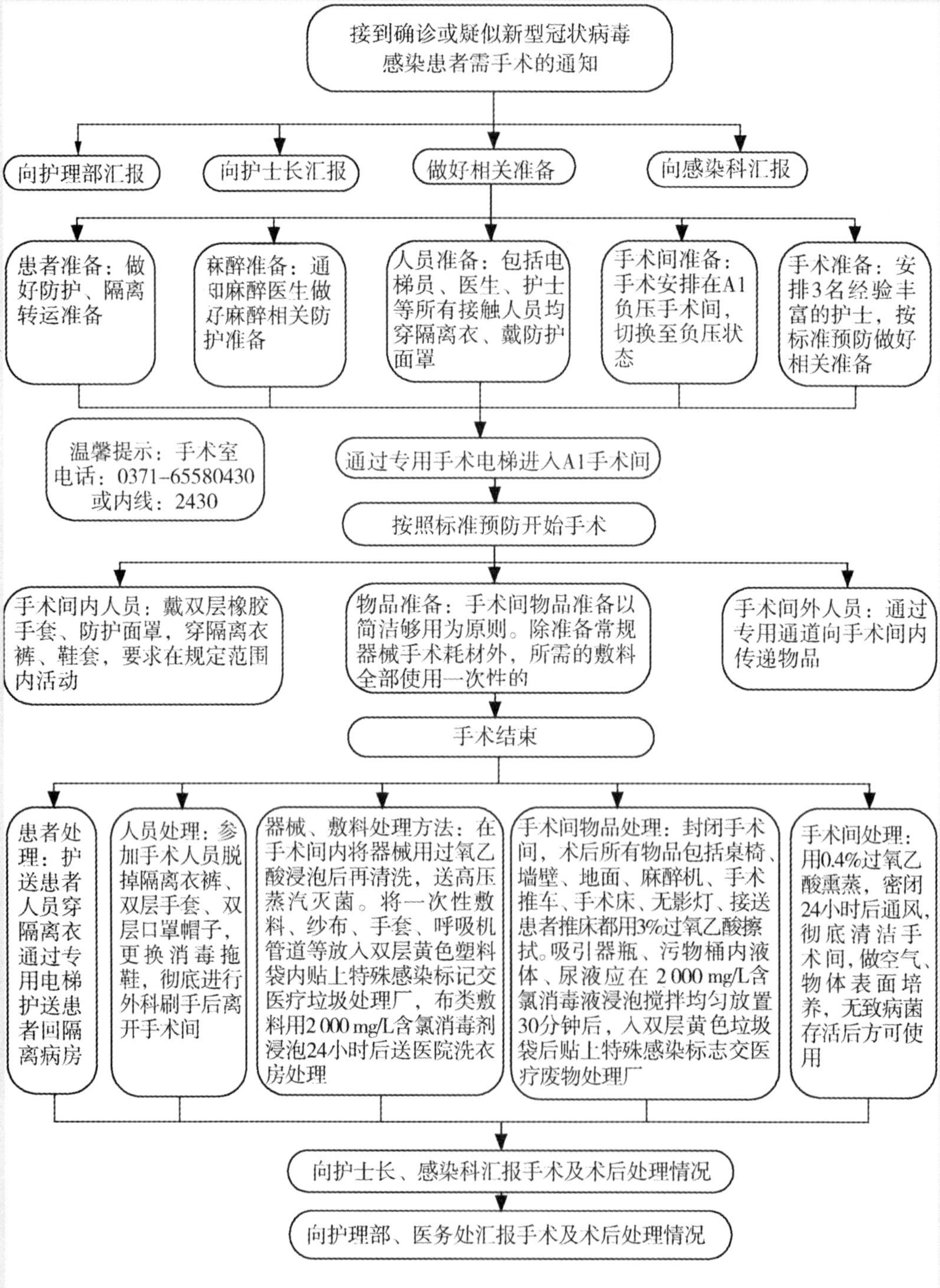

第五章 新冠肺炎疫情期医院线上服务应急管理

第一节　线上服务平台

线上服务平台的发展离不开卫生信息化建设。改革开放以来，我国公共卫生信息化建设大致可分为三个阶段：第一个阶段为 20 世纪 80 年代初至 2003 年，即公共卫生信息化发展的起步阶段。这一时期的主要任务是工作流程的电子化，医疗机构按照各自原有的工作流程设计信息化软件，以提高内部管理水平。第二阶段为 2003 年抗击非典至医改前，即公共卫生信息化建设快速发展期。这一时期国家加大公共卫生信息化建设方面的投入，建立健全了诸多业务信息系统，包括妇幼卫生保健、卫生应急指挥、卫生统计、新农合管理等，提高了相关业务的管理水平。第三阶段为 2009 年深化医药卫生体制改革以来至今，即公共卫生信息化全面开展、快速发展时期。这一时期公共卫生信息化取得了重大成绩，普及了卫生领域信息系统，改善和加强了信息化基础建设，开始探索卫生信息化工作制度和法律建设，发展了信息化人才队伍，信息化成为卫生管理与服务工作的重要组成部分。各地积极探索建立基于健康档案的区域卫生信息平台，努力实现区域医疗卫生机构互联互通、信息共享，并在惠民利民方面取得了显著的成果。

1. 医院线上服务平台的产生

随着中国经济的飞速发展，人们物质生活的日益富足，中国医改覆盖面已达到 95% 以上。百姓的生活追求已由简单的温饱生活转变成高品质的健康生活。特别是近年来，互联网应用进一步深入，“互联网 + 医疗健康”已经进入人们的视野和生活，线上服务平台也在此背景下应运而生，并发挥着愈来愈重要的作用。

2. 线上服务平台的总体目标

线上服务平台的建设最终目的是建设一个高效畅通、快速安全的卫生信息网络体系。按照“统一标准、统筹规划、资源共享、纵横联网、分步实施、安全保密”的原则，线上服务平台应当利用成熟的信息技术，覆盖多方面的医疗需求，包括：①城乡卫生管理。②医疗管理。③妇幼保健。④疾病监测。⑤疫情报告。⑥卫生监督。⑦应急指挥。⑧社区服务。⑨居民档案。⑩远程会诊等。实现一定范围内的卫生信息互联互通及资源共享。

3. 线上服务平台的主要功能

线上服务平台可以视为医院线下医疗的补充，通过让患者进行网上求诊，节约了患者的求诊时间。但也应当注意到，线上服务平台产生的医疗服务与线下的医疗服务本质是相同的，因此线下服务应当注意的问题，线上服务同样也应对照考虑。为了应付可能产生的医患纠纷，初诊时医生可以与患者签署网上诊疗协议。为确保诊疗活动的可追溯，有必要实时录音、录制视频。此外，患者还可以通过线上服务平台在线查看诊断单并在线下单，并由医院或第三方物流提供送药服务。

线上服务平台与线下社区医院的结合，可以改善病患盲目求医的境况，患者首先到社区医院问诊，由社区医院医生根据初诊结果，推荐网上医院的专业医生。

在疫情期间，为保证医院不同机构和不同部门的人员能在统一组织结构中按照自己的职责协调，高效地解决问题，并同时能得到必要的后勤和管理支持。线上应急服务平台的建设就显得尤为重要。

4. 新冠肺炎疫情期服务平台总体框架及目标人群

传统的线上服务平台已经不能满足健康咨询、远程指导与诊断等需求，为更好地应对新冠肺炎疫情，应采用基于互联网的新型线上服务平台，通过线上线下结合的方法，以便于更好地在疫情期间进行应急管理。

线上线下相结合的综合医疗健康服务平台基于现有网络平台的数据采集，依托数据中心建设，主要功能包括预约、查询、提醒、咨询及健康管理，能够提供移动医疗、移动咨询、事务提醒及移动办公服务，其服务范围不仅包括基本医疗业务、医疗协作，还包括综合管理。通过引入药店、设备厂商、检验检查中心、体检中心等医疗健康服务平台，最终实现为居民、患者和亚健康人群、社区医生、专家医生、健康顾问服务，如图 5-1 所示。

借助健康云服务平台及互联网技术，线上线下综合医疗健康服务平台能够将公共医疗卫生机构、医生和普通市民对接起来，改变了传统的医疗模式，为患者提供了完整全面的诊前、诊中、诊后服务，不仅节省了医疗资源，还降低了患者

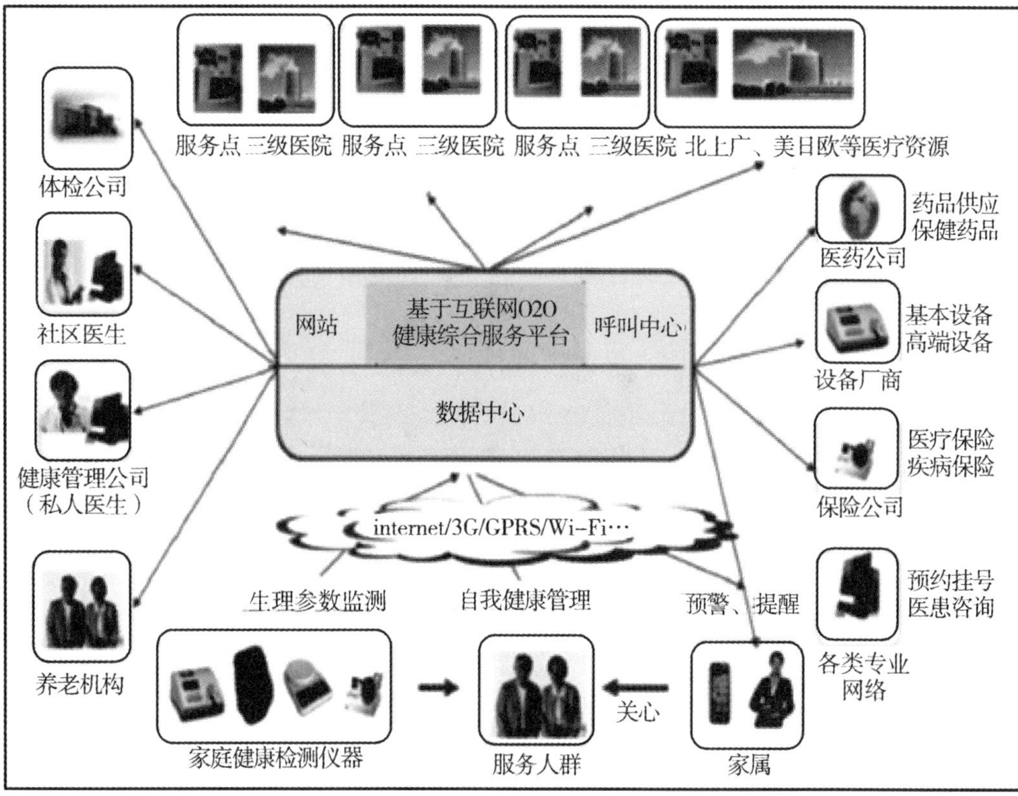

图5-1 新冠肺炎线上服务平台服务对象与功能

的看病成本。

第二节 远程医疗服务管理

随着通信技术与计算机技术的不断进步，远程医疗技术开始在医疗健康领域得到广泛的发展与应用，为缓解地区间医疗不均衡发展与资源匮乏问题提供了便利的条件，有助于提高居民健康水平。然而随着远程医疗技术应用的不断普及与扩展，其发展过程中亦难免出现许多制约其发展的因素，需不断予以完善，并着重加强各个环节的监管与质量控制。此外，应定期开展救援演练实践，以应对突发状况的发生。

1. 远程医疗服务的概念、特点与核心技术

远程医疗服务指医疗机构之间利用计算机及网络技术、通信技术，与医疗技术相结合而开展的医疗行为，包括异地、交互式的指导、检查、诊断、治疗等。通过远程医疗，患者可以选择异地大医院的专家进行诊疗，从而打破传统就医模式下的地域限制，获得经济高效、方便快捷的医疗服务。因此，远程医疗具备以

下特点：①实现了优质医疗资源的真正共享，促进人力物力资源均等化，让交通不发达、偏远落后地区的患者也能享受到优质的医疗服务。②节约患者去医院的交通时间，面对危重症病患，可以快速反应，挽救患者生命。③避免患者在医院看病时产生交叉感染。④缓解我国医疗资源与人口分布不均衡之间的矛盾。

远程医疗主要由三大核心技术构成，包括电子病历技术、设备与互联网技术和医学影像技术。

（1）电子病历技术：电子病历技术是开展远程医疗重要前提条件之一，其操作便捷、传输速度快、内容规范完整、方便统计与管理、便于查阅，不仅囊括了传统纸质病历的内容，还包括了图文、影像等多种数据格式的临床数据库。借助电子病历技术，医生在通过授权的情况下可以方便快速地查询到患者的相关资料，大大提高了医疗质量和工作效率。

（2）设备与互联网技术支持：远程医疗系统主要依靠视频会议进行，因此需要计算机和视频会议多媒体设备的支持，其终端用户的设备主要有扬声器、话筒、电子扫描仪、视频摄像头等。此外，需要指定专人对设备、服务器和网络通信进行定期检测与维护，以确保远程医疗服务系统处于正常运行状态。

（3）医学影像信息系统：医学影像信息系统（Picture Archiving and Communication Systems，PACS）意为影像归档和通信系统。它的出现，为远程医疗服务提供了必要的技术保障和便利条件，打破了传统胶片的局限性，便于用更多方法对病人的影像学资料进行观察和处理，极大地满足了医生的工作需要。

2. 远程医疗服务的具体应用

（1）远程会诊：我国幅员辽阔，地区间医疗水平发展不均衡，优质医疗资源主要集中在大中城市，两极分化问题严重；远程会诊则可以部分解决医疗资源分布不均衡的问题。借助网络实时传输，专家不仅能够获得新冠肺炎患者病史、各种医学影像检查结果和检验报告，还可以网络视频观察患者，同时与患者和经治医生实时沟通交流，避免延误病情，从而节省了外出求医的医疗费、差旅费和时间成本。此外，对于经治医生及其医疗机构来说，可以最大限度减少交叉感染和医疗事故。

（2）远程手术：远程手术是指利用远程医疗手段，实时、异地地对远端患者进行手术，包括远程手术指导、远程机器人手术等。对疫情期有手术需求的患者，远程手术的应用克服了地域造成的就医困境，为患者争取了最佳的手术时机，同时最大限度地发挥了知名专家的辐射作用。

（3）家庭远程医疗监护：综合运用计算机网络多媒体技术、现代医学技术、现代远程通信技术，可以将新冠肺炎疫情患者及需要医学观察人员的生理参数与视频、音频等信息实时传送到疫情监护中心。这类新型的远程医疗监护模式给疫情防控提供了很大的帮助。

（4）远程医学教育：远程医学教育是指利用先进的通信和视频压缩技术，为下一级医疗机构和医务人员传送医学知识与技能，以缩小地域间医疗水平的差距，对提高医疗和教育资源的利用率和公平性具有重要意义。在新冠肺炎疫情期，可通过远程医学教育，向患者和公众传播有效的疫情防控知识。

3. 疫情期远程医疗服务提供存在的共性问题

（1）标准体系和规范还不健全。目前，我国的远程医疗标准化建设还没有一个统一的标准化体系，各个院的医疗标准和技术标准不统一，应用软硬件的建设标准不一致，系统兼容性差，造成医疗信息资源不能共建共享，难以互联互通，严重阻碍了远程诊疗的规模化发展。此外，我国在远程医疗收费标准、劳务补偿等方面还没有统一的规定，各远程医疗机构自主定价，随意调整价格，引起患者疑虑，不利于普及这一治疗模式。同时，远程医疗和当前的城镇医疗保险制度没有挂钩，费用完全由患者承担，这对其平稳较快地发展也产生了一定的不利影响。

（2）对远程医疗单位的投入有待进一步加强。近年来网络技术发展很快，尤其是随着国家“互联网+”战略的实施，智能设备的发展日新月异，这为远程医疗的发展提供了强劲的硬件支持，为远程可视查房、远程手术、远程 24 小时看护等提供了便利的条件。很多远程医疗单位由于缺乏资金，自身基础设施配备上落后于网络硬件技术发展，软件硬件不匹配，许多设备陈旧，导致远程医疗业务很难拓展，难以取得预期的经济和社会效益。实际上，远程医疗是对现有医疗模式的有益改革，应该得到国家财政的支持的帮助。

（3）具体操作过程不熟练。由于人员缺乏，使得远程医疗的会诊、外科手术、临床教学等精细化管理等方面的功能很难得到有效发挥。

（4）对远程医疗的接受程度不高。这可分为医生和患者两方面，一方面是医生，远程医疗的费用大部分由电信运营商收取，医生的会诊医疗费用收取得很少，导致目前许多医院仅重视传统的常规医疗发展，对远程医疗有所忽视，医生也不愿意主动开展远程医疗。另一方面是患者，我们往往忽视了对患者的直接宣传，没有让其了解远程医疗的好处，患者顾虑重重，不愿意接受这一新事物。还有一个非常关键的原因是：远程医疗与医保之间在制度设计上还没有完全打通，没有纳入医保，患者要付出巨大的经济代价，这也是患者接受程度不高的重要原因。

4. 开展远程医疗疫情防控注重的要点

（1）政府应制定完善远程医疗制度体系。要完善顶层制度设计，从国家层面研究制订政策发展规划，按照轻重缓急、先当前后长远的原则，加快出台一系列配套的制度，规范整个远程医疗秩序。如制定远程医疗与社保制度的对接细则、远程医疗收费标准、网络设施建设标准等。

（2）加大对远程医疗的宣传。远程医疗关乎疫情防控效率效果，能否顺利推广开展与医院管理者、医务工作人员及患者对其接受程度密切相关，要将这三类群体作为宣传的重点对象。通过宣传提高社会各个阶层对远程医疗的认知力，扩大业务量，形成一定的舆论氛围。

（3）重视远程医疗专业人才的培养。除了培养专门的技术人员对远程治疗仪器进行日常的维护和操作，还应培养一批熟悉具体流程操作，习惯于在电脑前进行诊疗活动的专家教授。要制订远程医疗人才队伍发展规划，增加资金投入，明确各个阶段具体的目标任务。制定包含职称晋升、学习培训、工作待遇等方面的支持政策，创造适合人才成长的外部环境，提高专业人才进行远程医疗的主动性。

（4）政府和医院应加大对远程医疗的投入力度。政府给予资金和设备等方面的扶持。为解决资金瓶颈，应探索多模式运营机制，如引入市场运营机制，或采用政府购买服务等形式，保证远程医疗健康可持续发展。医院应将远程医疗纳入发展战略，从资金、设备、人员及各类政策方面真正加以重视。

5. 远程医疗服务的管理和质量监控

（1）远程医疗的质量管理：为保证医疗质量，在提供远程医疗服务的最初阶段，管理者需要对远程医疗各个终端的执业资格进行确认。在原有医疗机构管理经验的基础上，应当根据远程医疗的特点，建立质量控制体系。以新冠肺炎远程会诊为例，实现远程会诊主要有 4 个要素：①会诊专家。②会诊信息。③会诊辅助操作人员。④会诊系统。按会诊过程的时间顺序可分为会诊前、会诊和会诊后三个阶段。实践中可以考虑实施要素分阶段的全程控制法。

会诊前阶段：会诊专家应当是经资格审查确认，由所在医院推荐的专业技术人员。患者应提供足够的图文、影像等资料以满足会诊所需，且结果准确可靠。会诊专家需提前审看会诊信息。参加会诊的辅助操作人员应当具备医学基础知识，经培训合格后能熟练操作远程会诊系统。此外，负责远程会诊的科室应当做好预约专家、安排会诊时间等工作。

会诊阶段：首先应由患者简要汇报病史，当患者不能到场时，则由经治医师代替完成。接着，会诊专家问诊并对会诊资料逐项核对，对关键性资料要进行现场调阅。医患双方采用共享方式共同确认。之后，专家独立分析提出会诊意见。会诊结果由计算机录入或专家手写签名后连带会诊资料传送给对方，供当地医院医师诊断治疗时参考。

会诊后阶段：对会诊资料分类建档保存，包括患方提供的会诊信息以及会诊过程中形成的图文、声音、影像等资料，以便后续查阅、研究和总结。

（2）远程医疗责任的划分：作为一种新的医疗模式，远程医疗也存在医疗纠纷的处理和医疗责任的划分。远程医疗机构必须明确医疗责任，即直接面对患者的一方应对其医疗行为负全部责任。因为会诊的双方均有行医的执业许可，因此直接面对患者的一方有权拒绝采纳另一方关于诊断、治疗的意见和建议。同样，不直接面对患者的会诊方，承担的义务也只是顾问和咨询，不会为对方的医疗行为承担相应的法律责任。

（3）远程医疗的规范化和统一化：远程医疗需要在短时间内尽量准确、详细地向对方转达患者的临床检查结果，提高网络资源的使用效率，就必须使用规范化、统一化的方式交流。现阶段，在各终端之间使用统一的药品化学结构名称、统一表格等，是短时间内做到临床信息统一化的好方法。

（4）患者资料的保密：通过远程医学服务，患者的检查图文资料存在网上的各类数据库中，具有一定的公开性，因此患者隐私权的保护十分重要，应确保只有患者预约的专家才能调阅该患者资料。

第三节　线上人文服务管理

在医学史上，传统的生物医学模式发挥了巨大作用，为人类健康事业做出了突出贡献，但随着社会的发展，人们逐渐发现它存在一定缺陷。传统的生物医学模式过分关注生物医学方面的诊治，往往容易忽视心理、社会因素，缺乏对服务质量问题的研究，这很容易导致医患关系紧张。

1. 医学人文服务近年来存在的问题

（1）医学教育体制的弊端：在我国，只有理科生才能报考西医院校，同时课程设置大多聚焦在医学知识与专业技术的培养，人文知识的课程设置少且无科学、综合的量化评价标准。随着医疗技术的快速发展，医学离人文越来越远，客观上导致了医患关系紧张、难以协调的尴尬局面。

（2）医务人员执业前后人文培养的欠缺：目前临床一线的医务人员大多为独生子女，这些医务人员的生活环境通常比较优越，其成长的社会环境极其简单，普遍远离社会和人际交往，往往存在获取多于付出、以自我为中心的心理。因此他们进入社会时心理、精神和适应能力上很难做好充足的准备，面对日益紧张的医患关系和医院管理人文化的不足，容易产生紧张、不适应、胆怯、逆反和自信心不足等问题。

（3）人文感受不足：主要存在三个方面：①管理理念陈旧，为管理而管理的问题比较突出。我国多年计划经济体制形成的思维模式和医院管理模式在管理过程中依然起主导作用，管理者在提倡“以病人为中心”的服务理念同时，还未形成“以人为本”的管理理念。②管理方法缺乏针对性。管理者与医务人员间缺少有效的沟通和情感交流，医务人员缺乏管理的情感体验和人文精神。③医院绩效评价指标的缺陷。在对医院绩效指标的评价中，卫生行政管理部门侧重于专业和技术的量化，缺乏医学人文精神和社会效益、相关细节的评价标准。

（4）诚信危机的隐患：医患矛盾产生的原因众多，医务人员与患者间均存在问题。主要体现在两个方面：①部分医务人员由于各种原因发生差错等医疗不足甚至事故、医德医风方面存在问题等，引发患者的不信任。同时，部分医务人员为规避医疗风险小心“设防”，存在过度医疗、诊疗的“物化”倾向，更加剧了原本的不信任。②部分患者主观认为自己是弱势群体，维权的方法偏激，如挑选检查项目、主动记录用药数量、复印封存病历等。

2. 新冠肺炎疫情期线上人文服务管理

（1）丰富线上人文服务的内涵：线上人文服务的进行主要是通过建立数字化客户服务模式来实现。在这种模式下，医院以客户为中心，通过相应的信息系统和客户服务机构对服务对象实现医前、医中、医后的全过程智能跟踪。其服务内容广泛，包括预约诊疗、就诊导航、服务档案建立、智能信息提醒、健康管理与健康干预、费用结算、急诊绿色通道服务等。

（2）重视线上人文服务的质量：有关部门印发的《新型冠状病毒感染的肺炎疫情紧急心理危机干预指导原则》，为各地科学、规范、有序加强心理干预和疏导提供有力指导。医院应该积极响应号召，充分利用各界心理咨询、辅导中心及各种媒体的宣传作用，为疫情防控下的人民提供心理干预和咨询。医院具备相关能力的医护人员更应积极行动，配合各界助力，利用专业知识发挥辐射作用，帮助求助者加强心理疏导，做好人文关怀。在疫情期医院应急管理中，不仅要关注诊治疾病，还要关心病患的就医体验。医院应充分利用“云、大、物、移”等信息技术，将科学有效的人文服务提供给公众，并做好质量控制，包括：①健全管理系统，提升服务质量。②完善服务设施，改进服务流程。③培育医生的人文素养，提升人文服务能力。

第四节 线上疫病科普服务管理

科普是指通过易于理解、接受和参与的方式，向公众普及科学知识，具有很强的科学性、社会性和接受性。借助通俗易懂的语言，大众可以轻松地理解与掌握科学技术知识和技能。科学研究与科学普及共同促进了科学技术的产生与发展，就科学技术的应用而言，科学普及更具有不可替代的重要作用。

1. 科普服务的重要性

随着社会经济的高速发展，我国人民生活水平的大幅提高及健康意识的逐渐加强，人们已将身体健康作为生活的追求。对健康的需求不再停留在有病需治疗，而是转变为无病促健康。在寻求健康和延缓衰老的努力中，医学科普为保障人类生命健康起着至关重要的作用，“防重于治”是个永恒主题。长期以来，广大的医学科普工作者在防病治病、健康卫生等方面做了大量的工作，为保障人民群众生命健康做出了巨大的贡献！科普在医学领域有着极为重要的作用，让大众知而能用，用而获益；充分利用有限的医药卫生资源，缓解当前看病难、看病贵的矛盾；在强身健体、防病治病及提高我国人民的科学素养方面取得了有目共睹的成绩。如《母婴健康素养——基本知识与技能》有基本知识和理念、健康生活方式和行为、基本技能 3 部分，仅仅是关于母婴健康素养就有 55 条以上的基本知识与技能。医学科普知识传授的目的是，当一个人出现意想不到的伤害或者灾难性疾病时，能在第一时间用曾经学习和了解到的某些基本知识与技能，进行自救和救助他人。因此，医学科普在广大人民群众的日常生活中，为保障人们的生命健康起到了相当重要的作用。懂得健康不仅仅是没有疾病或虚弱，而是身体、心理和社会适应的完好状态，懂得环境与健康息息相关，保护环境促进健康；还懂得遇到呼吸、心搏骤停的伤病员，可通过人工呼吸和胸外心脏按压进行急救等许多与生命保护息息相关的基本知识和技能等，这些知识的获得和技能都离不开科普。

有人曾说医学和生命科学是世界上最复杂的一门科学，具有极端复杂性和不可预知性，人民群众对健康的需求是无限的。随着我国经济发展的突飞猛进，生活节奏的加快，人们的生活方式已经发生了很大变化，科学技术普及也不断为满足大众的需求而变化。2010年，一种对目前所有抗菌药物都耐药的超级细菌的出现，一度引起世界的恐慌，而这正是抗菌药物滥用的后果。也就在这一年，我国成为全球第一个输液量超过百亿瓶的大国。针对我国细菌耐药及过度输液现象较为严重的情况，报刊、图书、广播、电视、互联网等多种途径进行了科普教育宣传，从而使人们懂得抗菌药物指的是微生物代谢产生或人工化学合成的具有抑菌或杀菌活性的一类物质；懂得了为什么细菌会对抗菌药物产生耐药性；懂得了该如何正确合理地使用抗菌药物；懂得了抗菌药物的不合理使用，不仅浪费了大量医疗资源，增加了医疗费用，更严重的是直接威胁到人类的健康；懂得了不合理输液会降低人体免疫力、损伤人体肝肾等器官，也存在着难以预知的风险，可能导致人体菌群失调及造成人体不良反应。随着我国人民生活水平的大幅提高和医学科学技术的飞速发展，大力开展医学科普工作，传播健康科学知识，提高公民健康素养，抵制伪科学，是每所医院、每位医学工作者义不容辞的责任，让医学科普和健康教育成为基本公共卫生服务均等化的核心内容，将全国的健康教育与医学科普宣传作为加强国民健康教育体系的重要组成部分是十分必要的。科普知识的重要性必然要求我们的科普教育与时俱进地与我们所提倡的素质教育同行，同步发展。

2. 线上疫病科普服务应急管理要点

疫病科普服务由于其特殊性，其应急管理工作也存在难度，应从以下四个方面出发，提升疾病科普服务的管理质量。

（1）建立社会参与的科普管理制度。目前，医疗机构疫病科普服务提供普遍缺乏激励和动力。因此需建立适合我国政治、经济、文化特点和医院发展需求的疫病科普线上服务管理制度。

（2）建立合理配置资源的市场运作方式。需借鉴西方国家的市场运作方式，通过国家财政对科普进行支持，同时鼓励个人、企业和基金会以风险投资的形式参与医院线上科普服务提供。

（3）建立调动社会力量的科普激励机制。如可考虑要设立国家科普奖、将科普工作业绩纳入考核评价体系等，以充分激发科技人员的积极性，调动社会力量投入科普工作。

（4）建立科普效果评估和监督机制。目前我国的科普水平还低于国际水平，医院还需不断学习、提升，建立长效科普效果评估和监督机制。

案例5

互联智慧健康服务院助力新冠肺炎疫情防控

一、河南省人民医院互联智慧健康服务院基本情况

1. 概况

河南省人民医院互联智慧健康服务院是落实国家“互联网＋医疗健康”政策的探索创新，是一个基于大卫生、大健康、全生命周期服务理念，与实体医院互为协同，触手可及、服务同质、智能高效的医疗健康服务平台，是省医医疗健康服务系统的重要组成。依托信息化、互联网载体，面向广大居民和基层医疗卫生机构开放，触手可及见名医，省医专家在身边。

2018年6月26日，互联智慧健康服务院正式上线开诊，时任院长亲自坐诊，接诊第一位复诊病人，开出第一张处方，互联智慧药房药师同步接到指令，在线审核处方，工作人员及时、高效完成线下药品配送到患者家中。先后被人民日报、健康报、河南日报、新华网、凤凰网、大河网等主流媒体关注、报道11次，接待373个单位5 270人参观。

依托河南省人民医院，互联智慧健康服务院初步建成涵盖综合预约、网络问诊、家庭医生签约、健康教育、慢病管理、分级诊疗、空地一体化救援、远程监护、远程病理、远程心电、远程影像、远程超声、远程检验、物流配送、国际医疗服务等20项服务功能的系统模块。

互联智慧健康服务院针对各类常见病和慢病开通以专病、专症、专诉为特点的远程专科门诊、护理门诊、药事咨询门诊、急诊远程门诊等，选派河南省人民医院各科室优秀医生通过在线视频、语音、图文形式提供互联网诊疗服务。患者可以根据手机端检验检查医技预约信息，合理安排时间来医院完成检验、检查并预约下次复诊医生时间。

2. 登录方式

社区居民、各级医疗机构医务人员可通过电脑端、移动终端多渠道登录。

3. 互联智慧健康服务院云门诊患者操作指南

注册登录

↓

下载“河南省医”App

↓

点击“视频问诊”完成注册

↓

点击“登录按钮”进行登录

（注意：若忘记密码，可以点击“忘记密码”进行密码修改）

4. 预约问诊

点击“互联智慧健康服务院”或“视频问诊”进入视频问诊页面

↓

在“就诊人管理”中添加本次就诊人的基本信息，完成后返回上一步

↓

点击“预约问诊”按钮，搜索需要预约的科室，看到坐诊专家

↓

点击“可预约”按钮，进入医生主页，点击“挂号”后会出现视频问诊申请单

↓

点击“就诊人”，然后选中添加过的就诊人，点击下一步填写病情描述及相关检查资料以图片的形式上传并“提交申请”。

（注意：提交申请后您可收到预约成功的短信通知）

5. 网络问诊

挂号成功后，就诊当天根据预约时间段提前 5 分钟做好视频问诊的相关准备，注意短信提醒。收到开始叫号的短信提醒后，进入“网络诊间”点击“打开视频”按钮，就可与医生通过视频或语音的方式进行实时在线交流。视频问诊结束后点击“退出诊间”。

6. 查看问诊结果并进行评价

收到已开具诊断报告或处方的短信提醒后点击“我的问诊”进入预约记录页面，找到本次问诊专家的问诊记录，查看本次问诊的诊断报告，内容包括专家开具的诊断和意见。点击“进行评价”按钮对本次的问诊专家进行评价。

7. 药事服务

如果医生开具有处方，可以在诊断报告里点击“立即购买”按钮，系统会显示您有“2 种取药方式”

↓

选择“在线配送”，填写配送信息并支付药品费用（运费到付）（注意：订单配送后您会收到运单相关信息的短信提醒，由互联智慧药房和快递公司完成药品配送）

↓

选择“药店自取”，支付后会收到取货码，凭码到店取药。

二、新冠肺炎疫情期互联智慧健康服务院正念减压疗法惠及民众

随着“互联网＋医疗健康”的发展，互联智慧健康服务系统为疫情防控提供了一条更加方便快捷的有效途径。该系统包括图文咨询、语音通话、视频通话等多种功能。通过网络直播互动模式，在疫情期间对群众进行干预，打破了时间和地点的限制，实现了人与人之间的即时交流。同时，上课提醒功能和打卡模式的设置提高了居民参与干预过程的依从性。此外，专区发布的正念减压疗法图文详解能够使群众更加深入地学习正念减压疗法相关知识，有利于增强学习效果。因此，在疫情期间，通过互联网对群众进行正念减压疗法的干预，不仅能够保证群众参与干预过程的积极性，还能够使群众全面掌握正念减压训练的方法，保证正念减压疗法的实施效果。

第六章 新冠肺炎疫情期医院质量安全应急管理

第一节　医院质量安全应急管理概述

医院的服务对象主要是患者，其医疗质量直接关系到患者的安危。因此，医院管理的核心问题就是不断提高医疗质量。医疗质量需要医院各方面工作进行保障，因此医疗质量管理也应以其他各项专业管理为根本。

1. 医疗质量管理的概念和指导思想

（1）医疗质量管理的概念。医疗质量管理是指遵循医疗质量的形成规律，对医疗质量进行计划、组织、控制活动，以保证和提高医疗质量为目的的管理行为。其基本方法主要有质量检验方法、统计质量控制方法、全面质量管理方法。其中，质量检验方法主要指事后质量检查，判明产品或工作是否符合标准；统计质量控制方法则倾向用数理统计方法控制产品或工作质量，常见的方法有“抽样检查”“质量控制图”“预防缺陷”等；而全面质量管理方法则强调系统管理。

（2）医院质量管理的指导思想。医院质量管理需要按照以下指导思想进行方能达到其目的。一是要从医院实际工作出发，结合医院自身工作特点，既要讲求科学性，还要讲求实用性。二是以预防为主。仅仅只靠事后的检查评比是不能确保最终质量的，质量容易被人为设计和操作出来，应尊重其自身形成规律，预防为主。三是要系统质量管理。在医疗质量形成发展的各个环节进行严加管控，关注所有过程中相互联系的因素，并进行质量反馈，不断提高。四是要标准化与数据化。质量应有预定的标准，质量管理过程中强调“用数据说话”，合理利用统计学方法对质量管理工作进行指导。但也要注意到医疗工作具有随机性和个体性，完全的标准化和数据化难免会脱离实际，因此不要绝对化。

2. 医疗质量与工作质量

医疗质量是医院将医疗服务提供给需求方产生的效果，在判定医疗质量时应当将每个病例作为基本质量单元分析。通常所说的医疗质量内容较广，包括诊断的正确性与及时性、治疗与疗程的合理性、医疗的安全性等；除此之外学者们普遍认为还应包括医疗经济效果。

医疗质量反映了医疗服务的效果，而工作质量则反映的是医院各方面各环节的工作质量。提高医疗质量的主要措施之一就是要抓好工作质量的基本环节。因此医院管理者在进行质量管理时不仅要紧抓医疗质量还要紧抓工作质量。之所以要区别医疗质量与工作质量是因为这有助于医院改进工作，从而提升医疗质量。

3. 质量安全应急管理的技术方法

在质量管理中认可度最高的管理体系有三个，即全面质量管理体系（total quality management，TQM）、依据 ISO9000 标准建立的医院质量管理体系、JCI 评审体系。

TQM 是指医院内部以质量为核心，将专业技术、数理统计技术、管理技术融合为一体，控制影响质量的因素，从而达到全面提高质量的目的，核心即 PDCA 循环。

ISO9000 标准是国际标准化组织（英文全称 International Standard Organization）所属的质量管理和质量保证标准化技术委员会 ISO/TC176 于 1987 年发布的关于质量管理的系列标准。该标准以患者为中心，追求安全、有效、方便、价廉的医疗服务。

JCI 是国际医疗卫生机构认证联合委员会（英文全称 Joint Commission on Accreditation of Healthcare Organizations，JCAHO）指定的评审标准，适用于美国以外医疗机构。它是专门为医院管理评审设计的标准，不管是在术语应用、内容选择还是基本标准的提出方面，均反映出医疗护理服务内涵与现代医学发展的变化。和 ISO9000 标准相比，该标准把患者利益放在第一的位置上，很好地体现出“以患者为中心”。

第二节　门诊质量安全应急管理

门诊服务是医院的“窗口”。数据表明，80% 的就医患者是通过门诊服务体验来判断医院的医疗服务。因此，门诊部门在医院具有重要地位，其质量的好坏直接关系到医院在患者群体中的声誉与地位。故而医院管理阶层愈来愈重视门诊质量管理。

1. 门诊质量管理的特点

由于门诊部门在医院具有特殊的地位，提高门诊质量就需要了解门诊质量管理的特点。门诊质量管理主要有以下三大特点。

（1）门诊质量的难控性。首先，相较于住院患者，门诊患者往往病情简单，病程较短。医疗服务质量的好坏主要通过诊疗过程体现。其次，由于医院常采用定期轮换的方式安排专科医生坐诊，因此提供门诊服务的医生无法固定，再加上医生临时公派执行任务、休假等原因，导致门诊部门人员流动相对频繁。很多患者，尤其是需要多次复诊的患者，往往先后经过不同的医生接诊，这在一定程度上增加了接诊医生了解患者诊治全过程的难度。以上因素都提高了门诊质量的难度。

（2）门诊质量的高追求性。门诊服务简化了医疗程序，其特点是方便、经济。虽然医疗程序进行了简化，但是患者对于高质量医疗服务的追求没有变，依然希望花较少的钱享受到更好的服务。

（3）门诊治疗工作时效性与门诊质量的矛盾性。

医疗资源是有限的，其难以完全满足患者的需求，因此在实际的门诊工作中，医生往往不得不接诊大量患者。医生一上午接诊 30 名以上病人的情形屡见不鲜，平均接诊 1 名患者的时间常常仅 10 分钟左右。接诊时间短，工作量大，坐诊医生需要在有限的时间内，对每一个患者完成询问病史、体格检查、解答患者提出的问题、分析病情、提出处置意见等工作。因此，医院门诊时效性与质量的矛盾十分突出。

2. 门诊质量管理存在的问题

（1）规章制度的合理、细化不足，执行力度不强。任何一家医院要想顺畅运营需要依靠完善的规章制度。然而目前大多数医院门诊部门的规章制度不够合理细致，或不符合实际情况，难以满足患者的实际需要；或规章制度粗浅，无法切实有效监督指导和管理门诊工作。虽然有些医院制定了完善的规章制度，但在真正落实和执行时又出现了较大的纰漏，使规章制度形同虚设。

（2）环境质量不过关。患者对门诊质量感觉离不开良好温馨的就诊环境，包括硬环境和软环境。硬环境是指直观看到和评价的，如绿化建设、建筑设计、医疗设备装备等可用资金投入衡量的环境。软环境包括患者就诊过程中感受到的氛围和待遇，如医护人员的工作态度等。

3. 预检分诊管理

（1）预检分诊目的。甄别新型冠状病毒感染疑似病例，及时发现急危重症病例，合理安排患者就诊，保证就诊效率，避免交叉感染。

（2）预检分诊前准备。环境准备，预检分诊台设立在发热门诊最靠近门口的位置，相对独立，通风良好，标志醒目，能够有效地引导患者先到预检分诊台就诊。完善分诊叫号系统及语音宣教内容，不定期播放新型冠状病毒感染的肺炎相关知识及就诊注意事项。分诊台配备非接触红外线体温枪、一次性使用外科口罩、指脉血氧饱和度仪、就诊患者信息登记本、手消毒剂、过氧乙酸卫生湿巾、疾病宣教单。

（3）人员准备。预检分诊护士一般为女性，年龄 26 ~ 35 岁，工作年限均在5年以上，有丰富的临床护理经验，经过专业培训，有较强的工作责任心，吃苦耐劳，具有奉献精神，工作态度严谨，能够正确、规范分诊，及时判断患者病情，并给予就诊指导。

（4）岗前培训。虽然是一所大型三级甲等综合性医院，但护理人员仍缺乏传染病预检分诊标准知识。因此，医院集中组织分诊护士学习新型冠状病毒感染肺炎相关知识，包括传播途径、预检分诊标准、隔离措施、正确分区、医务人员个人防护、沟通技巧及病情观察等方面知识，考核合格后准予上岗。

（5）预检分诊。完善分诊岗位职责，改变常规护士都在前台工作的模式，分诊人员按照各自岗位职责开展工作。①接诊班：负责测量体温、血氧饱和度、血压，询问患者病史，进行信息登记，应用语音广播进行疾病知识、就诊流程宣教，为前来就诊的患者及其家属发放口罩，指导患者候诊。②巡视班：负责分流患者，观察候诊患者病情变化，安排急危重症患者优先就诊，维持候诊秩序，进行健康宣教及消毒隔离工作等。

（6）具体分诊方法。门诊一楼发热分诊台护士根据医院下发的预检分诊标准，初筛发热伴呼吸道症状；发热伴疫区接触史，但无呼吸道症状；发热伴双肺病变，但无呼吸道症状者。如未达到上述标准其中 1 条，指引患者到其他相关科室就诊；如满足上述标准其中 1 条为疑似病例，指引其到发热门诊。分诊护士给所有发热门诊患者及其家属免费发放一次性使用外科口罩，指导其正确佩戴口罩。发热门诊预检护士使用非接触红外线体温枪为患者测量体温，测量血氧饱和度和血压，并将结果登记在患者门诊病历上。询问患者症状、体征、病史及流行病学史，根据患者病情严重程度，合理安排就诊顺序。做好患者相关信息登记，不定期使用语音广播进行健康宣教。患者就诊后根据就诊记录及时登记居家隔离、留观隔离、上报病例及解除隔离患者信息。巡视班人员巡视候诊大厅及各诊室观察候诊患者的病情变化，发现重症患者优先安排就诊，维持就诊秩序。针对患者疑惑及不良情绪进行一对一心理护理及健康宣教。

（7）健康宣教。分诊间隙利用广播不定时在候诊区域宣教就医指南和各种知识，保证患者安全、放心就医，发放疾病相关健康教育宣传册。为患者介绍诊室、输液室、药房、放射科及检验科等位置，维持就诊秩序。接诊后根据患者病情介绍新型冠状病毒感染肺炎相关知识，如何居家隔离以及咳嗽、打喷嚏时的保护方式，留观隔离注意事项等，提示患者不适随诊，根据医嘱按时复诊。

（8）心理护理。因患者缺乏新型冠状病毒感染相关知识，加之确诊病例的增多，患者难免产生恐慌。由于就诊患者多，等候时间长，候诊患者及其家属常容易紧张、焦虑，预检分诊护士应向其进行健康宣教，缓解候诊患者及其家属的负面情绪，同时提醒患者及其家属做好自我防护，树立战胜疾病的信念。针对个别候诊患者及其家属不理解预检分诊重要性的情况，分诊人员要耐心、温和地为患者讲解原因，消除患者及其家属的不良情绪，维持就诊秩序，提高就诊效率。

（9）分诊护士自我防护及消毒隔离：

1）自我防护：预检分诊护士应着装规范，执行二级防护标准。进入发热门诊时按照相应规定穿戴好防护服、鞋套、防护口罩、护目镜和双层乳胶手套。

2）消毒隔离：对进入发热门诊的患者及其家属免费发放一次性使用外科口罩，并指导其正确佩戴。患者使用过的血压计、指脉血氧饱和度仪按《医疗机构消毒技术规范》进行处置。采用空气消毒机对空气进行消毒。物体表面及地面使用 1 000 mg/L 有效氯溶液擦拭，医疗废物按照《医疗废物管理条例》及《医疗卫生机构废物管理方法》规范处置。

3）排班模式：发热门诊实施 24 小时值班制，改变以往三班倒、每班 1 人的排班模式，根据就诊人数增减护理人员，采取四班倒的形式，每班工作 6 小时。因新型冠状病毒感染肺炎疫情为突发公共卫生事件，正处于流行期，就诊人数不断增加。每日就诊人数在 300 人左右时，每班 2 人；就诊人数在 500 人左右时，每班 3 人；就诊人数 700 人左右时，每班 4 人。每日设备班，以有效应对突发事件，保证快速分流病人，维持就诊秩序。

（10）减少患者等待时间，提高分诊效率。新型冠状病毒感染正处于流行期，人们对新型冠状病毒的来源、传染性、传播途径、诊疗、护理尚处于逐渐发现和不断认识阶段。目前，我国正处于新型冠状病毒感染防控的重要阶段。发热门诊是医院诊断和治疗该病的窗口科室，预检分诊工作有助于快速开展救治工作。传统的发热门诊预检分诊管理模式不能满足此次大型公共卫生事件需要，影响急危重症病例及时就诊，易遗漏疑似病例。为了快速分流患者，保持发热门诊有序的就诊秩序，避免交叉感染等问题，对分诊护士进行新型冠状病毒感染岗前培训，考核合格后上岗；改变排班模式，根据患者就诊人数安排分诊护士；完善岗位职责，接诊班和巡视班分工协作；根据患者需求采用多种形式的健康宣教方法；针对患者不良情绪进行心理疏导，准确甄别疑似病例及急危重症病例，迅速、有效地分流患者，使患者得到有效诊治，尽早控制传染源，切断传播途径，保护易感人群，保障防治工作正常进行。同时分诊人员还要配合疾病控制机构开展新型冠状病毒感染流行病学调查等工作。

4. 新冠肺炎疫情期的具体措施

（1）严格执行传染病预检分诊制度，做到早发现。各门急诊楼入口均应安排预检分诊护士，并为预检分诊护士分发红外线测温枪，为每个入院人员测温。当发现体温＞37.3℃的患者时护士应当及时让其及其家属佩戴好口罩，同时询问发热患者的流行病学接触史并将其送至发热门诊排查。

（2）安排高年资医生值班，加强新型冠状病毒肺炎知识培训，做到早诊断。

高年资医生临床经验丰富，具有多年的工作基础，业务能力过硬。经高年资医生排查的非新型冠状病毒肺炎患者，可直接在发热门诊治疗，疑似患者应及时到观察室单独隔离观察。

（3）强化防控工作，加强上报制度和流程，做到早报告。疫情期间，应成立以院长为核心的新型冠状病毒肺炎防控领导小组，为保障新型冠状病毒肺炎防控工作，全院上下要统一思想，促进新型冠状病毒肺炎防控工作的顺利开展。要落实上报流程和制度，确保信息能够及时上报，同时建立追查机制，对不作为、瞒报、谎报等严肃处理。

（4）设置观察室做到早隔离。发热门诊应当设置独立的观察室以确保重症患者可以及时单独隔离。对于感染新型冠状病毒肺炎的高危人群，如感冒患者、老人、孕妇等，可建议他们采取居家隔离治疗。同时与社区医生做好交接工作负责，安排社区医生每日 2 次监测体温，一旦病情变化及时转至院内治疗。

（5）患者直接收入感染科住院治疗，做到早治疗。对于重症新型冠状病毒肺炎患者应立刻安排入院隔离治疗。为提高医生对重症病例的甄别能力，可以就新型冠状病毒肺炎病例的特征对医生群体进行统一培训，保证符合特征的患者一旦出现能马上进行隔离治疗。

第三节　住院服务质量安全应急管理

1. 住院诊疗的业务管理

提升住院服务质量需从住院诊疗的各个环节出发，通过对住院诊疗各个环节的把握，提高住院患者的就医满意度。住院诊疗业务可分为以下几个环节：

（1）入、出、转院。这个环节需要患者严格服从医嘱，需通过住院处办理手续。由病房主治医师决定患者能否出院、转院。

（2）检诊及病历书写。①检诊：检诊指医护人员对新入院患者进行初步诊察，以了解病情，提出有效的治疗方案。检诊工作需仔细，要求及时、认真、准确。检诊时应注意：危重、急诊患者的诊断时间越短越好，为患者争取宝贵的治疗时间；出现诊断不清的情况应马上请示上级医生一同会诊，为争取抢救时机，抢救患者与研究可以同时进行；对于疑难病例，在病案讨论、查房会诊、阅文献资料，反复分析研究进行确诊的同时力求尽早明确诊断；对同时身患数种疾病的患者，应从全局出发，考虑患者的全身情况，分清主次。②病历书写：病历是每个患者诊断、治疗经过情况的记录，信息应当完整。病历在教学和科研工作中常作为基本资料，因此高质量的病历对于教学与科研帮助巨大。所以医院须重视病历的书写及保管工作，在书写时必须采用统一的标准规范格式。

（3）查房。查房是住院部常规的也是最重要的医疗活动，不仅关系到整个医疗质量，也是培养医护人员的重要途径。通过查房，可以及时把握病人病情、思想、生活等情况，以制订合理的治疗方案，观察治疗效果，同时也检查了医疗和护理工作的完成情况和质量。此外，结合临床医疗和护理实践，查房也相当于教学工作，有利于培养下级医护人员。一般医院查房的方式有以下几种：①晨间查房。②午后查房。③夜间查房。④急重危患者的查房及教学查房。查房前，应做好充分准备，自下而上统一认识；查房时各级医生自上而下严格要求，必须按时进行，态度严肃、认真，注意患者的体征、主诉及思想变化情况。上级医生查房前，主管医生或有关护士、护士长应做好相应准备，如检查报告及所需检查器械、检查病历、X 线片等，同时整顿病房，保持病房安静、整洁。查房时，主管医生向上级医生汇报病历，提出存在的问题，查房后及时在病历上记录上级医生的意见和决定。

（4）会诊与病例讨论。①会诊。会诊是发挥医院协作功能的重要方式之一，可以解决疑难杂症的诊断与治疗。通过会诊，汇集各方医生的诊治意见，以便及时诊断，制订有效的治疗方案。会诊时应认真讨论，仔细检查患者。遇到有分歧意见时，会诊申请科的负责医生应当独立思考，在参考会诊意见后，制订治疗方案。同时会诊的过程应做好记录，将会诊记录及相关材料纳入病历中保存。②病例讨论。临床病例讨论是提高医疗质量、培养医护人员的重要方式，是病房基本的医疗活动。根据临床医疗或教学的需要，病例讨论可分为：A. 疑难病例讨论；B. 术前术后病例讨论；C. 出院病例讨论；D. 死亡病例讨论；E. 临床病例讨论等。病例讨论对于病房管理具有重要意义，可定期或不定期召开，根据实际情况也可一个科或多科联合举行。病例讨论一般均由主治医师或主任医师主持，讨论成员应认真对待，抓住讨论机会认真讨论，做好记录。

（5）治疗和医嘱。治疗的范围甚广，按照治疗方式可分为药物治疗、手术治疗、物理治疗、输血及生物制品治疗、康复治疗、透析治疗、针灸及手法治疗、心理治疗、营养治疗、护理治疗等。治疗活动必须有明确的规定和责任，不同级别的医生其治疗操作范围也不同，各级医师应根据治疗技术复杂程度，参照“各级医师手术操作范围”等，在自己的治疗操作范围内进行治疗活动。住院治疗的方式一般通过医嘱的形式提出。医嘱是医疗信息传递的主要渠道，将医生对患者做出的相关诊断、治疗、护理意见记录下来，已成为一种常规的医疗制度。

随着新型冠状病毒肺炎在各地的蔓延，各医疗机构相继开设发热门诊或增设隔离病区，在关注筛查患者和医疗救治展开的同时，积极采取有效和科学的医院感染防控措施是控制疫情在医院内传播的关键。当前，疫情态势依然严峻，医院医疗管理和感染防控仍是必须同时关注的问题。

（6）死亡患者的处理工作。当出现患者经全力抢救无效死亡的情形时，负责抢救医生应按照死亡标准认真检查心音、瞳孔、呼吸和角膜反射等情况。只有确定无反应并结合其他诊断才能宣布患者已死亡。死亡的患者由值班护士进行尸体处理，之后送太平间。对于死亡的患者，需要准确地将相关信息记录至病历，包括抢救的详细经过，死亡前的主要症状和表现、参加抢救的人员、死亡时间，同时将填写好的死亡通知单送至住院处。在患者死亡的 4 小时内，经治医生要完成死亡病例总结。此外，对于每个患者病例，均应召开讨论会。为提高医学科技水平，应争取尸查。

（7）随访工作。随访是医疗工作的重要组成部分，对于观察患者的远期疗效和转归，以及医学科学研究具有重要意义。在随访的同时，有必要对患者进行保健指导。

第四节　疫病隔离区质量安全应急管理

1. 合理调整病房布局

新型冠状病毒肺炎的发生及暴发过于突然，确诊人数在前期急剧增加，这愈发证明应急处置预案的重要性。隔离病房的选择应位于医疗区便于出入、相对独立的地方，根据疫情规模适时调整床位数量。同时参照有关要求，对隔离区进行科学划分。

2. 建立健全规章制度

疫情期间各项规章制度的建立健全应当做到有法可依，如相关传染病管理规定和法律法规。隔离病区的管理是疫情防控工作的重中之重，应制定一套规范的隔离病区管理制度，并根据疫情的变化情况及时修订和完善。主要包括：①隔离病区的消毒隔离制度。②工作人员隔离防护规范。③出入隔离病区防护流程；④隔离病区人员管理规定。⑤隔离病区护理人员工作职责与各班次工作流程。⑥配送人员管理规范。⑦污物及医疗垃圾处理流程。⑧各类物品和救护车消毒规范等。

3. 物资筹备及管控

疫情时期的物资筹备比资金支持更为重要，各类物资器材调配直接关系到新型冠状肺炎疫情的防控效率。对于药品、设备、防护器材等，尤其是医用外科口罩、一次性防护服、护目镜等保障医护人员安全的物资，应当集中请领和调配。同时建立物资清点登记制度，保证物资的合理使用。疫情结束后还要做好物品的清点交接，防止物品丢失。

4. 被感染者的管理与教育

疫情期间，被感染者的心理健康也应重视，做好心理护理。应尽力满足被感染者的心理需求，可以为被感染者订阅杂志、报纸。有条件的可以成立临时党团组织，视疫情环境定期进行党团活动。同时，也要加强对医护人员的关心，及时了解医护人员的心理变化，缓解医护人员的心理压力，为打好疫情的持久战和攻坚战寻求精神动力。

案例6

《人民日报》内参：河南一医院实行发热患者预诊分流及远程医疗避免交叉感染

防控新型冠状病毒感染的肺炎，医院是重中之重。这里发热患者集中，极易产生交叉感染。为解决这一问题，河南省人民医院采用了预检分诊、发热门诊区域分设、开设互联网门诊等应急措施，让普通发热病人与疫情相关发热患者有效分流，达到“切断传播途径、保护易感人群”的目的。

“最近一个月有没有去过武汉？”“工作生活有没有与武汉相关人员接触？”在河南省人民医院门诊西区一楼的分诊台，佩戴口罩、身穿防护服的医务人员详细询问就诊患者。在刚刚的测量中，这名患者体温显示 38.5 ℃。医护人员排除了明确流行病学史后，将该病人引导至二楼新开设的急诊呼吸门诊就诊。在另一处分诊台，一位发热患者详细登记信息，说明亲属中有武汉返回人员，之后由专人护送其及其家属前往感染发热门诊，进行隔离治疗。

不少医院常设一个发热门诊，特殊时期交叉感染难以避免。河南省人民医院作为疫情防治省级定点医疗机构，每天接诊发热患者数百人，如何避免患者交叉感染？

预检分诊，初筛引导。为区分不同发热患者，该医院在病人就诊集中的东门诊、西门诊、急救中心，分别设立 3 个预检分诊处。医务人员在评估患者流行病学基础上，对发热患者进行初筛、引导就诊。

区域分设、双向引流。该医院分设发热门诊，分流患者。在公共卫生医学中心，开设感染发热门诊，开辟 5 个诊间，收治经流行病学评估、与武汉相关的发热患者。在门诊西区二楼，开设急诊呼吸门诊，开辟 3 个诊间，收治与武汉不相关、无明确流行病学史的发热患者。经过体温监测、预检分诊的分流，两类发热患者分别被引导到不同区域。

对于疑似或感染新型冠状病毒肺炎的特殊患者，如何处理？河南省人民医院党委书记顾建钦介绍说，针对这类患者，医院在 1 月 23 日制定了不同的诊治流程。孕产妇合并有新冠状病毒肺炎的，收治发热隔离病房，由感染科、产科、ICU 等相关科室共同诊治管理。确诊或疑似新型冠状病毒感染患者需手术的，患者提前做好防护、隔离转运准备，相关医护人员做好防护准备，通过专用电梯、通道，进入专用负压手术室进行手术。

专楼专用，严格管理。该医院的公共卫生医学中心平时主要承担感染性疾病防治、肝病防治工作。疫情防治期间，医院实行专楼专用，将其作为新型冠状病毒感染的肺炎救治专用区域，配备专职人员、专用车辆，进一步规范专用病房、功能分区、救治流程，确保更好地救治病人尤其是重症患者。

借助“互联网”，指导达基层。疫情防控“点多面广”。针对这一现状，该医院上线“新型冠状病毒感染的肺炎”线上咨询服务门诊。联通全省 138 家分级诊疗协作医院，利用远程会诊指导基层防控、救治；151 位专家开展线上门诊服务，自行在家隔离人员足不出户就可以得到专业指导；疫情防治知识科普宣传随时更新。此外，线上门诊可提供航空、地面、互联网紧急救援服务，可进行发热疾病预约检查、预约诊疗、预约转运。针对不方便现场取药的患者，医院开展药品配送服务。线上门诊启用以来，有 12.6 万人予以关注，2 369 位患者线上咨询新型冠状病毒肺炎相关问题；同时，为群众提供专业、权威的疾病诊疗指导、心理疏导。

通过区域分设、双向引流、网上门诊、精准防控，该医院针对发热患者的筛查、分诊、留观、救治实现了科学管理。截至目前，共有 2 773 例发热患者来医院就诊，其中 1 641 例患者被引导到感染发热门诊就诊，1 132 例患者被分流到急诊呼吸门诊，有效避免了交叉感染，实现了“不能慢待任何一个前来就诊患者，不能推诿任何一个与新型冠状病毒感染肺炎相关患者，更不能放走一个疑似患者”的目标。

第七章

新冠肺炎疫情期医院人力资源应急管理

第一节　医院应急人力资源规划

1. 医院应急人力资源规划的内涵

医院应急人力资源指医院在应对突发公共卫生事件时，在监测、救治疾病以及防护上做出贡献的医生和高层次护理人才。除了普通员工的所有特点外，医院应急型员工还具有稀缺性和不同的获取方式。医院应急型人力资源的独特性，决定了其管理的特殊性，这体现在强大的战略导向性、复杂性和整体性上。

目前，我国的医院特别是国有医院仍处于传统的人事管理阶段，医院人事部门仅仅是一个行政服务部门，很难拥有属于自己的职能，这很大程度上限制了医院的长远发展和整体卫生队伍素质的提高，客观上影响了医疗卫生事业的发展和广大人民对优质医疗服务的需求。怎样将传统的人事管理转移到现代人力资源管理与开发上来，已成为摆在人事干部面前的一个重要难题。

公共卫生突发事件后不久，医院对人力资源的需求将达到顶峰。这样的资源需求不仅数量大，技术要求高，而且时效性极强，因此必须进行适当的规划。为完成有针对性的人才储备和发展计划，必须对紧急人力资源进行需求预测分析。在预测需求时，应充分考虑来自不同专业人员的搭配组合。同时，人才储备还应该考虑本地区的人口总数，一般而言，人口总量越大，对应地区需要的专业人员就越多。医院人力资源的供应预测分为两个方面：医院外部供应预测和医院内部供应预测。比较和分析同期的供需预测，两者之间的差数是医院应设法弥补的部分。确保人力资源总供求时也要注意人员结构，确保结构的平衡。

医院在疫情中需发挥优势，落实疫情防治核心任务。新冠肺炎疫情扩散快、影响广，医疗救治需求大于区域卫生规划中设置的专科传染病医院的服务供给。大型综合医院集技术人才、诊疗设备、装备设施于一体，其职能从最初的门诊分诊和对定点医疗机构技术指导迅速扩大至医疗救治，特别是重症患者救治。

因此，在疫情期，应具体问题具体分析，以科学治疗、防护和就诊为原则，针对性规划应急人力资源。应强化管理，构建高效管理机制，将医院管理中心转移至疫情防治，需要医院领导班子审时度势及时决策。

医院应成立主要负责人牵头的院级领导小组或指挥部，成立相应的工作组，分工协作，构建权责分明、运转高效的管理机制。新冠肺炎疫情发生后，湖北武汉作为疫情的主战场，高效部署人力资源调配。以武汉市而言，其医疗资源丰富，每千人口医生数、注册护士数均高于全国平均水平，但与新冠肺炎诊疗密切相关的呼吸与危重症科、感染性疾病科、急诊科、重症医学科等医护人员力量相对不足。因此，疫情期间，武汉市某定点救治医院的做法可以为医院应急人力资源规划提供参考。

（1）挖掘院内潜力。全院动员，党员表率，以最短时间建立了以党员干部为先锋，以呼吸、重症、感染、急诊专科医务人员为一线，以内科医护人员为二线，以其他专科医护人员为三线的防治团队。新冠肺炎感染及治疗与个人年龄、身体状况、免疫力状况密切相关，首选 50 岁以下或副高级及以下医护人员。

（2）寻求外部支援。及时向国家卫生健康委反映，寻求支援。随着两所分院被改造为重症救治定点医院，开放床位 1 660 张，医院医护人员严重不足。随后国家卫生健康委紧急征调外省支援医疗队约 2 300 人。

（3）统一调配。外省医疗队虽是成建制的支援，但对院内的硬件设施、电子病历系统等均不熟悉，需要本院医护人员的配合。每个病区需配备一部分护理人员和物业服务人员，配合外省医疗队开展工作。需要指出的是，外省医疗队应接受当地医院的统一指挥、统一领导，医护人员班次安排、防护标准等要保持一致，不能搞特殊化，否则造成攀比懈怠，影响整体战斗力。

（4）注重激励、关怀。根据相关规定落实一线医务人员卫生防疫津贴等补贴。向全员职工免费提供“新冠肺炎”中药防治煎剂。开通院内心理咨询热线，有针对地开展干预和疏导，减轻其心理压力。挖掘、宣传先进事迹，使其激发正能量。在疫情期间不仅前线医生、护理人员等资源的规划要严格明确，后勤服务保障也是必不可少的。一是确保设备、耗材、药品等供应。呼吸机、高流量氧疗仪等需求量较大的设备，可列出缺口清单，请国家卫生健康委在国内紧急征调。二是全力保障防护品供应管理。疫情初期紧急采购一批医用防护服、N95 口罩；随着消耗量增加，在防护物资紧张的状态下，实施精细化管理，根据医用防护用品使用范围和标准，分级管理，按需发放，精准供应；同时，启动社会捐赠，畅通渠道，明确防护物资标准，建立明晰的进出账目，有效缓解入不敷出的状况。三是保障医护人员生活必需。职工食堂正常运转，保障饮食供应。就近联系酒店，供一线医护人员休息，保障其有充足睡眠，也避免其影响家人健康。针对交通管制带来的出行困难，联系安排公交专线和共享电动车保障出行需求。

2. 医院人力资源应急管理存在的问题

目前，我国的医院特别是国有医院仍处于传统的人事管理阶段，医院人事部门仅仅是一个行政服务部门，很难拥有属于自己的职能，这很大程度上限制了医院的长远发展和整体卫生队伍素质的提高，客观上影响了医疗卫生事业的发展和广大人民对优质医疗服务的需求。如何将传统的人事管理转移到现代人力资源管理与开发上来，已成为摆在人事干部面前的一个重要难题。

通过这次疫情，现阶段医院人力资源管理理念滞后等问题再一次暴露出来。起初，人力资源管理理念是基于荀子性本恶的认识，所以管理者总是限制和惩罚人们的欲望。这种简单而僵化的管理理念被放置在医院的人力资源管理中，人们肯定缺乏对人才是医院核心资源的认识，只会将医务人员视为医院成本在经济核算中考虑，而管理层则很多时候采用限制和罚款的办法。在人才问题上，不是选贤举能，更不用说人尽其才，没有把人作为特殊的资源。如今，随着医疗卫生体制改革的不断深入，这种人力资源管理的观念将不可避免地阻碍医院健康、快速地发展，使医院工作人员不满意，甚至破坏医院工作人员的热情和创造力，并影响医院提升核心竞争力。根据医疗工作是知识密集型和技术密集型，脑力体力结合型，责任大、风险高的情况，提高绩效工资所占比例。在科学设置职位的基础上，坚持激励与约束的同步，数量与效率之间的联系，以及相关绩效的考核。在医疗深化改革的前提下，医院将实施相应的制度来不断调整自身管理模式，人事管理工作在制度调整中将发挥重要作用，因为制度的调整发挥将涉及医务工作人员的根本利益，所以需要妥善解决。假如医院忽视人事管理的重要性，矛盾就会产生且激化，缺乏积极的思想指导，一定会阻碍医院的健康发展。

第二节 医院应急人力资源培训

我国公立医院是医疗卫生机构的主力军，不仅要为人民提供优质、高效、低廉的医疗服务，又要适应改革需要参与日益激烈的医疗市场竞争。目前大多数公立医院仍停留在传统、单一、僵硬的人事管理模式中，缺乏对人力资源管理重要性的认识，不仅影响了员工的积极性，而且限制了医院的可持续发展。对公立医院进行有效的人力资源管理，加强对人力资源的科学培训，可以提高医务人员的技术水平，优化卫生资源的配置结构，科学地引导公众的卫生需求，有效应对突发公共事件。

医疗行业在社会保障体系稳定中起着非常重要的作用。医务人员是政府医改任务和目标的实施者，也是将来医改成果让所有人民受益的执行者和实践者。随着医疗技术的进步和公共卫生需求的增加，迫切需要管理者完善人力资源管理机制，有效利用和合理开发人力资源，使医务工作者真正具有创造力。通过科学的人力资源管理，可以调动他们的热情，提高服务意识，发挥专业潜力，并发挥其在医改中的主导作用。这不仅有利于医学科学的发展，而且对中国整体医疗行业的发展和提高国民健康水平，并对保障社会和谐发挥关键作用。医院的人力资源发挥着重要作用，在这里，他们的思想政治培训和专业培训必不可少。

医院可以通过培训来聚集人才，培训是医院加强人员凝聚力、提高技术水平、提高市场竞争力的重要途径。但是，当医院投入大量的人力、物力、财力资源时发现，培训往往只是一个形式，没有达到预期的目的，并不能有效地提高医护人员的知识水平和医院的综合竞争力。这是因为医院仍处于医务人员培训的初期，不重视对医院各部门进行培训，全院的培训率不高，尚未建立有效且标准化的培训系统。医院的培训方法单一，不合理，缺乏有效、合理的分析和评估方法等，培训效果不能真正地应用到实践当中，也没有办法有效、全面地反映通过培训获得的投资回报。这些缺点限制了医护人员的技术水平，阻碍了医院的长期发展。因此，医院有必要根据国内外的研究结论和经验，对培训系统的设计理论进行分析，完善培训系统的设计。

为了规范卫生应急培训工作，提高卫生应急培训的质量和效率，促进卫生应急培训体系的系统化、正规化和标准化建设，指导卫生应急培训工作的全面开展，可以依据《全国卫生应急工作培训大纲》，制定培训大纲。

1. 应急人力资源培训的目的

（1）提高卫生应急意识，使卫生应急队伍建立起科学应对、依法应对的卫生应急观念，具有继续学习新知识的能力。

（2）充实卫生应急知识，使卫生应急队伍了解卫生应急知识在现代社会中的地位与作用，建立起卫生应急工作中应用相关知识的意识。

（3）增强卫生应急综合处理能力，使卫生应急队伍掌握卫生应急相关的基本方法和技能，具有将卫生应急方法和技能应用于处理各类突发公共事件和突发公共卫生事件的能力。

通过培训，增强卫生应急专业队伍（医疗救治）成员的应急意识和科学应对、依法应对意识，掌握卫生应急专业知识和技能，提高现场医疗救治能力，达到卫生应急工作的岗位要求。

2. 医院应急人力资源培训的目标与内容

（1）培训目标：

1）技能培养：在员工中，技能培训还可以培养员工执行特定任务的技能；决策、分析和其他能力都是思维活动，这是高层管理人员要掌握的主要技能，包括口头表达能力、书面表达能力、人际交往能力等实践能力也将得到锻炼。

2）知识传授：这是一种智力活动。培训时分为不同的阶段，主要包括知识的建立和改变、知识的灌输和接受，以及对理论概念的理解等。在传授知识的同时，我们还需要将理论与实践相结合，以使员工能够充分理解知识并灵活地掌握知识。

3）态度转变：态度的建立或改变虽然也涉及对知识的深入了解，但它更多地与个人情感因素有关，本质上与知识转移不同，建立或改变的方式也需要根据不同的训练目标进行调整。

（2）培训内容：

1）应掌握内容：新冠肺炎疫情相关的概念与特征；卫生应急工作的基本内容、特点和原则。

现场医疗救援的概念、特点和基本内容；现场医疗救援的组织结构、工作流程、工作规范和运行机制。

传染病与突发公共卫生事件网络直报系统的概念、构成、运行机制；医疗机构报告的内容和程序。

2）应熟悉内容：《中华人民共和国突发事件应对法》《中华人民共和国传染病防治法》《突发公共卫生事件应急条例》及相关法律、法规的卫生应急适用条款；《国家突发公共事件总体应急预案》《国家突发公共卫生事件应急预案》《国家突发公共事件医疗卫生救援应急预案》和《突发公共卫生事件应急预案》的基本内容。

卫生应急管理的概念、特点、原则与内容；卫生应急管理的参与主体及职责；我国的卫生应急管理体系的概念、构成、作用和意义；我国突发公共卫生事件的特点与趋势。

卫生应急工作中医疗救治人员的公共卫生责任。

现场伤病员医疗救援方案的制订原则。

3）应了解内容：全球突发公共卫生事件的特点与趋势；国外突发公共事件医疗卫生救援的现况、特点与发展趋势。

《国际卫生条例》中卫生应急的相关条款。

第三节　医院应急人力资源安全防护

1. 应急人力资源安全防护的目的

随着经济、社会的不断发展，突发公共卫生事件也呈现持续上升的势头。

在突发公共卫生事件的整个处理过程中，医院是突发公共卫生事件的重要防治机构，医务人员是直接接触患者次数最多的，因此职业暴露频率显著高于普通人群，最有可能被直接感染。医务人员做好个人防护，可在很大程度上减少被感染的机会，这不仅是为了保证医护人员自身的健康，更是确保突发公共卫生事件处置顺利进行的关键。新冠肺炎疫情发生以来，广大医务人员夜以继日奋战在疫情防控最前线，是做好医疗救治、控制疫情蔓延的主力军。为加强疫情防控期间医务人员防护工作，保障医务人员身心健康，有必要对医务人员的个人安全采取全面的防护措施。

2. 应急人力资源安全防护的措施

（1）高度重视医务人员防护工作。做好医务人员防护工作，是预防和减少医务人员感染的关键举措，是维护其身体健康和生命安全的必然要求，是提升战斗力打赢疫情防控阻击战的重要保障。各地要高度重视医务人员防护工作，针对当前防护工作中的短板和弱项，加强部门间统筹协调和医院管理，落实落细防护要求，用好用足现有政策，最大限度减少医务人员感染，切实维护医务人员健康权益。

（2）严格落实感染防控各项要求。医疗机构要进一步加大感染防控相关规章制度、标准指南的落实力度，全面落实标准预防措施，加强防护，正确选择和佩戴口罩、实施手卫生。针对发热门诊和隔离病区，特别是临时应急启用的诊疗区域，要严格落实《医院隔离技术规范》等有关要求。要加大感染控制科专职人员配备力度，专职人员要检查和指导各科室、各岗位所有医务人员对感染控制和防护工作的落实情况。要开展全员感染控制培训，不仅针对门诊和急诊预检分诊、发热门诊等高风险部门，还要针对内外科系统、医技科室、职能部门开展培训。必要时可邀请国家级、省级感染控制专家进行现场指导。

（3）指导医务人员科学实施防护。根据诊疗操作的风险程度和《新型冠状病毒感染的肺炎防控中常见医用防护用品使用范围指引（试行）》（国卫办医函〔2020〕75号），指导医务人员正确合理使用防护用品。要充分认识到防护用品若使用不正确、不规范、使用过度和使用不足，均可能增加感染风险。鼓励医疗机构设立防护监督员，在每个潜在污染区、污染区出入口设置检查点并配备1名防护监督员，对医务人员穿脱防护用品情况给予监督、指导和帮助。防护监督员须熟知医用防护用品的使用方法、穿脱流程，知晓发生职业暴露后的处置流程。

（4）落实相关支持保障措施。医疗机构要结合工作强度和岗位特点，合理调配医务人员，科学安排诊疗班次，保持医务人员合理休息，不鼓励带病上岗。加大医用防护用品等相关物资保障，防护物资供应不足时，应当及时向主管部门报告。积极创造条件为医务人员提供喷淋洗浴设施，确保其工作结束后离开隔离病区时能够彻底洗浴，达到卫生通过要求。各级卫生健康行政部门要在当地政府领导下，落实《国务院办公厅转发国家卫生健康委、人力资源社会保障部、财政部关于改善一线医务人员工作条件切实关心医务人员身心健康若干措施》（国办发〔2020〕4号），做好医务人员的权益保障。

（5）加强医务人员健康监测及感染报告。医疗机构要确定专门部门和人员，每日询问掌握医务人员暴露情况，监测是否有发热、咳嗽等新冠病毒感染的早期症状，以及是否存在皮肤面部和手部皮肤损伤、腹泻等其他可能导致感染的情形。对于有临床症状、有可能感染的，要立即进行病原学检测。实行无惩罚性的感染报告制度，一旦出现医务人员感染，所在医疗机构应当严格落实有关工作要求，立即向当地卫生健康行政部门报告，并按照要求报送新冠肺炎相关诊断信息。要求医务人员强制报告个人健康状况，尽早发现感染隐患。

（6）做好感染医务人员的医疗救治。医疗机构主要负责同志要亲自挂帅，负责本机构医务人员感染的医疗救治工作，并指定专门部门和专门人员负责日常组织管理。医务人员在疫情防控中如发生疑似感染，医疗机构要立即按照新冠肺炎相关诊疗规范，对感染的医务人员进行隔离，开展医疗救治工作。要及时开展有关检验检查，组织院内专家组对病情进行评估会诊，明确诊断并制订具体救治方案。必要时，邀请辖区内或上级专家组进行会诊。要为感染的医务人员创造一切可能的条件，有效开展医疗救治，控制病情发展，对重症、危重症病例要集中优质资源全力救治，最大限度减少病亡数量。

（7）落实医务人员待遇。各级卫生健康行政部门和医疗机构要积极配合相关部门，落实关于疫情防控工作中的医务人员待遇。按照人力资源社会保障、财政等相关部门要求，做好医务人员工资待遇、临时性工作补助、卫生防疫津贴等待遇保障。对于因履行工作职责感染新冠肺炎的医务人员，配合人力资源社会保障部门开通工伤认定绿色通道，使其依法享受工伤保险待遇。对于因履行工作职责感染新冠肺炎以身殉职，符合相应条件的，配合退役军人事务等部门评定（批准）为烈士，落实好抚恤优待政策。

第四节 医院应急人力资源绩效管理

目前国外学者对于绩效的认知主要集中在行为、过程、结果这三个维度上，而国内研究人员参考这三个维度,对应急人力资源的绩效评价展开了深入的探究，提出众多疫情暴发期间有利于促进绩效发展的建议,但都存在着同样的一个问题，就是没有对公立医院的组织绩效本身给出明确的定义。绩效与绩效评价是两个相互联系的主体，绩效的确定是绩效评价的基础。因此，借鉴利益相关者理论，通过确定我国公立医院的利益相关者及核心诉求，建立公立医院的组织绩效概念模型，明确绩效目标、绩效内涵、绩效内容，为绩效评价工作提供研究基础。

自疫情暴发以来，各地区的医务人员积极响应党中央的号召，毅然加入了抗疫前线的队伍。随着全国各地医务人员的努力，目前疫情已经基本得到了控制。但湖北的医务人员仍面临工作繁重、感染风险高、工作休息条件有限和巨大心理压力等困难。一场突如其来的新冠肺炎疫情大灾，打乱了人们的正常生活，医院作为抗击疫情的第一线，广大医务人员为救治患者写下了“可歌可泣”的壮丽篇章，绩效作为对他们价值认可的激励因素，如何发放及抚慰医务人员，这一问题对医院绩效带来较大的冲击和挑战，引发医院薪酬绩效变革思考。

1. 疫情期间主要科室绩效考核存在的焦点和难点

在抗击疫情的医务人员队伍中，主要科室包括发热门诊、感染科、ICU、CT室、检验科等，在医院传统常规按照收支结余绩效核算的情况下，这些科室由于业务差异性很大，也就导致绩效差异很大，其绩效管理也就相对困难。

（1）发热门诊科室：由于科室设置地方相对较偏，增加了患者寻找科室的难度，大部分发热患者都涌入医院门诊，混在患者中间，医院门诊并未设置发热门诊预检。事实上，许多医院发热门诊“名存实亡”，其设置只是为了应付上级检查验收。发热门诊的医务人员绩效一般，只是拿平均奖而已。

（2）感染科：作为公益科室，平时患者量较少，绩效也不高。笔者在医院绩效咨询中了解到，感染科面临的最主要问题为：患者少，收入低，效益差，绩效不合理，对传染病补贴关注度很高，科室人员流动性较强，面对这一现状，大多数医院采取科室绩效补贴政策。

（3）ICU：体现医院应急能力的科室，最主要特点是风险高、压力大、劳动强度高。笔者在医院科室岗位价值评价案例中认为，ICU 科室最能体现医疗行业特点，价值系数都靠前。大多数医院由于医疗服务能力不足，加之 ICU 人力配置、设备购置等成本较大，ICU 业务量不足，医院采取收支结余绩效提取模式，导致绩效不高。医院一般采取收入双算等模式，支持 ICU 学科发展。

（4）检验科：是医院效益最好的科室，新的检验项目增加也较快，特别是在药占比考核中，检验科室收入增幅较大，在收支结余绩效模式下，绩效相对来说也较高，虽然各家医院也在调控，但是大部分医院检验科绩效依然处于前列。

（5）CT 室：相对也是医院效益较好的科室，由于 CT 收费价格高，传统的放射影像人次较少，有药占比考核以及医疗风险防范的因素，推动 CT 检查人次增加较快，绩效相对来说也不错。

2. 疫情期间医院绩效的三大挑战

（1）收支结余绩效模式挑战。疫情期间，各个科室业务量锐减，收入下滑，许多科室都会出现亏损，但是抗击疫情相关科室收入上升，绩效会出现较大的波动，在如此大波动的情况下绩效如何发放，对绩效考核提出了挑战。

（2）科室绩效公平度的挑战。疫情期间，大多数医护人员参与了防控疫情的工作，牺牲休息时间，同样也冒着感染的风险，坚守工作岗位。如何处理各科室绩效公平度，尤其是在充分体现绩效向关键科室倾斜的情况下，这对绩效考核提出了挑战。

（3）编内编外同岗同酬的挑战。疫情期间，不分编内和编外身份，冒着生命危险，都投入防控疫情和救治患者工作中，风险高、压力大、劳动强度较大。如何抚慰编外医务人员的心情，绩效如何体现“同工同酬同待遇”，这也对绩效考核提出了挑战。

3. 疫情期医院绩效管理体制变革

疫情的影响和冲击，对医院带来了"三下降和两上升"的局面，三下降是指"业务量下降、医疗收入下降、医院收益下降"，两上升是指"防控成本上升、医院运行成本上升"，经济压力倍增。应对疫情对医院经济的影响和冲击，医院要自救强化经济管理，不得不对绩效管理体制进行相应的变革。

（1）打破与收入挂钩的绩效管理模式。"九不准"及相关医改政策明确表示医务人员个人收入不得与医院各项收入挂钩。疫情期间，科室绩效下降，为打破与收入挂钩的绩效模式提供了良好的契机。

（2）采取积分管理绩效模式。结合医改新时代，顺应公立医院绩效考核了应对医保 DRG 支付变革，适应医院薪酬绩效总额管理，采集积分绩效管理模式。某公司在医院薪酬绩效咨询及数字服务中，探索出的《业务量积分 + 医疗项目技术难度积分（RBRVS）+ 病种风险程度（DRG）+ 成本控制》× KPI 考核得分，"4 × 1"效能积分模式，充分体现了医疗行业特点，为疫情期间的绩效体制改革提供了参考，同时也适应医改新时代。

（3）提质增效梯度激励。医院需要应对疫情的影响和冲击，加大"增量、提质、降本、增效"梯度激励，加强精细化成本管控运营，推动医院走内涵质量效益型发展之路。

总之，面对绩效改革过程中存在的难题和挑战，医院管理者需要统筹规划，借助"疫情"窗口期，深化绩效变革，发挥绩效考核指挥棒作用，充分调动医务人员积极性，推动医院经济运营管理效率提升。

4. 疫情期间医院抗疫补贴及绩效的发放

疫情期间，一线的工作人员冒着生命危险，坚守在抗疫一线，为保卫人民群众的生命安全筑起了坚固的城墙。因此，为奋战在一线的工作人员提供补助刻不容缓。针对特殊时期工资的发放一方面有既往政策的参考，同时疫情期间国家多次发文为防疫工作人员补贴及绩效的发放提供了坚实的政策依据（见表 7-1）。作为收治新冠肺炎患者的医院，承担着医疗救治的重任，医务人员工资绩效的发放应当全力贯彻国家政策文件，同时根据所在医院的实际情况，制定抗疫补贴及绩效的发放标准，以期为医务人员提供坚实的物质保障。

表7-1　疫情期间绩效发放的相关政策及内容

政策文件	内容
《中华人民共和国传染病防治法》	对从事传染病预防、医疗、科研、教学、现场处理疫情的人员，以及在生产、工作中接触传染病病原体的其他人员，有关单位应当按照国家规定，采取有效的卫生防护措施和医疗保健措施，并给予适当的津贴。医院结合情况也可以指定其他在岗员工，酌情补贴
《中华人民共和国劳动法》第44条	1月25日、26日、27日（初一、初二、初三）三天为国家法定假日，单位要支付正常工资，如安排员工工作，应向安排工作的员工支付3倍工资。1月24日、1月28日—2月2日为法定休息日，2月8日—9日、15日—16日、22日—23日、29日为法定休息日，要正常支付工资，根据《中华人民共和国劳动法》第44条规定，休息日安排劳动者工作，又不能安排补休的，支付不低于工资的200%的工资报酬
国发明电〔2020〕5号《关于全面落实进一步保护关心爱护医务人员若干措施的通知》	湖北省（含援湖北医疗队）一线医务人员临时性工作补助标准提高1倍、薪酬水平提高2倍，扩大卫生防疫津贴发放范围，确保覆盖全体一线医务人员
财社〔2020〕2号《关于新型冠状病毒感染肺炎疫情防控有关经费保障政策的通知》	对参加防治工作的医务人员和防疫工作者给予临时性工作补助。按照一类补助标准，对于直接接触待排查病例或确诊病例，诊断、治疗、护理、医院感染控制、病例标本采集和病原检测等工作相关人员，中央财政按照每人每天300元予以补助；对于参加疫情防控的其他医务人员和防疫工作者，中央财政按照每人每天200元予以补助
国卫人函〔2020〕61号《国家卫生健康委关于贯彻落实改善一线医务人员工作条件切实关心医务人员身心健康若干措施的通知》	做好临时性工作补助发放工作。及时为疫情防控一线医务人员和防疫工作者发放临时性工作补助。由同级卫生健康行政部门会同人力资源社会保障、财政部门按月审核，由各省级卫生健康行政部门统计汇总，将执行各类补助标准的人员数、工作天数和补助金额于每月10日报送国家卫生健康委。为落实调整卫生防疫津贴标准，进一步保障新冠肺炎疫情防疫人员权益，有关部门将出台政策，提高卫生防疫津贴标准，各地卫生健康行政部门要积极与当地人力资源社会保障和财政部门沟通，按照政策规定及时抓好落实，特别是对参与新冠肺炎疫情防控人员，要及时足额发放到位，进一步鼓舞防疫工作者士气 做好一次性绩效工资总量测算。各地卫生健康部门要及时了解医疗卫生机构参与疫情防控、医疗救治工作情况，主动与人力资源社会保障和财政部门沟通，综合考虑医疗卫生机构承担的防控任务量、风险程度等因素，测算提出核增不纳入基数的一次性绩效工资总量建议，指导各单位做好内部分配，重点向加班加点特别是做出突出贡献的一线人员倾斜，并及时发放到位
国办发〔2015〕1号《国务院办公厅关于加强传染病防治人员安全防护的意见》	对直接参与国内传染病类突发公共卫生事件现场调查处置、患者救治、口岸检疫、动物防疫等各类一线工作的人员，以及政府选派直接参与国外重大传染病疫情防治工作的医疗和公共卫生等防控人员，根据工作风险、强度和时间给予临时性工作补助
人社部规〔2016〕4号《人力资源社会保障部财政部关于建立传染病疫情防治人员临时性工作补助的通知》	按照一类补助标准，对于直接接触待排查病例或确诊病例，诊断、治疗、护理、医院感染控制、病例标本采集和病原检测等工作相关人员，中央财政按照每人每天300元予以补助；对于参加疫情防控的其他医务人员和防疫工作者，中央财政按照每人每天200元予以补助

续表

政策文件	内容
印发《关于切实做好新型冠状病毒感染的肺炎疫情防控期间事业单位人事管理工作有关问题的通知》	1.各地要进一步做好疫情防控期间各类医务人员的及时奖励工作，重点向疫情防控救治一线做出突出贡献的医务人员倾斜。及时奖励要聚焦疫情防控期间工作表现，突出符合奖励条件和群众公认，不设比例（名额）限制。在疫情防控工作中表现突出、符合奖励条件的已故人员，可以追授奖励 2.对参加疫情防控一线工作的医务人员，优先晋升职称或专业技术岗位等级；对参加疫情防控一线工作表现突出、获得记功以上奖励或获得相同层次以上表彰的医务人员，可直接聘用至高一等级专业技术岗位。本单位没有岗位空缺的，可采取特设岗位等方式，不受本单位岗位结构比例限制 3.医疗卫生事业单位要将医务人员在本次疫情防控工作中的表现作为本年度考核的重要内容。对参加疫情防控一线工作表现突出的医务人员，可单独核增年度考核优秀名额，不受本单位和本地区年度考核优秀比例的限制 4.各地人事综合管理部门要加强与卫生健康等部门的密切合作，适应当前疫情防控工作需要，可以适当简化及时奖励的材料和程序，不给一线医务人员增加额外负担。在当前疫情防控的关键阶段，要注意把握及时奖励的条件和数量，重点做好一线医务人员及时奖励工作，其他事业单位工作人员的及时奖励可在疫情防控工作结束后适时统一组织

案例7

河南省人民医院新冠肺炎疫情期人力资源应急管理方案

一、疫情期人力资源调配应急方案

1. 呼吸科、感染性疾病科、儿科、老年医学科、急危重症医学部等相关科室及医务、护理、疾病控制、感染管理、采供、药学、医学装备、后勤保障等职能部门，全员在岗值守，科室负责人带班。遇突发紧急情况，带班值守人员须3分钟内到达现场。

2. 医院新型冠状病毒感染的肺炎防控救治专家组、工作组及各组的全体人员做好值班值守，院内会诊须5分钟内到齐，省内会诊确保即时出发。

3. 检验、影像等医技部门要24小时做好疫情防控保障支持服务。

4. 其他临床科室，要做好床位备用、人力资源调配，实行在岗值守和24小时备班制，做到24小时即时响应、随叫随到。

5. 实行疫情防控团队高年资、高职称、精英制。各相关专业要选派高年资、高职称、有经验的专家，担当疫情防控救治的主力军。

6. 建立院领导24小时双人值班驻守机制，24小时坐镇指挥一线防控救治工作，遇突发紧急事件5分钟内到达现场。

7. 关心爱护生病、住院、怀孕等职工，原则上不分配疫情防控救治一线工作。

8. 全院各部门要在日常工作落实的情况下，合理科学地调配人力资源，弹性轮值、梯次排班，避免医务人员过度劳累，做好疫情防控持久战的准备，保障医务人员健康地为患者提供医疗服务。

9. 人力资源部负责做好全院考勤统计工作，做到精准客观。

二、人力资源安全保障管理方案

（一）细致排查传染隐患，彻底消除院内感染风险

1. 采取果断措施。根据疫情防控需要，医院下发了《河南省人民医院关于做好返郑人员居家观察工作的通知》。采取科主任负责制，严格要求返郑人员居家隔离观察，每天 2 次向科主任或部门负责人汇报健康情况，并自觉接受视频监督；同时，对全院所有职工和第三方工作人员展开健康排查工作；此外，又派出 4 个督导组，检查督导各科（处）室执行情况。

2. 认真反复排查。经上报汇总和科室督导，医院人力资源部共对 6 741 名在职职工、1 666 名物业人员、在院 190 名各类学员（实习、进修、规培、研究生）进行了离郑外出情况、当前健康状况、与确诊（疑似）病例接触情况的排查。为确保排查彻底，人力资源部又对比人员库，对漏报人员、信息填报不全的人员进行逐一电话调查，确保了排查工作的全面、细致。

3. 突出重点防控。根据摸排情况，对 34 名有湖北旅居史、56 名有疑似或确诊病患接触史的职工进行定期电话回访，随时跟踪了解当前身体状况。同时，我院职工在此期间出现身体不适时，由医务部及时与本人对接，跟踪了解情况，并做好公卫中心轮换人员的排查督导。

（二）严格落实政府法律法规，密切关注职工健康状况

在院内感染风险基本排除、医院各项工作顺利开展之际，医院根据疫情发展和工作实际，及时调整了防范手段。

1. 推进职工健康管理工作常态化。2 月 21 日，为落实上级要求，进一步加强职工健康管理，医院下发了《河南省人民医院关于在新冠肺炎疫情防控期间进一步加强职工健康管理工作的通知》，再次强调职工健康管理和每日排查上报工作。

2. 改进工作方法、优化工作流程。逐一联系科处室负责人，强化“科主任负责、具体人员专责”的工作责任，确定了各科室联系专员，组建了微信工作群；采取微信扫描二维码的方式每日汇总上报健康排查情况，简化了上报流程、

缩短了汇总时间。

（三）严防境外输入病例，强化疫情期间人员管理

随着国内防疫形势逐渐缓和，严防输入性病例成为当前工作重心。加之我院职工（家属）在国（境）外学习、进修的人员较多，该类人员成为我院当前健康管理工作的又一重点，为此我院又与时俱进加强了相关工作部署。

1. 加强在岗人员管理。下发了《关于强疫情防控期间人员管理的通知》，进一步强化主体责任，加强护照管理和请销假制度，疫情期间原则上不允许出国（境），尤其是到疫情严重国家和地区。

2. 加强境外职工（家属）管理。开展“境外职工（家属）情况摸底”工作，全面掌握境外职工（家属）的基本情况、健康状况、近期行程安排等情况，通过各种方式核实情况、重申政府和医院各项要求；对于境外（拟）返郑人员，严格执行境外人员入郑“双报告”制度，提前、主动做好相关工作。

3. 相关情况动态掌握。疫情暴发以来，医院共有5人从境外返郑/拟返郑/与返郑人员有交集，均按要求进行了隔离观察。

三、本院职工返郑人员居家观察管理方案

为加强疫情防控工作，确保职工自身安全，防止出现交叉感染，保障医院各项工作顺利开展，医院采取了一系列措施。

（一）认真做好返郑和健康情况排查工作

根据医院做好返郑和健康情况排查工作的要求，人力资源部于2020年1月31日设计了排查表，下发了通知，要求全院各部门对来我院上班的所有人员（包括在职职工、返聘人员、学生、规培生、物业人员等）进行返郑和健康情况排查。

（二）返郑和健康情况排查情况

1. 在职职工

（1）离郑外出情况。

（2）职工当前健康状况。

（3）与相关人员接触情况。

2. 物业人员

（1）离郑外出情况。

（2）当前健康状况。

3. 各类学员（实习、进修、规培、研究生）

（1）离郑外出情况。

（2）当前健康状况。

（3）与相关人员接触情况。

（三）严格返郑人员居家观察要求

医院制定了《河南省人民医院关于做好返郑人员居家观察工作的通知》，并向全院通知，要求全面排查职工离郑、返郑情况，要求返郑人员居家隔离，每天 2 次向科主任或部门负责人汇报健康情况，并自觉接受视频监督。

（四）细致排查严厉督导

对全院各部门在职职工，以及在医院工作、学习的物业人员、第三方派遣人员、进修规培人员进行了全面摸排，详细掌握其近期出行情况、与疑似和确诊病例接触情况、当前健康状况等。

采取科主任负责制，要求各科（处）室严格执行医院防控措施和规定；并派出 4 个督导组，检查、督导各科（处）室严格执行。疫情应急响应启动后，对全部科（处）室进行了逐个督导。

（五）重点人群重点防控

根据前期摸排情况，对有湖北旅居史、有疑似或确诊病患接触史的职工进行逐一电话沟通，详细了解情况，跟踪了解当前身体状况。同时医院对第三方工作人员开展了健康排查，要求第三方工作人员严格执行每日上报制度，同时排查在岗第三方工作人员健康情况。

第八章

新冠肺炎疫情期医院科技创新应急管理

第一节　新冠肺炎防控科研攻关协同体系建设

新型冠状病毒感染的肺炎是2019年12月在武汉首次发现的一种新的传染病，我国2020年1月20日将其纳入乙类传染病并按照甲类传染病管理。新型冠状病毒肺炎的暴发给我国乃至全世界都带来了不可估量的经济损失和人员伤亡，在当今科研和科技迅速发展的时代，科研与防控协同攻关，无疑已经成为战“疫”最有希望的手段。

在3月6日国务院联防联控机制举办的新闻发布会上，科技部社会发展科技司司长吴远彬介绍：经过一个多月的努力，科研工作取得了积极成效，新冠肺炎疫情可诊、可治、可防的态势基本形成。发布会上中央指导组成员、国务院副秘书长丁向阳介绍说，中国聚焦五大主攻方向，动员全国科技力量开展疫情防控科技攻关。

（1）在治疗药物筛选方面，坚持中西医并重，经过对5 000余种药物的筛选，针对轻型、普通型等不同类型患者开展具体的药物临床试验研究。

（2）在阻断轻症向重症发展方面，中医药和中西医结合治疗都取得比较明显的成效。有关中医院士团队研制的新药显示，临床症状明显缓解，治疗的轻症患者无一例转为重症；筛选的中成药治疗结果表明，具有确切的疗效。

（3）在临床救治新技术方面，针对重型、危重型患者，探索恢复期的血浆、干细胞治疗，是目前降低病亡率的安全有效手段。

（4）在疫苗研发方面，从五个研发技术路线并行推进，多数疫苗研发可于4

月中旬甚至更早申报临床试验。

（5）在检测技术和产品开发方面，开发了一批检测产品。到3月3日，共有14款检测试剂通过应急审批上市。

在新冠肺炎疫情防控中，医院应紧密围绕上述五个方向，开展科技攻关布局。同时要充分了解疫情的信息，加强对新资讯的收集和整理，以及时调整医院防控策略。掌握实时发布的科研成果进度，不仅可以为本院的科研进度提供新思路，也能够在这场战斗中尽我们所能，贡献一份力。将可用的科研成果应用于临床，不仅可以提高检出率，还可以为我们临床治疗提供新的方案，加快治疗进度，提高治愈率。同时应充分借鉴SARS等疫情防控中的科技创新精简方法，建立以医院为基础的新冠肺炎疫情防控科技创新协同体系，协同企业、事业单位、政府，或地区、国家，在最短的时间内解决医院面临的特异性科技瓶颈问题，以及医疗机构所共同面临的其他重大问题，共同投入、共担风险、共享成果。

第二节　新冠肺炎大数据库建设

习近平总书记在中央全面深化改革委员会第十二次会议上强调，要鼓励运用大数据、人工智能、云计算等数字技术，在疫情监测分析、病毒溯源、防控救治、资源调配等方面更好发挥支撑作用。

医院大数据库是一个数据信息共同体概念，它结合了医院各类数据信息，这些信息之间又有多种类型区分。同时医院大数据库不局限于某个分析主题，利用大数据技术，覆盖数据标准、数据采集、数据校验、数据分类、存储治理及分析应用全方位内容。它不是一个单一的业务流程和技术概念而是利用管理系统对数据从入口、出口、准确性、权限范围、安全性等方面进行全面管理，构建了一个统一的数据秩序，并以这个“统一数据”为出发点，形成统一的数据资源库，将数据按需及时地提供给不同应用主体实现资源的最大化利用。

随着信息社会的大发展，医疗大数据已成为医疗服务的核心和重要的战略资源，其对提升工作效率，降低医疗风险，提高服务质量，建立整体发展思路，预测科研方向、辅助制定发展战略都有着重要的作用。基于大数据技术的院级临床科研平台为医院基础理论数据，在工作效率、经济效率及患者满意度等多方面取得了显著成果，能够实现管理效率的不断提高，增强医院在周边医疗规范管理的领导作用，还可以将临床医学、教学、研究和预防相结合，提供科学可靠的基础数据资料。关于新冠肺炎大数据库的建立势在必行。

1. 新冠肺炎大数据库建设的作用

新冠肺炎数据库的建设应该有助于：

（1）快速查清传染源和传播途径，密切跟踪感染者，及时完善防控策略和措施。

（2）实时监测分析疫情动态，提高防控效果。

（3）精准检测病毒变异情况，助力病毒疫苗和药物研发等科研攻关，辅助病情快速检测、智能诊治，提高疫情防控效率。

（4）促进疫情期间各类物资的统筹调配，提高资源配置效率。

2. 新冠肺炎大数据库建设的预期效果

新冠肺炎大数据的建设应完成以下效果：

（1）科研数据快速检索：传统的数据检索系统通常需要查询人员有一定的数据库查询能力和SQL语句能力。平台系统则采用了快速检索系统语义标签化技术，通过拖拽不同筛选条件的标签，自动生成查询计划，使查询工作不再需要依赖操作人员的计算机水平。

（2）数据个性化管理平台：系统不仅能够满足院级科研需求，还能满足科研人员的个性化研究要求，如可以根据科研项目需求建立独立的项目及项目数据收集规则等。充分利用大数据技术的优势，对数据进行自动整理、统计分析和核对，对医疗数据中的错误信息及时发现，不但可以减轻科研人员的工作负担，而且给科研人员提供不同的科研思路，提高科研的质量。

（3）数据统计分析：多元化完善的统计学分析工具和灵活的自定义统计模式对于科研人员非常重要。平台系统为数据的统计支持提供了自定义分析方法，操作者可以自定义分析的变量以及分析模式，导出不同形式的统计分析图表。

3. 新冠肺炎大数据库建设的监督和治理体系的保障

数字技术有助于强化监督执法。数字技术及其应用在疫情防控的主体责任、主管责任、监管责任落实中发挥着不可或缺的作用。疫情期间，国务院办公厅通过国务院“互联网 + 督查”平台面向社会征集有关地方和部门在疫情防控工作中责任落实不到位等问题线索以及改进的意见、建议，充分发挥了广大群众的监督作用。数据库真正发挥作用，离不开治理体系的支持与保障。从新冠肺炎疫情防控实践来看，我国各省、市之间存在较大差异，数据较多，在数据库的交流管理层面仍需改进。

4. 新冠肺炎大数据库建设与分享交流的合法性

在新冠肺炎大数据的建设过程中，应遵守相关法律规定和伦理道德准则。对收集到的个人数据要经过整合、去标识化等处理，保护疫情期间患者个人信息、医疗机构信息以及整个卫生系统信息的安全。同时，数据库的建设不仅在此次疫情中可以促进全国各地乃至全世界的科研信息交流，也可以为以后许多未知的疫情保留有用的信息。

无论是针对本次疫情救治还是未来流行病疫情的应对防控；无论是实践还是临床科研，大数据库的建设都将提供莫大的帮助。

第三节　新冠肺炎应急专项攻关项目设立与管理

1. 新冠肺炎应急攻关项目设立的目的

有条件的医院，应以“为科学高效做好疫情防控、临床诊断和治疗提供宝贵的科技支撑”为目的设立新冠肺炎应急攻关专项项目，支持临床医务人员和医院科研工作者开展相关研究工作。

2. 新冠肺炎应急攻关项目涉及的范围

应急攻关项目可以围绕但不限于以下六个方面开展：①治疗药物的研发；②阻断轻症向重症发展；③防护消毒用品的改进；④临床救治新技术的探索；⑤疫苗的研发；⑥检测技术和产品的研发与改进。

3. 新冠肺炎应急攻关项目的管理

（1）应严格按照《医疗机构开展临床研究项目管理办法》的要求进行伦理审查、立项，按要求备案，并在医学研究登记备案信息系统（网址：http://114.255.48.20）上传有关信息。医院要提供条件保障伦理委员会紧急独立开展伦理审查。伦理委员会要提高审查效率，在保障伦理审查质量的前提下，加强指导和支持，简化文档要求。各级卫生和科技行政部门应当加强统筹协调，促进数据整合，提高研究效率。攻关项目相关人员应由“执行人员”“监督人员”“质量把控人员”等组成。

（2）项目执行周期：项目应在限定时间内完成，一般以 6 ~ 18 个月为宜。

（3）相关人员在展开相关研究工作时，应严格遵守相关安全标准，在具备相应生物安全防护水平的场所开展工作，保证相关工作的合法性。同时应建立健全安全防护制度，保证相关人员的安全。此外，科研工作要以科学问题为导向，规范生命医学研究的管理，严格遵循科研伦理规范，快速、高效地应用新兴科技手段和研究体系解决关键科学问题，为新型冠状病毒感染及其他新发突发传染病的防控及时提供理论及技术支持和有效的解决方案。

（4）成果检验：设立相应的成果检验标准，达到检验标准后方可将成果进行推广应用。

第四节　新冠肺炎应急科技创新成果与转化应用

为解决新冠肺炎临床救治、疫情防控等问题，助力打赢疫情防控“阻击战”，各省市紧急启动了许多科技创新攻关项目，有了许多创新成果，各个领域也都积极研发创新，尽自己所能贡献力量。具体创新成果转化与应用如下。

1. 互联网方面

新冠肺炎暴发以来，各个互联网公司从不同方面整合信息，帮助对抗新冠肺炎。百度将人工智能技术、大数据、信息流三方整合提供疫情地图追踪和大数据报告；阿里推出智能机器人弥补人力短缺问题来应对复杂的疫情；字节跳动通过旗下多平台发布疫情实时消息，对疫情进行专题报道；线上医疗行业积极开展远程问诊、减少民众就医时交叉感染机会；人工智能加入科研工作，开展大数据及人工智能（AI）技术攻关，辅助流行病、呼吸疾病和胸部疾病的筛查和防控预警。

2. 物联网方面

物联网现指利用局部网络或互联网等通信技术，把传感器、机器、人员和物等联系到一起，实现了人与物、物与物的相联，同时实现了以人为本的信息化、远程控制和智能化管理。物联网技术同样可以应用到新冠肺炎防控上，以建立基于物联网医学理论和技术的三级联动 nCapp 智能辅助系统诊治新冠肺炎。通过物联网技术可以实现发现、监测和管理新冠肺炎，并指导治疗；拓展新冠肺炎海量信息深度挖掘功能，全程管理和及时处置新冠肺炎；协助提问答疑、帮助挂号、协调患者、社区医生与专家三家联动，提供安全的诊治方案和双向转诊。积极利用移动互联网、物联网、云计算、可穿戴设备等新技术，推动惠及全民的健康信息服务和智慧医疗服务政策，带领中国在新冠肺炎及传染病防控方面达到国际领先水平，为中国的新冠肺炎及传染病防控做出应有贡献。

3. 诊断检测方面

在国务院联防联控机制举办的新闻发布会上我们了解到，目前已经有 14 个检测产品获批并应用于临床，整体检测水平显著提高，能满足国内诊断检测的需求。抗体和核酸两类检测的试剂互相补充，进一步提高了检出率。自从新冠肺炎疫情发生以来，科技攻关组一直非常重视各种新型检测试剂的研发，在科技攻关进展方面，在前期主要针对以 PCR 为主的核酸试剂研发后，近期又部署一批研发项目，具体有三个方面的内容。①针对核酸部署了更快捷、更方便、更灵敏的研发资助项目。它可以在 90 分钟以内完成高灵敏度的检测，灵敏度可以比过去的检测高 3 倍。②是基于免疫的检测，主要是针对咽拭子采样过程中获得的抗原检测，在 30 分钟之内就可以快速地获知患者体内是否有病毒的存在。③针对抗体检测。患者体内是否存在有 IgM、IgG 这样的抗体，半个小时以内就可以完成检测。这些项目现在已经陆续启动。同时有些研发项目已经取得成果，并转化应用于临床，比如说针对血清 IgM、IgG 抗体的检测，我们既有试纸条，一次用于一个人检测，几十分钟就完成；也有刚刚获批的 1 个小时可以完成 200 个患者检测的全自动免疫化学发光检测试剂，都已经获准正式应用于临床诊断。

4. 治疗方面

科技攻关的一批药物和救治技术已在疾病救治当中扩大应用，磷酸氯喹、托珠单抗、中医药当中的有关方剂和注射液等一批推荐的药物以及康复者血浆、血液净化治疗这样一些治疗方法也纳入诊疗方案；正在积极推动干细胞、单克隆抗体等先进技术用于危重症患者治疗研究。通过临床实践制定了分型分层的治疗策略，不断优化治疗方案，其中就包括阻断轻型、普通型向重症转化的治疗方案，也包括重型、危重型患者的救治方案。随着疫情的不断发展，科研攻关组将进一步精准聚焦临床需求，加强中西医结合、中西药并重，同时将抗病毒治疗和免疫调节治疗结合在一起，将前期成果形成组合方案用于临床诊疗，让更多患者能够得以治愈。

5. 防控方面

在防控上，目前开展了多种传播途径的动物实验，为有针对性地做好防控措施提供了科学依据。疫苗作为最有效的防控手段，正按五条技术路线并行推进。由于新冠病毒是一个新病毒，我们对它的认识、探索还有一个过程。同样，疫苗的研发也要在探索和深化的过程中逐步地解决一些问题。

当前全球有 20 多种新冠肺炎疫苗正在研发当中，中国所研发的也是其中之一。

在新冠疫情发生以后我国科研攻关组专门设立了疫苗研发专班，在全国范围内着眼于数十家疫苗机构，第一批筛选了八家机构确立了九项任务，沿着五条技术路线推进疫苗攻关工作。

灭活疫苗是其中一个技术路线，布置了三项任务。目前，灭活疫苗研究已经进展到动物攻毒和动物毒理研究阶段，就是大家常说的基于实验动物的疫苗有效性、安全性研究阶段，目前我们还没有看到国外有类似的报道。

我国关于基因工程重组的亚单位疫苗研发进度也进入了实验动物的有效性和安全性研究阶段，目前和国外基本处于同步或略有领先的水平。

腺病毒载体疫苗我国也有一定基础，我们曾经成功研制的埃博拉疫苗就是用的腺病毒载体，目前我国新冠肺炎的腺病毒载体疫苗的研究，也处于实验动物的有效性和安全性研究阶段，和国外基本处于同步或在某些环节略有领先的地步。

减毒流感病毒载体疫苗，目前已经进入实验动物的有效性和安全性研究阶段，这个疫苗的一个特点，是通过鼻腔滴注的方式进行接种，如果研制成功对提高接种率有一定的效果。在全球范围内，目前还没有看到其他国家有关类似疫苗的报道。

第五个技术路线是核酸疫苗，即 mRNA 疫苗、DNA 疫苗，目前全球没有类似的人用疫苗上市，我国的 mRNA 疫苗的研发和国外的 mRNA 疫苗的研发基本同步，我们在临床前研究阶段还略微领先，但是由于我们没有开展过 mRNA 疫苗临床研究的先例，未来在临床研究环节也许会被超越。我国 DNA 疫苗布局了两个团队同步推进，其中一个团队是采取国际合作方式推进这项工作，目前两个团队的进展也都到了实验动物的安全性和有效性的研究阶段。

综合来讲目前的五条技术路线都是按照我们的预期稳步推进的。近期部分疫苗有望能够进入临床研究或者应急使用。但是由于新冠病毒是一个新病毒，我们对它的认识、探索还有一个过程。同样，疫苗的研发也要在探索和深化的过程中逐步地解决一些问题。

第五节　新冠肺炎应急科技创新的伦理规范管理

1. 项目管理

（1）明确目的。设立科技创新项目是为了在科技“战线”上与疫情赛跑，为遏制疫情蔓延提供坚定的科技支撑。从项目成果来讲，人类是最大的受益者。

（2）根据《医疗卫生机构开展临床研究项目管理办法》，项目设立和实施时应严格遵守以下规范（图 8–1）。

项目设立

1.医疗卫生机构应当组织伦理委员会遵循伦理审查原则，对临床研究项目进行伦理审查，并形成书面审查记录和审查意见。
2.参与多中心临床研究的医疗卫生机构不具备成立伦理委员会条件的，可以由发起多中心临床研究的医疗卫生机构伦理委员会出具书面审查意见。
3.临床研究项目经伦理审查通过后，由医疗卫生机构临床研究管理部门提交临床研究管理委员会审核。有以下情形之一的，不得予以立项审核：
（1）违反法律、法规、规章的相关规定。（2）违背伦理原则或科研诚信原则。（3）研究前期准备不足，临床研究时机尚不成熟。（4）相关药品、医疗器械可能存在质量缺陷。（5）临床研究的安全风险超出可控范围。（6）研究负责人与研究结果有直接利益关系。（7）可能存在商业贿赂或其他不当利益关系。（8）可能侵犯他人知识产权。（9）依据法律法规和国家有关规定应当禁止研究的其他情形。
4.临床研究项目经医疗卫生机构审核立项的，医疗卫生机构应当与临床研究项目负责人签订临床研究项目任务书。

→

项目实施

1.临床研究项目实施过程中需要对研究方案进行调整的，应当经医疗卫生机构临床研究管理委员会批准，涉及伦理问题的应当重新进行伦理审查。
2.当存在违背伦理原则或科研诚信原则的行为时，医疗卫生机构应当暂停或者终止研究项目，并及时报告当地卫生行政部门。

图8–1　项目设立和实施时应严格遵守的规范

2. 人员管理

优秀的科研人员是必不可少的。在科研人员的选择上，一方面要求科研人员有较高职业道德和职业素养，另一方面强调科研人员要坚持求真务实的思想品格，攻坚克难，大胆创新；再一方面要具有脚踏实地、实事求是、坚忍不拔、爱国奉献、志存高远、淡泊名利、谦虚好学、团结协作等优良品质。

习近平结合新时代我国科技发展的实际，在科技工作者职业伦理道德规范方面提出了诸多创新观点。概括起来，主要有三点：科技工作者要有正确而远大的人生理想；要有敢为人先、勇攀高峰的创新品格；要遵守学术规范、践行科研诚信。

3. 学术氛围管理

营造一个好的科研氛围是不可或缺的。中央办公厅《关于进一步弘扬科学家精神加强作风和学风建设的意见》强调加强作风和学风建设，营造风清气正的科研环境，为疫情期间医院科研工作过程中学术氛围的管理提供借鉴，提示在任何时候都不能学术作假。

（1）崇尚学术民主。鼓励不同学术观点的交流，倡导认真严谨的学术讨论，排除地位的影响和利益的干扰。要开诚布公地开展学术批评，多提出建设性意见。要尊重他人学术话语权，反对人身攻击。

（2）坚守诚信底线。科研诚信是科技工作者的生命。要压紧压实监督管理责任，建立健全科研诚信审核、科研伦理审查等有关制度和信息公开、举报投诉、通报曝光等工作机制。对违反项目管理规定，违背科研诚信、科研伦理要求的，要敢于揭露与批判。

（3）反对浮夸浮躁、投机取巧。不人为地夸大研究基础和学术价值，务必深入科学研究的前沿，掌握第一手资料。未经科学证实的现象和观点不得传播给公众。科研成果（如论文）发表后一个月内，原始实验数据（包括实验记录和实验数据）应提交单位统一管理，以备将来参考。科研人员应当在单位同意的情况下，公布科学技术突破和重大科技进步。促进和转化科学技术成果，不得故意夸大技术价值和经济及社会效益，不得掩盖技术风险，并且必须经同行评议、用户使用和市场认可。

（4）反对科研领域"圈子"文化。要有宽广的胸襟，打破相互封锁、彼此封闭的倾向，防止和反对科学研究领域的"圈子"文化，破除各种裙带关系。抵制各种人情评审，在各种评审活动中不"打招呼""走关系"，不投感情票、单位票、利益票，一旦发现此类行为，立即取消参评、评审等资格。

4. 伦理审查管理

从事涉及人的生物医学研究的医疗卫生机构设立伦理委员会。医院作为生物医学研究的医疗卫生机构，其涉及人的生物医学研究需要落实伦理审查工作的管理责任，因此必须严格按照《涉及人的生物医学研究伦理审查办法》设立伦理委员会、开展伦理审查、获得知情同意并且开展监督管理，对未按照规定设置伦理审查委员会、不按流程走完伦理审查、擅自开展涉及人的生物医学研究、私自泄露被试者信息等的医院严格追究法律责任。

5. 实验动物管理

实验动物，是指经人工饲养、繁育，对其携带的微生物及寄生虫实行控制，遗传背景明确或者来源清楚的，用于科学研究、教学、生产和检定以及其他科学实验的动物。由于科学研究、教学需要，医院在科研活动中经常需要进行动物实验，对实验动物进行管理就显得十分重要，尤其是在疫情期间，实验动物管理不容松懈。

对涉及实验动物管理的医院要严格按照《中华人民共和国动物保护法》《实验动物保护法》《实验动物管理条例》进行实验动物的饲养管理，对违反国家法律法规的医院要进行严格的处罚，以规范实验动物的合法化管理。

科技创新的存在是服务于人、有益于人的，如何在科技创新与伦理道德之间寻找一个平衡点，是尤为重要的。尤其是在情况紧急、迫切需要研究成果的当下，我们更不能放松警惕，要严格做到遵守伦理规范。

案例8

河南省人民医院新冠肺炎大数据库建设

自2020年1月底以来，河南省人民医院在前期工作准备基础上，正式启动新冠肺炎大数据库建设工作。在项目管理方面，建立了党委书记为核心的管理队伍，对数据库建设进行整体规划，组织协调各项工作有条不紊地进行。在人才队伍建设方面，组建了由高水平的工程技术人才、工程管理人才和知名学科带头人组成的15人的人才队伍，其中专职数据录入与处理人员4人，专职样品收集管理人员4人，专职数据提取应用研发人员4人，专职管理人员3人，同时还有由河南省人民医院呼吸科、传染性疾病科等学科专家组成的兼职团队。注重人员素质的提高，始终保持与平台发展相适应的科技人才队伍，积极与国内外著名大学和科研机构建立合作关系，获取大数据应用研究及样品库建设与开发方面最前沿的技术和成果。

在设备方面，已购置设备总值达到329万元，主要包括数据库建设及开发应用的非结构化大数据平台一体机一套、结构化大数据平台一体机一套、万兆交换机及数据应用服务器；样品库保存所需的各种储存设备及信息化管理系统。

在数据分析建设方面，已完成了新冠肺炎样品库和数据库的一期工程。数据库将为新冠肺炎患者健康管理、个性化诊疗咨询指导、医学知识科普，以及新冠肺炎遗传学监测、疾病负担预测提供基础支撑。

数据库建设主要方法如下：

（一）新冠肺炎大数据库总体建设内容

1.新冠肺炎生物样本存储库
生物样本包括各类组织、血液、核酸等一般样本，以及其他专项课题所需的特定样本

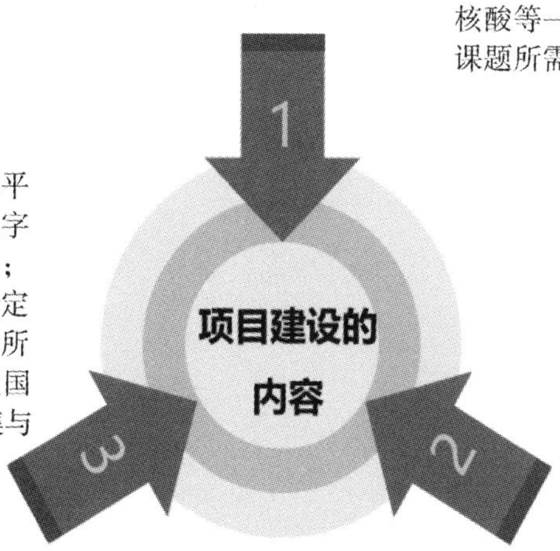

3.信息操作平台
本项目拟构建的信息操作平台功能包括：①依据识别字段信息调取样本完整信息；②筛选专项课题所需的特定信息；③AI自动识别生成所需研究队列；④全省乃至国家新冠肺炎“大数据采集与共享中心”

2.样本完整信息库
本项目样本完整信息库包括：①生物样本信息库；②临床病例信息库；③其他健康相关信息库，如新冠肺炎患者健康档案等

新冠肺炎大数据库各项建设内容逻辑关系如下：

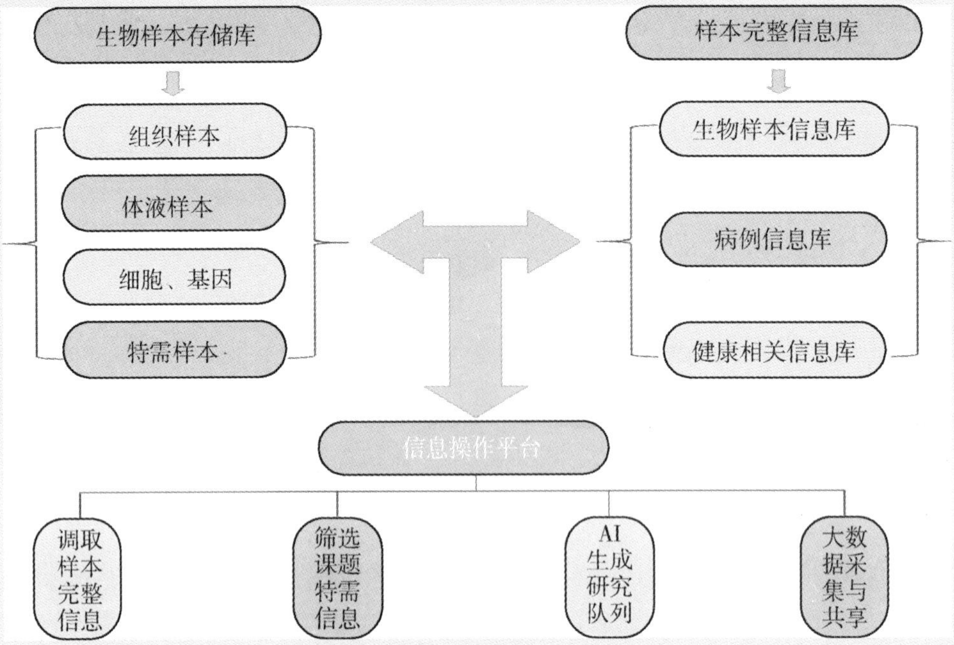

（二）新冠肺炎大数据库项目总体建设流程

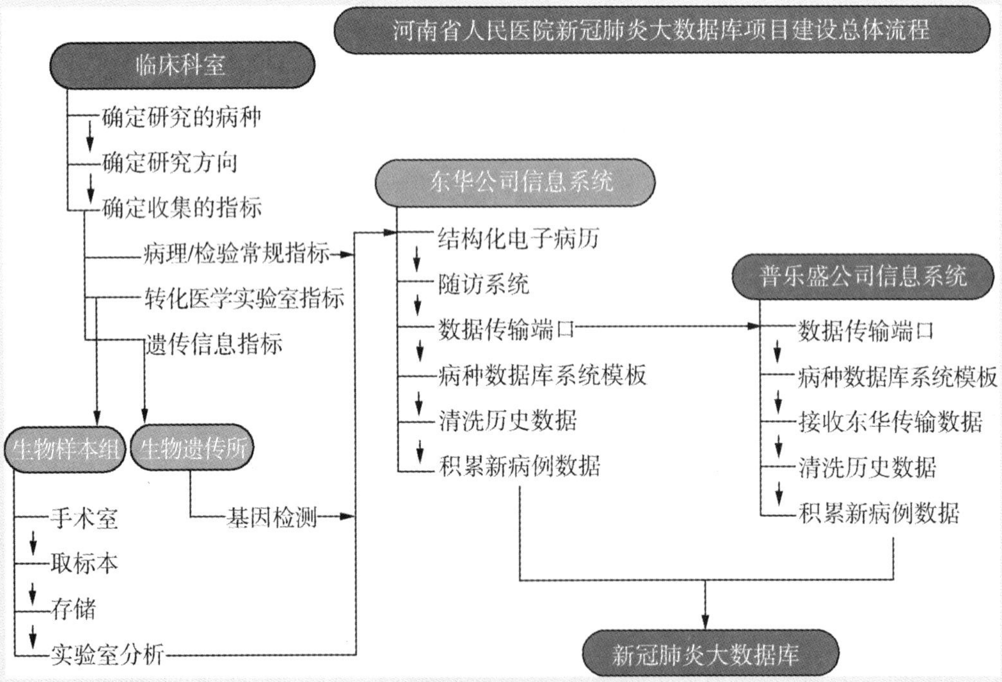

（三）河南省人民医院新冠肺炎患者样本收集知情同意书

1. 知情部分

您受邀参加河南省人民医院将部分组织和外周血捐献给科研项目所用的行动。样本将被保存在河南省人民医院。

样本收集本身不会给您带来任何痛苦。血标本收集是在各项检查的同时收集的。组织样本的收集的前提是诊断和治疗必须进行切除或活组织检查，是在标本离体后，充分保证病理诊断所需后才进行的。所收集的样本将在低温下保存。

这些样本是战略性收集的，将会被用于与肿瘤治疗相关的生物医药研究、寻找有助于判断预后好坏的因子，可能包括一些基因表达研究和遗传学研究。这些研究可能有助于为临床选择最为合适的治疗方案或为药物治疗效果提供预测等。因此，一些与临床疾病治疗相关的资料也会与样本一同收集。

样本收集是公益性的、非营利性的，同时也不需支付任何费用。用于研究样本的保存将是长期的，目前还不能准确推测保存时间，因为人类攻克癌症是长期目标。

河南省人民医院生物样本中心的建立和运营是参照国际先进的样本收集和管理程序，所收集的样本会经过医院内和医院外的严格质量控制指标检验，只有合格的样本才能用于研究。

样本用于对人类健康有益的研究项目。使用样本有严格的审查程序，保证科研的合理性和可行性，以及符合伦理法律规范。生物样本中心还设有符合伦理的样本最终销毁的具体规范。

样本的收集除医院投入的成本外，没有获益，对您本人也没有经济获益。但未来研究的结果会为您以及与您相似的患者的疾病提示新的治疗方法，这可能给您和与您类似的其他患者带来益处。

您具有充分的隐私权，样本和所有信息的采集都将在法律允许的范围内实现全面的保密。您的身份识别仅为样本编号和研究编号。在任何研究报告和出版物中您将不会被辨认出来。

捐献样本的举动是互助互利的，您的参与是自愿的。您的参加会为别的患者带来更多治愈的可能。当然如果您选择不参加，不会对您的治疗有任何不良影响。您可以选择在任何时间退出这一行动，不会影响对您的治疗。

如果您有任何疑问，您有权向我们提出问题（请致电：**，河南省人民医院伦理委员会）。

2. 同意部分

我已经阅读了本知情同意书。

我有机会提问且所有问题均已得到解答。

我理解参加本活动完全是自愿的。

我知道我的样本和所有信息的采集都将在法律允许的范围内实现全面的保密。

我也可以选择在任何时候退出这一举动，我的任何医疗待遇与权益不会因此而受到影响。

我知道签名并不意味可以免去任何费用、应尽责的事项和药品费用。

河南省人民医院会提供给我一份经过签名并注明日期的知情同意书副本。

患者或法定代理人签名：　　　　　　　　管理员医生签名：

日期：　年　月　日　　　　　　　　　　日期：　年　月　日

第九章

新冠肺炎疫情期医院支持保障系统应急管理

第一节　疫情期财务应急管理

1. 健全成本管理体系

在疫情发生前做好相关措施布局对于应对疫情也是必不可少的一环，其中成本体系管理是主要的措施。成本管理体系是在成本方面指挥并控制，组织建立方针和目标来实现相关目标的体系。成本管理体系作用在成本方面，其基本职能是指挥和控制，也就是指挥和控制成本。因此我们要厘清现实中医院在应急管理方面，为何要强调健全成本管理体系、如何健全成本管理体系这些问题，更好面对层出不穷的新挑战，保证医院自身能正常运行和健康发展。

（1）健全成本管理体系能够更好地使管理者掌握医院实时情况，加强医院的成本管理，来及早预防财务风险。充分发挥医院财务管理的基本职能，在成本管理体系健全后还需要完善监管制度，引进必要的先进的财务软件平台，统一对医院各项资金的进出、财务信息及部门运作状况实行监管，基于先进软件的管理不仅可以保证医院财务的实时监控，同时能够节约人力、物力并确保数据的准确性和时效性。

（2）创新相关财务管理观念，适宜调整管理方法。医院财务管理的主要实施践行者是财务人员，因此医院的财务人员应该及时转变财务观念。在全面落实相关政策之外，医院财务管理者应结合自身实际情况，细化日常财务管理细节，并匹配相应管理制度，保证各环节相互监督和相互辅助，促使各部门能够协调发展，与时俱进。

（3）医院财务人员应不断完善技能知识，加强主动学习能力。财务管理者通过邀请高水平的业内专业人士进行示范和教育讲座、派遣员工外出学习等途径保证财务部门的定期技术培训活动。可适时通过高校、企业招聘引进财务新人才，使得医院财务团队兼顾严谨和高效，以此不断提高团队整体财务管理水平，培养出优秀的财务素养，促使医院财务管理运行更加快速、有效。

2. 保障经费合理使用

在疫情发生后，医院要迅速对疫情的发展状况做出反应，高效保障疫情各个阶段经费使用的依法依规、财务管理的阳光运行。医院财务管理办法、经费保障方案由专业财务系统研究拟制，并依此明确内控制度建立、制定会计核算流程、严格把关经费审批权限，指导对整个医院经费需求的准确测算；进行经费预算、应急开支计划汇总编制并加强与审计部门沟通协调，来畅通决算审计渠道，细化正常经费与政府专项补助审计办法，确保各类经费开支经得起检验。具体措施展开如下：

（1）快速响应、及时调整、保障有力。在疫情的防控之初，医院急需大量资金用于现场查验、设施配置、防护消毒等物资的采购，以及协检人员的聘用、检测试剂储备等相关防控保障工作。在此情况下，医院一方面要紧急调用常规行政经费投入疫情防控工作，另一方面组织相关部门和人员对疫情的防控经费需求进行测算。需要注意的是，若医院财务不足以支撑疫情控制所需，应尽快向国家申请疫情防控经费。并且要意识到随着疫情的不断发展，经费缺口会继续扩大，可在相关政府部门的支持下开展医院经费测算评估，必要时可再次进行疫情防控专项经费追加申请。随后，按照国家实际拨付经费情况，召集有关部门研究制订详细的资金使用计划并加以执行，使疫情防控工作在充足的经费保障下得以顺利进行。

（2）综合统筹、运转高效。医院在疫情期间，应及时组织各相关部门根据实际情况提出现场防护用品配备标准、库存备用存量标准，充分实现现场快速查验设备的标准化，保证预算安排有据可依、防控工作有序进行。这不仅在防控期间起到积极作用，也为医院今后现场查验、防护设施的常规配备标准以及相关预算等文件编制奠定了基础。

（3）机动灵活、针对性强。此次防控经费数额庞大，无论是自筹资金还是财政经费，都采取分批下达，因为其中涉及部门众多，情况千差万别，如果沿用以往的项目资金管理方式则难以满足实际需要。因此，财务管理部门应该针对性管理各类项目，科学合理测算经费需求，详细准确测算防护、监测、检验、人员、设施、培训、宣传等各类项目支出的资金需求，还要注意及时了解掌握采购的方式、付款时间和付款方式。严格做到在不违反财政法规的情况下，坚持特事特办、急事急办，一切以满足疫情防控一线需要为目标。

（4）依托信息化手段，加强财务管理。充分运用信息化手段，加强对防控资金的科学高效管理，提高特殊时期应急经费使用效率。同时将防控专项经费的安排和使用纳入医院财务预算管理系统，将经费申请、审批、报销过程全部通过网上运行，实现对应急经费流动全过程、全方位的动态监管。各级领导、相关部门以及责任人员可随时通过系统来查询即时信息，准确了解防控经费使用动态，可根据疫情发展形势，及时调整经费使用计划，在科学合理基础上，确保应急资金使用的安全、规范、有效。

3. 构建和完善医院突发疫情财务应急保障机制

在疫情期间医院要积极做好财务应急工作，构建和完善医院内部财务应急保障机制，其具体措施主要包括：

（1）厘清财务管理责任和权力的界定问题。特殊时期可形成以财务部门为主、其他相关职能部门为辅，采取集中领导指挥、分级负责、各方协调的组织应急体系。体系内，要清晰明确各部门职责，既要防止财务部门权力被弱化，造成“被动”拨款，降低资金的使用效益现象；又要防止财务部门职责过大，造成以资金为导向，而弱化预算的目标现象。据此财务部门可形成财务应急保障协调小组，由院长任组长，财务部部长任副组长，组内成员单位应包括财务处、办公室、监审室、人事处、卫生处、科技处、法规处、信息处等相关职能部门，必要时可增加临床单位财务、业务部门相关人员开展财务具体部署协调工作。财务应急保障协调小组下设办公室，并设置联络员负责联络工作。医院财务部门要提前制订好财务应急保障预案，及时主动对各下级财务部门应对突发疫情工作进行帮助指导。同时了解疫情进展情况，加强与国家相关职能部门以及地方政府各级财政部门沟通与协调，争取中央和地方政府的财政支持。各下级财务部门负责研究制定本单位应对突发疫情的支出管理办法、资金筹集与分配方案，以及抓好一线应急保障资金的拨付工作。紧急情况下，各级财务部门可以根据院领导相关指示精神，采取先行安排支出或者拨付资金等措施，之后再按规定补办相关手续。其他业务部门根据职责分工，负责对分管业务和部门应急保障资金使用情况进行管理与监督，基于疫情发展的防控需要和资产存量状况制定相关资源调配方案，新增设施、消耗品的配置标准预算，以及宣传培训等费用预算。另外，法规处负责指导相关工作的依法开展，监审室负责监督相关经费使用管理的合规性。

（2）建立财务应急反应系统。财务应急反应系统主要解决财务应急反应的方式和程序问题。医院财务处应做好与国家相关部门以及分支机构的应急监测预警和指挥调度系统的有效衔接，综合分析、科学判断监测数据和动态信息，加强应急保障措施和决策机制的超前研究，提高处置效率。突发疫情发生后，需要医院给予经费应急保障的，机关相关部门或分支部门应在向医院报告业务工作的同时，及时向院财务处申请经费。报告内容应包括疫情的基本情况，包括发生时间、地点、原因，影响程度和损失程度，已采取的主要措施、事态发展预测及控制程度相关的突发疫情应急预案启动情况，需要院财务处解决的突出问题等。报告一般应为正式文件。紧急情况下也可先打电话报告，随后报送正式报告。报告统一由院财务部办公室承接，并着手信息收集等基础工作，对事件进行初步评价和判断，研究提出具体建议报院领导，再根据院内职责分工，下达通知。

（3）选择合适的财务应急保障手段。财务应急保障手段主要指在紧急状态下，财务部门可以动用的财务工具和手段。众所周知，财务应急保障工作，必须在现行的部门预算管理框架下运行，应急保障工具的选择和运用也应符合相关法律法规要求。

弹性预算法：如前所述，为了确保在应急情况下及时有效地组织和使用财务资源，应提前做好预算编制等准备工作。采用弹性预算法编制常态下疫情防控和突发疫情防控两种形态下的疫情防控专项经费预算，无论是常态还是应急状态，编制疫情防控预算的目的都是为检验检疫机构的防控能力提供保证。因此，预算的编制，必须以各医院疫情防控方案为根据，制定本院一定时期内具体可行的预算目标，明确制定医院疫情防控工作中所涉及的设施、人员、消耗品及宣传培训经费等配置安排的数量标准，通过应急指挥系统等方式及时公布并建立专项经费测算模型。按照常态下疫情防控和突发疫情防控两种形态，进行弹性预算编制。其中，根据政府出台防控方案，编制常态下的疫情疫病防治专项经费预算，并在部门年度预算项目经费中申请提前编制紧急状态下专项经费预算，作为备用项目，以“应急疫情防控专项经费”名义申报。在疫情暴发后，各相关单位的财务部门会对预先编制的紧急状态下专项经费预算——“应急疫情防控专项经费”预算进行再次审核和调整，及时向国家相关卫生部门提出财政经费申请。

依托信息化手段，对疫情防控专项经费实行信息化、全过程、全方位的动态监测管理，可在预算管理系统中设置“应急专项经费”项目，按照支出用途设置层级明细项目，应急专项所涉及经费，无论资金的来源，全部反映在该项目栏中，预算的编制、执行，一律通过系统完成，为应急管理方案的调整随时提供即时数据。

此外，要建立财务应急反馈系统，要对疫情防控工作中的应急资金支出进行及时动态的监测、分析和反馈。

4. 落实财政应急政策

在健全疫情期间财务应急防控体系之外，医院要用实际行动将财务体系、相关政策落实到位，对多个利益方进行响应保障，主要措施有以下几个方面：

（1）为发热疑似患者开辟急诊财务绿色通道。疫情期间，医院开设疫情急诊绿色通道，财务部及时响应，第一时间组织部门骨干力量与医院信息中心等其他相关职能部门一起完成急诊财务设点工作，在急诊护士站建立多个急诊财务记账点，同时在住院处开设临时入院办理处，实现抢在第一批疫情到达前完成财务设点工作，同时要求财务人员明确以下规定：①认真执行政府相关卫生部门对患者实行免费救治，提供免费护理、膳食的政策。②在患者病历首页加盖印章，并在患者家庭地址栏录入标志，为日后准确归集统计患者信息做好基础。③以决胜疫情，拯救生命使命为来院就医患者提供方便快捷的优质服务。疫情期间，为确保急诊记账工作连续有效有序开展，财务处会计科、经管科和国资科等科室 90% 以上的财务人员积极投入支援急诊值班工作，确保患者的急诊登记、紧急处置、办理入院、使用药品、膳食保障等相关费用信息全面、准确、及时地记录。

（2）为政府制定财政补助政策提供基础数据。从医院接收第一例疑似患者开始，财务部就要高度重视患者检验、救治费用的开支情况，除对患者有关基本信息情况做到及时、完整、准确记录外，还要安排专人并向政府卫生部门报送每日财务信息汇总表。同时及时向国家卫生健康委财政司汇报医院收治患者的基本情况并就相关涉及财物问题做专题报告。

（3）认真落实上级主管部门和医院党政的指示要求。医院财务部严格落实上级部门和党政指示要求，切实加强应急物资资金使用监督：①明确医院在接受疫情捐赠资金时的受赠主体、归集账户、开具票据、核算科目、使用项目、审核流程、支出核算、结果报告等具体操作规定。②在疫情初期阶段安排好物资接收和账目登记工作，并将各类捐款、捐物及赠予物资按照不同渠道分类，逐项登记汇总，确保管理上的规范，满足核算清楚、账物相符条件。③与药剂科协调，明确患者使用捐赠药品的管理流程和登账方法。④每日及时查询国家各部委、省级部门下拨的资金到账情况，认真负责做好院内职工及院外单位和个人捐赠资金的清点工作，要求及时入账并上报医院纪委备案。

第二节 疫情期后勤应急管理

1. 医院后勤支持保障系统

医院后勤系统是医院建立社会责任的主体和基石，对其进行规范化建设是我国医院经营运行与科学化管理的必备条件。医院后勤系统的支持保障工作贯穿于医院工作的每一个环节，直接关系到医疗服务、教学科研工作的正常运转，关系到员工政治思想稳定和积极性的充分调动，关系到医院长远、全局性的战略规划及可持续的健康发展。医院后勤管理工作是医院物资、总务、设备、财务、基本建设工作的总称。它包括衣、食、住、行、水、电、煤、气、冷、热等诸多方面。此次疫情期间，医院后勤管理在体现现代医院管理水平、医疗质量管理水平方面占据了重要地位，为抗战疫情，决胜到底的应急防控工作提供了强大的物质条件。

医院后勤的应急管理是后勤管理必不可少的重要组成部分。建立医院后勤应急管理体系，是对医院管理水平的体现，同时也能够为医院在应急事件发生之时可以迅速有效地做出正确反应提供基本保障，尽可能降低突发事件所带来的不良后果。因此医院后勤管理部门必须具备在工作出现间断、发生突发事件时能够及时响应修复，随时确保工作的连续性。此外，后勤部门还应在医疗服务工作中出现紧急需求时刻，积极主动提供适宜的后勤支持保障服务。

2. 加强后勤管理队伍建设

提升医院后勤支持保障能力，对医院后勤支持保障管理队伍的建设必不可少。通过加强后勤管理队伍建设，可以极大地提升后勤管理部门的工作效能，助力医院主营业务的有序运转。根据医院后勤支持保障工作开展情况，提出以下 3 个环节的队伍建设着力点。

（1）制定分层化的建设目标。制定分层化建设目标主要是指按照时间维度，分别制定出工作任务的近期目标和中远期目标，以此来为组织队伍建设提供结果评价的时间节点。进行队伍建设的近期目标可以从增强后勤管理部门员工的担当意识开始，并逐步强化职工的成本控制和质量控制管理意识。强调职工的意识建设，原因在于人员岗位技能已不成为其工作短板，而意识建设则在后勤工作中越来越具有竞争力。制定中远期目标，则需从部门文化氛围建设和后勤管理队伍团队意识塑造方面来进行定位。

（2）着力创新队伍建设手段。大量实践表明，传统的人力资源管理模式和思想政治工作模式，在如今快速发展的社会已经难以激发后勤管理部门员工的心理共鸣。因此急需创新管理手段。采用创新的队伍建设手段，主要体现在，让后勤管理部门职工自己来做自我建设的主体，落实主体地位，明晰主体责任，借助自我主动意识通过线上线下信息交互模式，来形成职工之间共享、互助、平等的岗位、部门健康发展形态。不难发现，引入使用创新的队伍建设手段，来充分发挥员工主体积极性，一方面可以满足员工自我尊严需要，一方面还可以进一步培养自我完善意识。

（3）着力完善后勤部门内部治理机制。在医院行政科层组织架构下，每个部门都应该根据医院整体发展目标去制定自身内部管理治理机制。为落实目标管理中的目标协同以及目标考核工作，后勤支持保障管理部门则需要完善内部的治理机制，在人才队伍建设方面，也应制定相应的目标管理去匹配自身内部治理机制。除此之外，建议在以制度作为部门内部治理机制完善的基础之外，还需要充分发挥基层党支部对内部治理机制实施过程的监督职能。

3. 建立健全后勤部门卫生应急预案机制

应急事件期间，健全的医院后勤保障部门卫生应急预案机制可以有效应对突发事件，对应急事件进行较好的防控，很大限度上减小突发事件带来的伤害。疫情发生时，医院后勤部门可以根据应急预案机制启动卫生应急预案，有依据、有组织、有计划、有针对性地开展疫情防控工作。按照医院后勤部门的应急预案，结合实际防控需要进行物资和人员的投入配备，在实际事件的应对上能够大大提高工作质量与工作效率。根据应急开展情况，可从以下方面考虑后勤部门中卫生应急预案机制的建立健全。

（1）后勤工作特点。在建立健全后勤部门相关制度与卫生应急预案机制之前，我们必须了解医院后勤工作的特点，只有认识到医院后勤工作的复杂性和特殊性，才能按照实际疫情防控情况开展工作安排，不至于建立的应急预案只是空中楼阁。后勤工作特点主要包括以下几个方面：①工作内容复杂，后勤保障工作范围广阔，涉及医院整个运营，工作内容复杂繁多。任何工作都涉及安全方面，其中也潜藏着巨大的院感风险。②服务对象多，后勤保障工作的服务对象几乎涉及了医院所有人员，包括医生、护士、行政后勤人员、患者、陪护人员等。因此，在工作开展过程中极容易产生交叉感染，引起自身及他人乃至全院人员感染的巨大风险。③服务环境范围广阔，大的工作服务环境覆盖全院所有区域，无论室内室外，大大小小各个角落都属于后勤工作范围。不同的场所区域环境也存在着不同的院感风险。④员工组成繁杂，医院后勤机构正在逐步实行社会化服务改革，将院内后勤服务项目交付社会上有资质的专业机构负责托管，全面实行社会专业化管理。

由于后勤工作复杂性，则需根据不同服务项目选配不同人员负责，这就造成引进员工的多样性，当然也存在员工流动性强并且文化程度低的特点，进一步加大院内感染风险。

（2）实行动态化卫生应急管理预案。在建立卫生应急预案时，医院后勤保障部门首先需要对所处阶段的公共卫生信息进行收集整理，对所收集到的信息组织相关专业人员进行全方位综合分析评判，并借鉴相关经验确定突发事件的发展趋势和未来结局走向，尽可能预想危险事件，综合多方信息，根据收集到的信息，组织相关人员对信息进行综合的分析与判断，最终确定事态的发展趋势，来进行卫生应急管理的制定。随着事件的发展，各个阶段实时数据必须实时掌握，实时对应急管理进行修改调整。经过动态调整达到动态应对，使得在事件的任何时期、阶段，医院后勤部门都能够快速响应，根据开展突发事件的处理工作，每一次的调整处理之后，及时总结经验教训去补充完善卫生应急预案相关内容条款。

（3）建立卫生应急预案全程化评估机制。突发事件发生前没有具体征兆的特点使得事件发生之时会造成一定的恐慌，可能浪费人力、物力和时间，甚至加重事件的恶劣性。因此，后勤保障部门应在日常建立卫生应急预案全程化评估机制，在事件发生前或发生后及时对突发事件仔细研究和分析，洞悉事件背后可遵循的规律，研究每个突发事件在发生前出现的危机信号和风险因素，全面分析事件发生原因、类型和影响范围等，明确预案级别和预警分级工作部署，可为今后防控突发事件提供基础、重要的参考依据。

（4）强化卫生应急预案宣传教育工作。此次疫情中，不仅武汉人民，包括武汉在内的全国人民都投身于抗疫战斗中来，使得抗疫取得极大成效。人民的力量是无限的，在突发疫情面前，充分合理地运用人民的力量可为医疗救治工作减轻负担。医院在抗击疫情的同时，线上线下进行疫情防控知识普及和指导，这对于提高突发事件的处理质量和效率有着极大的帮助。要想让公众、人民的力量参与到突发事件的应急处理中，必须强调日常生活中加强卫生应急理论知识和自救措施的宣传与指导的重要性。

4. 后勤系统应急方案制订

疫情期间后勤部门需制订相应的应急管理方案来确保医院日常工作的正常运行，使后方力量跟上前方需求，确保疫情能及时得到控制。后勤保障系统应急方案如下：

（1）鼓励后勤人员积极参与抗击疫情：积极完善建立财政支持或专项补贴，对于承担疫情防治工作任务的后勤服务一线人员，医院应给予享受一线医护人员同等补贴和待遇，应同样受到党和政府的表彰奖励，以增强后勤服务人员的荣誉感、归属感、责任感，激励他们积极工作，迎难而上，使后勤工作者成为素质高、易动员、防护意识强、能与医护并肩战斗的人员。

（2）招收临时后勤人员，建立突发卫生事件应急经费补偿机制：在重大疫情面前，应鼓励医院积极招收临时后勤人员，并建立突发卫生事件应急经费补偿机制。对担负重大疫情防治工作的后勤服务保障实体，要建立经费补偿机制，避免因疫情因素造成后勤服务保障实体经营亏损。其次招聘过程应简化招聘手续，做到“特事特办”。

（3）建立专业后勤人员援助队：在驰援疫区的医疗援助队中，除专业的医护人员外，应增加后勤人员，包括院感防控人员、物流运输人员、病区保洁人员，可将这部分人员快速组成应急分队，担负起隔离病区的后勤工作。

（4）建立社会志愿者动员机制：各级政府应担负起动员志愿者职能，在全社会广泛动员志愿者，根据需要编入疫情防治后勤服务预备队，建立临时突击队、战时志愿者、机关党员先锋队等组织，并对预备队员加强防护知识培训，确保人人考核过关。一旦出现紧急事件，根据“战场”需要统一指挥、统一调度。做到有专业、有能力、有意识、有担当，以备急需之用。综上所述，医院后勤保障系统是医院管理体系中重要的一环，临床一线有需求时，如何确保后勤保障系统能及时响应，让后勤服务不停顿、有秩序，不仅对于抗击当前的新冠肺炎疫情有着非常重要的现实意义，更是我们未来医疗体制改革目标之一。建立适应当前医疗发展的先进后勤保障服务系统，同时完善各种应急补救预案，将有利于我们未来处理各种突发公共卫生事件，甚至是比新冠肺炎更重大的传染病疫情。

第三节　新冠肺炎疫情期医院信息系统应急管理

1. 信息系统重要性

医院信息系统（HIS）是在计算机技术基础之上建立起来的，它为医院所属科级、各个部门提供日常业务信息、患者诊疗信息，来保证各部门的正常平稳运转，同时提高工作有效性，保障为患者提供优质服务。医院信息系统能够广泛被应用，表明其兼顾了医院事务特点与信息化技术所长，在医院管理中发挥了极大的优势，其优势体现为：①及时捕获信息，经过系统的整合、存储以及分析各部门科室的数据信息，能够让授权用户在日常需要的情况下及时获得信息，方便授权用户开展日常工作。②提高工作效率，减少人工作业，节约人力资源，降低医院职工工作强度，更好保障医疗质量。③规范管理工作，医院体系庞大，部门多、科室多，工作内容复杂，信息系统在其间相互的连接沟通，为各个部门科室、人员之间的高效沟通协作提供强大支持，并确保各项工作有据可依、规范化开展。新时期，社会对医院管理提出挑战，相应地对医院管理形式也提出了新要求——现代化管理。目前只有具备了医院信息系统，才能够推动医院现代化改革，因此，先进信息技术应用于医院管理，可以促进医院管理向现代化管理形式转变。在医院信息化建设过程中，引用和优化改进医院管理理念，整合先进经验，可以从根本上实现医院现代化的目标。

现阶段，在医院的基础设施建设过程中，医院信息系统是最为关键的一部分。加强医院信息系统的应用，对于医院的信息管理具有十分重要的作用：①可以提升医院管理水平。现阶段，在医院的日常管理工作中，医院信息系统的应用，可以帮助管理人员更加及时、精准地获取并了解所需信息，并通过数字化的储存处理功能，显著提高医院的管理效率。例如，医院内部的管理人员利用医院信息系统，就可以及时了解院内各类药品以及各种物资的流通状况，了解院内每天病患的情况，有针对性地制定决策，明确下一步工作重点。这不仅提升了医院管理人员的工作效率，管理决策也越来越科学合理，而且医院的运行成本也可以得到明显的控制。②可以提升医务人员的工作效率。应用医院信息系统可以借助视图化操作的简洁性与一目了然性，提升医务人员的工作效率。例如，医院信息系统的应用，可以对传统的手工挂号工作模式进行优化，对手工查询方式进行改变，进而有效节约医务人员的工作时间，节约病患挂号等待的时间。③可以提升医院的市场竞争力。信息时代，加强医院信息系统的应用，能显著提升医院管理的数字化发展、系统化发展以及市场化发展，进而提升医院的市场竞争力，促进医院的改革与发展。④可以降低医疗纠纷。近几年来，各种医疗纠纷时常发生，医院的发展受到了严重影响。而医院信息系统的应用，对于降低医疗纠纷的发生率有着非常重要的作用。例如，利用医院信息系统，可以对医院内部药品价格、患者住院产生的各项费用进行有效的储存和审核，提升医院收费的透明度。医患双方的合法权益可以得到有效维护，与此有关的医疗纠纷也就可以得到有效控制。

医院信息系统对于医院的现代化管理发挥着十分重要的作用。一旦医院信息系统出现故障问题，会对医院疫情应对产生非常不利的影响。所以，相关工作人员必须要不断地提升自身的工作能力，按照相关规范做好医院信息系统的管理与维护。

2. 信息系统日常管理

医院管理者要意识到医院信息系统依靠的是三分技术、七分管理。信息系统的管理在日常也需要得到重视，以备在应对突发事件时快速调动。

（1）转变管理观念，重视系统整体规划和信息主管体制建设。医院信息化建设是提高医院管理水平、业务运转效率、医技水平和服务质量的强有力工具，但要认识到医院信息系统是一项长期、大量投入的基础性建设，一次性投入、立竿见影、急功近利的短期项目式理念对构建部门级的简单信息系统也许可以奏效，但对一体化医院信息系统建设则不现实。所以，HIS 建设首先要凝聚管理者共识、转变管理观念，注重信息化质量实效，制订出医院信息系统建设工作的总体规划与医院发展战略结合，遵循“统筹规划、分步实施、逐渐完善”的原则，建立科学管理模式，通过全员培训与合作来分步实施。随着信息资源集成管理的重要性的日益凸显，可借鉴政府与企业信息管理经验，引入信息主管（Chief information officer，CIO）体制，统一组织内所有信息部门的最高层管理者，针对卫生组织信息部门进行战略集成管理。

（2）加强医院流程优化，提高信息系统应用层次。医疗服务工作流程反映了不同阶段医院管理模式，计算机网络技术的开发应用，促进了传统管理模式到信息化管理的飞跃，为医院优化流程提供了技术支撑。医院信息化目的是简化医生工作流程，方便患者就医，减少医疗差错。信息系统的决策支持作用主要表现在监控、诊断、预检和再设计。利用现代医院管理学和流程重组对医院流程重新考查分析，将建模、仿真技术应用于信息系统设计，使系统设计之初就将流程予以优化组合，按照业务流程管理医院，实现信息与流程密切融合，跨越传统部门功能边界，将割裂业务过程集中，减少不必要的重复和协调，提高医院管理及医疗业务运转效率和质量。

（3）重视标准化建设和信息系统的集成。我国卫生行业的各种业务规范和标准正处于逐步建立、完善和提高的过程。通过借鉴欧美 HIS 经验和教训，有关国家主管部门在软件开发人员和医院的积极参与和支持下，统一定义医学术语，并建立标准化的数据库和数据库结构，包括信息表达、信息处理、信息交换等各个流程的标准化，来组织和协调统一的操作平台和标准。新一代医院信息系统核心技术体现在信息集成，这是有关如何高效、合理地集成和处理医院生成的信息来解决信息系统中复杂、分散和异构数据交换、共享等问题。好的集成方法应该提高医院信息用户的效率，使医院适应未来的发展需求，并充分利用自己的资源。因此，信息集成的实现应符合国际标准，以增强信息系统的可移植性、相互操作性、可互换性和稳定性。

（4）完善医疗信息网络相关法律法规，提高了纸质病历的保存期限和有效利用率。医院朝着信息化方向的不断前进是不可阻挡的，但是如果要使电子病历拥有同纸质病历相同的法律效力，必须满足真实性、合法性和关联性三个要素。传统医学病历和电子病历的关联性相同，它们都是与诊断和治疗相关的记录。随着相关技术的进步，其真实性可以得到确认和肯定。合法性包括证据收集（取证）程序的合法性和法律法规的认可。有关部门需要组织立法，以明确何种形式、内容及传输保密原则等，来指导全国 HIS 实践。

医院管理者只有不断更新观念，建立起以人为本、基于国情特点的医院信息系统，可对提高医院医疗服务质量和效率，促进有限的医疗资源实现高效共享，减少医疗事故发生，改善医患关系，促进医院由经验管理到科学管理的转变提供强有力的支持。

3. 医院信息系统的维护及管理

要保证医院信息系统的稳定运行必须要重视相应的维护与管理工作。

（1）医院的机房管理：网络中心机房是医院信息系统的核心部分。网络中心机房可以对医院的各种数据和信息进行处理、传递及管理。网络中心机房的构成主要包含以下几部分：计算机设备、网络设备、存储设备、服务器。首先，如果医院使用的网络中心机房是半封闭无尘的，且机房内不会有任何人员流动，那么就要重点控制机房内的温度和湿度。如果是夏季，那么要将机房内的温度控制在 21~25 ℃；如果是冬季，那么要将机房内的温度控制在 18~22 ℃。然后机房内的湿度，要始终控制在 40%~70%。其次，医院每天都要重点监控核心交换机的运行情况以及接入层交换机的运行情况，并按照相关的规范正确操作防病毒软件系统以及相应的网络管理系统，针对系统内的数据和信息进行仔细的观察、分析、记录及处理。再次，对医保和外部接口的运行情况进行重点观察、对于一系列安全设备的运行状态进行有效的掌控与安全管理。如防火墙的运行状态、网闸的运行状态以入侵检测的运行状态等；之后还要对这些杀毒软件进行升级，确保杀毒软件可以有效抵御各种新型病毒及典型病毒的入侵；时刻关注系统补丁的更新情况，及时为系统打好补丁；之后，还要进行防雷设备及防静电地板的安装，并将灭火器设备放在关键位置，如楼道走廊、机房门口等地。最后，为了保证机房供电的稳定性，可以使用 UPS 不间断电源，并做好相应的防火措施及防雷击措施。

（2）工作站终端管理：在医院的日常管理工作中，无论是医生和护士站的子系统终端还是管理药库和管理住院药房的子系统终端，无论是合算成本的子系统终端还是统计病案的子系统终端，都占用了计算机设备，且不同的工作站终端，分别放置在医院的各个区域内。要想保证这些工作站终端管理的统一性，就要根据医院的实际情况进行虚拟局域网的合理划分，提升网络安全性。只有这样，才能够将各个业务子网进行隔离，并以访问网络为基础进行各个子网通信的强化控制。首先，医院要借助交换机的功能进行各个限制站点的科学设计，为工作人员访问网络提供方便，然后再由交换机对 MAC 地址进行限制；可以在特定端口进行设计，并限定 MAC 地址固定的网卡才能通过，否则工作站将不能顺利实现网络运作。只有这样，才能保证院内局域网处于安全的运行状态，医院内部的核心业务不会被外来计算机非法入侵。其次，为了防止医院信息系统被外网电脑随意接入，降低网络安全性，还要做好相应的防范措施：第一，内部人员不能对 MAC 地址及 IP 地址随意修改，严禁外来人员私自与医院内网连接；第二，进行防火墙的设置，并采取相应的数据安全与系统安全措施。

（3）医院信息系统的维护：重点集中在网络缓慢的防范方面及网络病毒的防范方面。在回路因素的影响下，网络里很容易出现广播风暴，进而对网络速度造成影响；如果网络设备受损、网卡发送广播包过于频繁，那么也会出现广播风暴。而一旦出现广播风暴，那么将会导致网络通信处于瘫痪状态，进而影响医院业务的正常开展。要想解决这一问题，就要先使用分区分段法和交换机置换法，而 DOS 下的“Ping”命令就可以对系统中所有的计算进行有效的测试。如果病毒通过某一工作站终端侵入医院信息系统（HIS），就会迅速地向网络中的其他终端设备发起攻击，要么对其中文件进行删除，要么对磁盘进行破坏，最终结果就是医院信息系统无法保持正常的运行状态。要想解决这些问题，就必须要针对相应的软件和硬件制定完善的病毒防范措施。第一，安装正版的计算机病毒软件，并确保可以对文件系统进行实时的监控。第二，每周至少一次对计算机病毒库及病毒引擎进行及时的更新和升级，并做好定时杀毒。第三，将查杀计算机病毒软件纳入日常维护工作体系中，最好每天开机时就进行病毒检测。第四，对重要文件进行自动备份。第五，对医院信息系统中的文件进行最低访问权限的设置，并对所有计算机中的信息进行高度的关注，一旦发现漏洞，就要及时打补丁。另外，医院信息系统应当按照“计算机型号相同”的原则进行客户端计算机的选择。只有这样，才能保证医院信息系统的维护效率。因为医院的很多工作都具有很强的连续性，即便是计算机出现问题，这些工作也不能被迫中止。所以，一旦正在运行的计算机中某一零部件出现问题，那么就可以及时利用相同零部件进行替换，而医院的各项医疗工作也就不会受到影响。需要注意的是，相关工作人员还需要对客户端计算机的系统进行妥善的备份处理。因为与计算机硬件故障的发生频率相比，计算机的软件故障发生频率更高，对计算机设备程序做好相应的备份，当系统出现问题的时候，就可以借助系统还原功能将系统快速回归原始状态。

4. 医院信息系统的应急管理策略

任何网络系统的设计建立都存在着安全隐患，为防止在疫情暴发的突发事件中因医院信息系统出现故障，以及其他无法满足疫情期间的服务需要的问题出现，从而影响医院防控工作的及时有效开展，采用医院信息系统应急策略，可以更好地应对突发事件。医院信息系统应急策略主要有以下 3 种：

（1）全面启用手工操作：这种方法实际上是回到了多年前医院没有使用信息系统的状态。但若实际执行起来，在很多部门和环节将会行不通。比如医生离开了电脑手写医嘱很困难；收费人员离开了电脑无法划价、计算金额；护士离开了电脑无法执行、核对治疗项目等。所以，在当前的状况下，全面启用手工操作的策略缺乏可行性，仅仅停留在口头阶段。

（2）启动单机版应急程序：医院除了网络版 HIS 程序外还准备了单机版应急程序，如门诊医生工作站单机版、门诊收费工作站单机版等。这种策略的基本思路是: 在医院高度依赖计算机且不能长时间等候的工作环节启用单机版应急程序，先将数据保存于本地电脑中，待故障排除后手工上传至 HIS 数据库。其他对于计算机依赖程度较低或一般的业务部门临时改为手工操作。具体操作方法为：①手工挂号，医保患者缴纳全额挂号费，通过电话通知病案科配送门诊病历。②门诊分诊台人工叫号，分诊人员做好患者安抚工作并协调就诊秩序。③门诊、急诊医生启用应急单机版处方打印程序开立医嘱，机打处方，但需手工输入患者姓名、就诊卡号、性别、年龄等信息，患者的检验单、检查申请单通过单机版程序机打。④病房医生手工开立医嘱，护士按照医生医嘱执行，待系统恢复后再补录。⑤门诊、急诊收费处启用 HIS 单机版收费程序，医保患者全额收取费用，同时发给全额结算证明。⑥住院处手工操作办理入院业务，暂停办理出院。⑦检验科室在检验单机版报告系统内手工录入患者姓名、性别、年龄、就诊卡号，打印报告。⑧放射科凭医生单机版申请单，手工录入患者信息，可以出具机打报告。⑨门、急诊药房凭患者交费处方发药，病房、药房手工领药。

这种策略的特点：①能够保证医院门诊、急诊等不能长时间中断业务的部门继续诊疗业务，不会影响患者的就诊。②可行性较高。

这种策略在实际运用中也存在一些局限性：①由于单机版程序毕竟是在单独的工作站上运行，所有数据保存于本地磁盘，在系统故障排除并恢复后，需要逐台将工作站本地数据及时上传至中心数据库，当工作站数目较多时，工作量很大，如有遗漏，则会引起数据的丢失。②在使用单机版应急软件时，每一位患者信息均需要手工录入，因此无论是医生使用单机版程序开立医嘱或收费处使用单机版程序收费均会耗时较长，患者人均就诊时间将有较大幅度的增加。

（3）启用应急网络系统：建立相对独立于现有主要运营网络的应急网络系统。应急网络系统可以由无线网络或独立于现有主要运行网络的独立网络系统组成，并形成相对独立于现有主运行网络的数据传输链路。当主运行网络出现故障时，仍可以通过及时启用紧急网络来保证医疗数据的传输。由于应急网络系统的传输速度可能比现有的主要运行网络系统慢一些，每个急病患者的平均网络利用时间可能略有增加，但是在一定程度上实现了网络系统访问的分流，缓解主运行网络的压力，有助于主运行网络的及时恢复，并确保医院在故障期间能够保持良好状态。因此，应急策略具有良好的可操作性和实用性。

医院信息系统的应急建设和应急策略非常重要。当信息系统瘫痪时，它是维持医疗服务可以继续开展的一个重要的保障。在 HIS 应急建设方面，必须同时兼顾 XZ 技术建设和管理水平建设，以形成相对完善的应急管理机制。以上提出的三种应急策略中，后两种具有较强的可操作性。策略三则需要更多的人力、物力和资金投入。HIS 应急建设、应急策略和应急管理系统是信息系统安全管理体系的组成部分，但它们也是相对独立和相对重要的部分，值得深入探讨和研究。

第四节　疫情期医院物资应急管理

1. 医院物资应急管理现状及其重要性

医院支持保障工作是确保疫情防控各项业务顺利实施的关键，有着十分广泛的工作范围，要求必须做好后勤物资管理，在保证医疗服务质量的同时，实现成本的有效控制。现阶段，多数医院都将精力更多地放在医疗服务、临床科研等方面，在一定程度上忽视了后勤物资管理的重要性，制约了管理工作的顺利实施，也会对医院相关业务的开展产生不容忽视的影响。

医院在开展物资应急管理过程中，应该坚持如下基本原则：一是目的性。必须明确，医院开展管理活动的主要目的，是为患者提供相应的医疗卫生服务，必须以病患为中心，以社会为根本，这也是后勤物资管理中必须关注的一个核心。二是主动性。后勤物资管理能够为医院的医疗卫生服务提供可靠支撑，如果后勤物资应急管理被动，则可能给一线医务人员带来麻烦，影响工作的顺利开展。三是效益性。医院后勤物资管理关系着医院运行的稳定性和可靠性，特殊时期如果管理不当，会引发严重的物资浪费、延误医疗救助等问题。

2. 物资应急管理主要环节

医院物资管理必须坚持科学化、标准化、制度化、安全化、实用化、低成本、高效率的管理模式。这样，医院才能充分实现对人力、物力及经济等各种资源的有效配置，为患者提供优质的医疗服务。实际运用中，物资应急管理可以分为三个环节：

（1）事前环节：医院应急物资配置与管理在经费申请与核拨运用之前，须周延落实需求的诊断分析、设计的审慎商议及发展的专业纪律等事前工作，以达成材料善用目标。①对需求进行诊断分析。规避医院投入了大量的物资，但效果却不如预期，即购买未能满足需求，从而导致徒劳的资源浪费后果的出现。因此，在配置新设备和购进新材料之前，医院材料管理部门应使用各种科学的诊断方法，进行深入分析，以确认组织的现况、特性和目标，并对需求活动进行全面评估。由此才可改善经营盲点，提高工作开展的经济效益，增强实施效果。②审慎商议，落实设计。知道和做到是两件截然不同的事情，理解需求和满足需求不一定紧密相关。因此，在对医院进行需求诊断和分析之后，医院的物资管理部门必须仔细考虑并讨论其成本效益，确定实施方法，以满足医院运营目标、物资限制和环境氛围条件。③落实发展纪律。专业知识是组织发展的关键基础，纪律惯性是发展培养专业知识的必然因素。医院物资管理部门的工作开展应基于正确观点的判断，该观点来自严格的专业纪律。因此，面对不断变化的环境，组织成员必须坚持较高的自律性，以吸收新知识并遵守更详细的专业标准，以便不断改进对医院物资配置的管理。

（2）事中环节：医院应急物资的配备与管理在规划的实施执行中，为达到精益规划的目的，必须注意避免需求的扭曲失真及设计上的弊病。①避免需求失真。对需求的认识应该基于医院全体员工的感受，而不是基于物资管理部门某些成员的看法，也不是基于管理者树立功绩的需求。因此，需求决策应采用开放透明的方式，信息传递也应使用正式的沟通渠道，以消除信息在传递的过程中，员工揣摩上意、加注自我理解、遗漏重要信息的情形。②避免设计的失真。规划设计者必须诚实完整地告知医院管理者设备的现在和将来的优缺点以及可能发生的状况，并且不得使用非道德手段报喜不报忧来达到目的；同时，应避免使用欺骗手段来美化盲点。③避免发展的弊病。医院的发展应把员工的利益和福祉放在首位，并应努力遵循可持续发展的原则，充分关注建立良好声誉的行为，尽量避免可能与利益冲突的事情，并同时做好转移财务损失风险和规避道德风险的工作，防止隐性突变的风险，并将保留风险降至最低。简而言之，妥善处理避免违反合同，进行严格的调查以防止不当行为的发生，进行详细的实验以防止偷工减料，并主动制止错误，并从其他医院的发展经验中吸取教训，避免重复错误。

（3）事后环节：为了实现预期目标，医院应急物资的分配和管理必须进行事后处理，在成果检核与效益评估时需满足需求的欲望、设计差异的区别和发展的优势地位。①满足需求的意愿。需求和欲望有实质性的联系，但不一定全然相同。后者是基于缺乏感觉和有期望获得的想法。因此，医院物资管理部门在购置设备和配置材料时，必须明确各科室真实需要，来为其提供适宜的物资，而不是重复配置、错误配置，造成资源浪费情况出现。②满足设计差异。如果医院物资管理部门的规划和设计能够考虑到多方差异区别，将产生多种综合效益，即透过技术创新和功能创造的内在核心层面、品牌优化与质量强化的外在形象层面、服务延伸与网络延展的附加价值层面的差异化，进而产生独特性，既能创造产品的稀有优势力，也能回避正面竞争带来的互斥性，更能提高员工使用上的忠诚度。③满足发展优势地位。优势可以分为绝对优势和相对比较优势。尽管这两种优势的形成具有其不可避免的要素，但医院可以阐明与环境的对应关系来把握关键价值链，并充分利用组织的垂直多元化结构引入技术支持。使得规划和设计的结果可以为未来的发展积累能量，提高资源的投资回报率，并提高医院应急物资工作的质量和信誉；且可以使用客观反馈和异质性沟通来增强扩散效果和认同程度。

3. 应急物资储备

应急物资储备系统的建设与常规物资采购和供应系统具有相同之处。它需要医院的政策支持，并且需要根据不同的应急储备的功能进行仓库筹建（购买库房、采购应急设备和物资等）。但是，更重要的是，只有在发生突发公共卫生紧急事件时，应急物资才能显示出其存在的重要性和价值。与此同时，一系列问题需要格外注意：如应急物资清单的完整性，供应商在关键时刻是否可以成功进行应急物资的紧急供给，应急物资的日常存储和维护是否满足长期搁置存储的要求等。河南省人民医院针对此类问题采取了以下措施：

（1）确保应急保障物资清单的相对完整性，达到体系构建的完整性和功能实现的完整性。体系的完整性意味着医院后勤应急物资保障体系的建设应与医院整体应急队伍建设的总体目标相一致，并以此为中心切实落实保障物资体系的构建，严格规避盲目无根建设和各自为政情况出现。功能实现的完整性则有必要分配到个人、专人，严格落实责任管理，最终达到“统筹布局、分级负责、分类储备、共享资源、综合调度、统一指挥”的目标。

（2）确保应急物资储备的相对适度性：这需要进行大量的经费投入，如应急物资储备库的建设、应急物资储备、应急物资的维护和质量保证等。高规格储备工作开展将导致诸如高成本、效率低下和浪费等问题出现；然而品种和数量的单一稀缺根本无法满足紧急需求，因此保持相对适度非常重要。突发公共卫生事件暴发时期，为抗击疫情开展应急物资储备过程中，尤其要发展和维护好与长期合作供应商良好稳定的后备保障物资供应关系。

对于大米、面条、谷物、油和饮用水等物资，医院通常采用两种方法。第一种是建立周转仓库，以确保日常餐饮原料的供应。第二种是签署供货协议，使一部分物资储备至供应方，在特殊应急时期，可以优先保障 10 ~ 15 天的供应。对于院外急救工作的开展，主要根据医院医疗团队的总体要求，按照确保急救团队成员在外实施救援 7 天的需求进行配备。例如，在衣食住行保障方面，救援队员需要配备背包、打包带、睡袋，便携式发电设备及元器件，屏风、消毒产品等。通常情况下，具有一定的规模经济的供应商具有良好的稳定性、信誉及风险承担能力和应急能力。可以在短时间内组织应急物资或提供功能替代品。

（3）确保应急物资保障管理系统的高效性。应急物资保障管理系统的高效性是其最重要的特征，它反映了对突发公共事件应急响应的要求，这些与完备性及适度性紧密关联。完备性和适度性是确保高效性的必要条件。截至目前，河南省人民医院的应急救援队伍在接到救援指示后，通常要确保在 10 分钟内到达指定地点集合，这要求药品、医疗设备、后勤以及各个配给部门高度协调统一履行职责，体现了优越的工作效率。

4. 物资应急管理制度

建立科学规范的应急储备物资管理制度：应急救援物资储备必须执行严格分工，专人专项管理，定期检查物资种类是否齐全、是否处于完好状态及有无出现过期、变质等状况。医院通过制定明晰应急物资管理细则，来保障特殊时期物资的良好管理。

整个应急储备物资管理工作均由医务科统一协调和管理，具体的材料储备、调配和分配归由医院后勤保障部门，并指定专门人员来进行材料储备和定期清洁、检查。定期或不定期组织突发事件物资准备应急演练活动，备有常规或不规则材料以备不时之需。严格按照疫情应急管理规范检查，统计和记录备灾资料，并随时提供最新、准确和清晰分类的供应清单，有效地保障日常应急救援物资的配置。

应急物资存放在透明的塑料盒中。透明塑料盒的表面贴有项目清单和管理规范。每个透明的塑料盒都分层放置，以方便查看和使用。应急物资应存放在固定的地方，应急物资的配套设备，如物资运送人员和车辆设备的组织，也应有明确的计划。通过借鉴以往发生的公共卫生紧急事件的经验，应当在疫情暴发期间合理分发应急物资。在材料的初步准备和管理中，应充分评估暴发时各种可预见的不利情况，并尽可能做出反应。如果医院接受紧急任务并且在部署救援材料时无法在救护车中分配单一类型的材料，则每辆救护车应配备适当比例的常规应急储备材料和紧急医疗用品。原因是：单点单种方式配备物资会面临较大的物资投放失败风险，如果车辆配置了各种物资，即使在危险的道路条件下，一辆无法随运输队一起行驶的救护车仍然可以到达预定的治疗点或直接原地开始救援工作。多样化给予物资配备的车辆使其成为一个相对独立的救援单元，不会造成救援任务的延误或救援物资的浪费，同时能够保障随同的救援队员安全。

第五节　疫情期建筑应急管理

在医院应急管理中，合理进行医院建筑的设计与规划，将有效提高医院的应急能力，提高医疗救治能力。当前，新型冠状病毒肺炎疫情发展形势依然严峻，为了使患者得到有效救治，保障医护人员的生命安全，在总结了包括 SARS 期间设计应急医院的经验后，参考国内相关建筑建设标准，总结以下应急管理中有关建筑改造为病房的相关措施。

1. 建筑改造总则

（1）参考依据。

可参考文件有：《综合医院建筑设计规范》（GB51039—2014）、《传染病医院建筑设计规范》（GB50849—2014）、《医院负压隔离病房环境控制要求》（GBT35428—2017）、《医院隔离技术规范》（WS/T311—2009），以及国家相关建筑设计规范及法律、法规、法令等。

（2）目标。

1）时效性：迅速形成初步方案指导施工采购，迅速深化施工图配合施工进程。

2）原则性：安全，防控流程、规范要求，日常使用要求。

3）全过程性：设计会根据疫情发展情况对防控定位的变化、施工作业现场的反馈、非常时期采购的情况等进行全过程设计咨询和调整。

2. 建筑改造细则

（1）选址。

1）新建项目选址：新建建筑的选址宜位于地质条件良好、市政配套设施齐备、交通便利的位置，并远离人口密集、水源保护地等敏感地段。

2）在既有医院内部新建项目选址：在既有的医院建筑群中增建应急收治区，应将应急收治区设置在相对独立、通风条件良好的区域，注意避开原有院区的地下设备及管线。

3）既有建筑改造项目选址：改造的既有建筑应选择与周围非医疗建筑间距不小于 20 米，相对独立且具有一定私密性的建筑，不可对周围居民造成恐慌，建筑所处位置具有良好通风条件。

（2）功能分区。

功能分区严格按照传染病医院的流程进行布局，并根据疾病防控特性进一步细化布局。

严格实施医患分区，结合卫生安全等级分为清洁区、潜在污染区、污染区。相邻区域之间应根据卫生防疫要求设置相应的卫生通过区或缓冲间。缓冲间两侧的门不应同时开启，以减少区域之间空气流通。

（3）流线组织。

严格执行医患双通道，医护人员与患者、清洁物资和污染物品都有各自的独立出入口和严格的流经路线，均应遵循单向流程。

医护人员从清洁区，经专用通道进入工作区；患者从患者入口经专用通道进入病房接受治疗，治疗期间只能在病房内活动。物流分清洁和污染两种，从不同出入口进出。

食物、药品等洁净物品经工作人员途径送至病房前室，由传递窗进入病房。污物及生活垃圾由工作人员收集密封后，经患者通道，由污物收集室送出病区。按照《医疗机构污物处理条例》进行集中处理，带有病原体的废弃物应送至城市集中焚烧站或自建的符合国家相关标准的焚烧站中焚烧。

（4）隔离流程的设计。

1）清洁区（包含值班室、储物间、配餐间、淋浴卫生间、男女更衣室等）。

医生上岗流程：办公生活区→更衣室→缓冲间→潜在污染区。

医生下岗流程：潜在污染区→缓冲间→一次更衣→二次更衣→三次更衣→淋

浴卫生间→更衣室→办公生活区。

2）潜在污染区（包含医护走廊、医生办公室、治疗准备室、护士站、储藏室等）。

3）污染区（病房、抢救室等）。

医生进出病房流程：医护通道→缓冲间→病房→缓冲间→医护通道。

患者进入病房流程：患者走廊→病房。

（5）新建装配式病房的特点。

1）房间尺寸模数化：采用 3 000 mm × 6 000 mm 的集成房尺寸模数，走廊宽度为 1 800 mm。

2）房间管线工厂预留：装配式箱房管线预留在房间四角，房间内部管线需走明线连接。

3）室内防水、排水及找坡：淋浴间和卫生间等用水房间需考虑增加防水措施，地漏排水处地面需附加找坡和进行阻水处理。

4）地面防渗和雨水收集：装配式箱房屋面排水至标准箱房模块一角，汇集后沿结构内预留排水管排向地面。场地需根据项目情况采取地面防渗措施，根据排水方向，地面雨水收集后经污水处理站统一处理，防止污染周围环境。

5）门窗防虫防盗措施：装配式病房为单层或二层建筑，门采用带观察窗的防盗门，窗配置防盗栏杆和成品纱窗；出外墙面风管需设置防雨、防虫百叶。

6）管线密封：穿过墙壁、楼板的管线应敷设在套管内，并应用岩棉或其他不燃材料将套管间隙填实。

（6）既有病房楼改建应关注的问题：改建建筑应根据情况进行结构安全性评估，如需要结构检测，业主应提供有效的检测报告。

改建项目由于建筑建成时间很长，或在使用过程中进行过多次改造，原有设计图纸与现状很难对应，所以设计人员应对施工现场进行充分的实地考察，并绘制现状图纸。

改建建筑应在接到设计任务后最短时间内与医院进行沟通，了解业主需求，结合现有建筑平面进行可行的改造设计，既要满足感染医疗流程规定又能保证施工时间最短的要求。

改建建筑内部应最大限度利用原有的门窗洞口，如确实无法利用（如气密门、传递窗等），应同门窗厂家确认现有的可用门窗型号，根据型号及医院感染要求选出最优的产品选型。

墙体、楼板会增加管线，洞口应进行密封封堵。

（7）设计细节处理。

1）缓冲间设计：病房与医护走廊之间的缓冲间，应设置感应式手盆及干手器。缓冲间门为气密门，具有互锁功能。

2）传递窗设计：为方便护理人员传递食物、药品等，在医护走廊与病房墙上应设置互锁的传递窗，传递窗内需设置紫外线灭菌灯。

3）所有家具、采暖散热器、空调通风等设备及电器插座开关应为简单易消毒形式。

4）病房室内应具备消杀灭活的条件。紫外线灯消毒，臭氧及其他化学消毒剂、过氧乙酸熏蒸、过氧化氢气溶胶喷雾、乳酸熏蒸消毒和静电等空气净化器消毒等，具体运行要求应满足相应的操作程序。

5）穿过墙壁、楼板的医用氧气管道应敷设在套管内，并应用岩棉或其他不燃材料将套管间隙填实。氧气管道不宜穿过不使用氧气的房间，必须通过时，在房间内的管道上不应有法兰或螺纹连接接口。

3. 建筑结构说明

（1）主要技术指标：应急医疗建筑可以根据其改扩建或新建特点、短期及长期的使用功能和使用年限综合确定结构可靠性目标、抗震设防标准、耐久性目标。

1）新建应急医疗建筑应满足以下标准：

结构安全等级：二级。

建筑结构使用年限：后期作为普通房屋继续使用按 50 年，仅用于疫情期间使用的临时性建筑结构按 5 年。

抗震设防类别：一般为乙类。

基本风压：后期作为普通房屋继续使用可取 50 年重现期基本风压，仅用于疫情期间使用的临时性建筑结构可取 10 年重现期基本风压。

基本雪压：后期作为普通房屋继续使用可取 50 年重现期基本雪压，仅用于疫情期间使用的临时性建筑结构可取 10 年重现期基本风压。

2）改建应急医疗建筑应符合以下标准：

结构安全等级：二级。

建筑结构使用年限：按《建筑抗震鉴定标准》GB50023 第 1.0.4 条规定采用。

抗震设防类别：一般为乙类。

基本风压：取 50 年重现期基本风压。

基本雪压：取 50 年重现期基本雪压。

（2）新建应急医疗建筑结构形式：为了抵抗疫情、提高施工速度，新建应急医疗设施结构形式选取上应因地制宜，因时制宜，方便快速施工、安装、运输。

应急医疗建筑一般可以采用装配式钢构建筑，工厂加工，现场集成化安装。

装配式建筑一般层数少，荷载小，地基可以采用夯实砂土地基，装配式建筑需内设拉杆或拉索等与地基连接牢固，保证风荷载作用下的稳定性，装配式建筑自身也应设置抗侧力构件体系抵抗风荷载。

改建应急医疗建筑结构改造原则、加固方法如下：

改造加固工作应遵循高效、灵活、安全、可靠的原则，保证既定使用年限内工程质量、保证施工速度。

改建应急医疗设施尽量不改变原有结构受力体系，可以新增辅助钢结构构件或辅助钢结构体系，减少土建加固量，缩短工期。

加固方法应针对不同的结构形式和结构构件采取不同加固方法。

1）原有楼板开洞：楼板开洞较小时，一般采用洞口补强方式，洞口边缘粘贴钢板或碳纤维；楼板开洞较大时，可以新增辅助钢结构构件或辅助钢结构体系，洞口边缘可以增加钢梁。作为应急措施，在风井设计上也可以采用室外钢结构支架吊挂风管，后期再用铝板或干挂石材包装与建筑立面协调，减少土建改动量，钢构件可以提前工厂加工，现场安装。

2）梁板加固方法：荷载增加较小时，采用粘贴钢板补强；荷载增加较大时，可以新增辅助钢结构构件或辅助钢结构体系，设备机房新增设备重量较大时可以采用支撑在墙或柱上的局部钢结构架空层托放设备，使楼面不需要改造加固，减少土建加固量，保证施工进度。

3）新旧混凝土构件连接一般采用化学植筋方法，植筋胶采用A级胶，新旧混凝土接触面应凿毛、去除浮石、冲洗干净。

4）钢构件与混凝土构件连接一般采用化学锚栓连接，连接用胶黏剂采用A级胶。

5）原有墙体、楼板开洞应采用静力拆除，不得采用重锤等重力设备，保证洞口周围构件、砌块及砂浆不损坏。

（3）建筑材料的选择：在建筑材料的选择上，综合考虑采购速度、加工速度、施工便利性等。

混凝土构件一般有龄期限制，所以尽量采用钢结构构件代替混凝土结构构件，缩短工期。

对于改建应急医疗设施，为了减小楼面荷载和结构加固量，提高速度，墙体材料选择上，尽量选用市场易于采购的成品轻质材料；卫生间、淋浴间等楼面垫层尽量采用轻质填充材料。

（4）施工现场服务：改建应急医疗建筑一般来不及检测，原建筑设计资料有时不齐全，所以应注重现场实地勘测、施工期间现场及时跟踪，现场服务工作迅速、及时、到位，及时发现问题，及时解决，实现沟通配合上的高效性，保证施工质量和施工速度。

4. 启动方舱医院

“方舱医院”一般由医疗功能单元、病房单元、技术保障单元等部分构成，是一种模块化卫生装备。方舱医院也可以叫作方舱式可移动的野战医院，是指抽组特定相关专业的人员结构，在野战条件下，以医疗方舱、技术保障方舱、病房单元、生活保障单元及运力等为主要组成，依托成套的装备保障，完成伤员救治等任务的机构。主要由医疗功能单元、病房单元、技术保障单元三部分构成的模块化野战卫生装备，具有紧急救治、外科处置、临床检验等多方面功能。

启动方舱医院建设，对轻症患者开展隔离管理和集中救治，为防控此次疫情提供了巨大的场地保障。

（1）启用方舱医院的背景：随着确诊病例数量不断攀升，造成医疗资源特别是收治确诊病例患者的病床数量严重不足，导致相当部分的确诊病例患者无法及时收入院隔离治疗，极易在日常活动中将病毒传染给他人，进一步导致疫情扩散、传播和蔓延。为从源头上控制疫情的发生发展，中央指导组及防控疫情指挥部决定对患者进行分类救治，组建方舱医院，集中收治确诊病例轻症患者，定点医院主要集中收治重症和危重症患者，从而实现科学施策、分类救治，有效控制传染源、切断传播途径，提高治愈率、降低病死率的目标。

（2）方舱医院规划配置：

1）选址原则：由于新冠肺炎具有很强的传染性，因此，用于收治新冠肺炎轻症患者的方舱医院规划选址应遵循影响面小、安全性高的原则，尽量远离居民区、幼儿园、学校等人口密集区域，远离易燃、易爆、有毒有害气体生产、储存场所，远离食品和饲料加工生产企业，以会展中心、体育场馆、大型厂房等单体大空间建筑为主。

2）结构布局：方舱医院应具备 200 ~ 1 500 张床位的建设规模，每张床位净使用面积不少于 6 ㎡，每 100 张床位配备 5 个卫生间厕位。按照“三区两通道”布局结构设置方舱医院。“三区”即清洁区、半污染区、污染区，各区之间无交叉；“两通道”即清洁通道和污染通道。科学合理布局医生办公室、护士站、治疗室、重症观察救治室，预留适度的患者活动空间。方舱医院入口处布置一定数量的救护车停车位。

3）功能分区：方舱医院由病房区（含重症观察救治区）、影像检查区、临床检验区、病毒核酸检测区等具有特定功能用途的区域构成。病房区是患者入住生活，并进行临床治疗和观察的区域；重症观察救治区相对独立，配置氧气瓶、抢救车、抢救药品、监护抢救设备、转运平车等，用于入院时已是重症以及轻症患者住院期间病情加重的观察救治。影像检查区由多组影像车构成，承担 X 线、CT、超声等多种影像检查任务。临床检验区由多组检验车构成，承担血常规等多种实验室检验任务。病毒核酸检测区由移动 P3 实验室构成，承担病毒核酸检测任务。

4）人员配置：方舱医院每 100 床位配备医生 10 ~ 15 人、护士 40 ~ 50 人，每 6 小时为 1 班次，实行 24 小时轮值。公安民警、保洁、保安等保障人员由所在区根据实际情况测算配备。每日进入污染区的医护人员及公安民警、保洁、保安等保障人员实行二级防护，其他工作人员实行一级防护，呼吸道操作性诊疗实行三级防护，防护物资由所在区级政府部门根据实际情况测算配备。

5）设备设施配置：建立基本的医疗信息化系统，具有清洁区和污染区互联互通的医生护士工作站（包括电子病历系统和信息统计系统，有条件的应有患者身份识别系统等）。建立病区视频监测系统，使指挥部、清洁区能实时监测到病房全景和局部情况。病区医护人员配备移动电话、对讲机等通信设备。配备相关必备药品（包括口服、静点）及电子血压计、体温测量仪、血氧饱和度监测仪等配套医疗用品。重症观察救治区还应再配备急抢救药品、简易呼吸器、监护仪、除颤仪、无创呼吸机等。

（3）方舱医院管理机构设置：

1）党组织设置：方舱医院成立临时党委，临时党委书记和专职副书记由市委组织部发文任命。临时党委下设若干临时党支部，按照不同病区或医疗片区分区设立，支部书记、委员人选从医疗单元患者中的公务人员、企事业单位人员、退役军人、热心群众中的党员产生，具体人员由临时党委指定。临时党支部书记同时兼任“片区长”，加强患者自我管理。

2）医院行政体系设置：方舱医院由国家医学救援队和医疗队共同组成，并承担相应的临床诊疗工作。选择辖区内综合实力较强的医院作为依托单位，承担医疗运行管理责任，指派一名院级领导担任方舱医院院长。各医疗队根据实际情况选派医疗、护理、院感、信息、后勤等管理人员担任副院长或中层干部，共同参与医院管理。方舱医院所在区人民政府履行属地管理责任，区长为第一责任人，明确一名副区级干部作为副院长参与医院日常管理工作，统筹组织后勤、城管、消防、公安、应急、环保等工作力量，全力保障方舱医院正常运行。中央指导组、医疗救治组按照“分片包干、分头负责、统筹兼顾”的原则，派出国家卫生健康委医管中心专人负责方舱医院的日常监管和统筹协调工作。

（4）方舱医院运行保障：

1）治安管理：方舱医院严格实行封闭式管理，建立全覆盖、无死角视频监控系统，方舱医院病区内每 100 张床位每班次配备 1 名警察和 2 名辅警，与医护人员同班次运转，将安全工作融入服务之中，及时处置矛盾纠纷，确保病区平稳有序。

2）消防管理：在显著位置张贴建筑平面布局和安全出口位置、应急逃生路线。建立与辖区消防队（站）和前置执勤力量的联勤联动机制，制订灭火和应急疏散预案，开展消防安全培训和演练。

3）应急管理：一旦发现患者不稳定苗头，医护人员应立即向值班院领导报告，同时通知执勤民警和安保人员将患者劝导至人员较少的位置，隔离无关人员。处置时尽量以安抚教育为主，慎用强制措施，避免激化情绪而导致事态升级。

4）后勤保障：①生活用品配备按照“关爱优于治疗、患者就是亲人”的理念，确保患者睡得温暖、吃得健康、住得干净、医得安心。每张床位安装电源插座，提供电热毯、眼罩、耳塞、牙刷、牙膏、拖鞋等生活用品，配备适量的电热油汀、暖风机等取暖设备和饮水机、微波炉等便利设施，满足患者生活需求。②卫生保洁：保洁员与医护人员同班次运转，负责地面拖洗、卫生间消杀、垃圾清运等工作，做到无积水、无堆积、无污渍、无异味，保持病区干净整洁。③环境氛围：在适合位置悬挂党旗和国旗，提供免费 WIFI 服务，设置若干活动场所和休闲区，配备读书角、电视、广播等设施，利用“方舱资讯专区”线上平台，开展防疫知识宣传、心理疏导等工作。

（5）方舱医院管理探索：由于方舱医院是我国第一次在重大传染病疫情防控中使用，缺乏经验借鉴，并且各方舱医院都是在极短时间内建成的，方舱医院由当地三级综合医院为依托，人员来自四面八方，队伍需要磨合，资源需要整合，加之大量患者短时间内聚集方舱医院，客观上造成了方舱医院在“硬件”上存在这样或那样的问题。因此，在运行中，必须更加注重科学化、规范化的管理，通过在“软件”上下功夫，弥补“硬件”上的不足。①全面优化管理流程：防控指挥部在中央指导组医疗救治组的指导下，督促各方舱医院严格落实防控指挥部医疗救治组《方舱医院管理规则（试行）》有关要求，全面加强方舱医院精细化管理。医院领导班子及中层干部严格按照职责分工落实相关管理工作；同时，中央指导组医疗救治组委派国家卫生健康委医管中心专人统筹，加强方舱医院内不同医疗队之间的沟通协调机制，建立并落实联席议事制度，确保方舱医院运行管理有序开展。②严格落实各项管理制度：严格落实指挥部《方舱医院建设管理规范》，从规划选址、建设标准、医疗管理、安全保障、后勤保障、组织管理等六个方面，全面加强方舱医院建设运行管理，在条件相对简陋的情况下，确保医务人员及患者安全。同时，按照《医疗废物管理条例》有关要求，对各类医疗废物和患者排泄物规范化处理，有效阻断新冠肺炎的传播、扩散和蔓延。③科学开展医疗救治和物资分配：按照《相关疫情疾病诊疗方案（试行）》相关要求，科学施策、精准救治；严格落实"四个集中"原则；全面加强医疗质量管理，提高治愈率、确保零死亡。同时，在全省重点医用防护物资统筹调配的基础上，加强与省物资保障组的沟通协调，及时提交需求，衔接物资转运，在医用防护物资绝对不足的情况下，通过调整工作周期和班次，确保临床工作有序进行。④强化医务人员和患者心理干预：所有方舱医院均配有专业心理医生，针对医护人员和患者在放松减压、抗焦虑和职业耗竭、心理支持与教育等诸多方面的问题和需求上，及时采取一系列干预措施，加强心理疏导，恢复正常的工作生活心态。为促进医务人员和患者心理健康，避免发生精神障碍，以良好心态共同对抗新冠肺炎疫情创造条件。

通过建设方舱医院，可对传染源进行规范化的管理，有效地切断病毒的传播途径，可保护老年人、患有基础疾病的易感人群，避免与病毒接触。在疫情中使用方舱，能发挥至关重要的作用。

案例9

河南省人民医院公共卫生医学中心新楼（新冠楼）建设与使用

一、建设背景

在新冠肺炎疫情防控关键时刻，为全力做好疫情蔓延防控救治应对，经省疫情防控指挥部同意，按照省卫健委要求，2020 年 2 月 1 日，河南省人民医院疫情防控救治领导小组召开紧急会议，研究决定加急建设公共卫生医学中心新楼（应急专用隔离病房），项目组和施工单位双双签订军令状，承诺 15 天内建成投用。2 月 1 日签订施工合同，2 月 2 日正式开工，经过 15 天 24 小时不间断的施工，终于建成，具备收治条件。

二、基本概况

公共卫生医学中心新楼总建筑面积 2300 余平方米，4 层框架结构，每层设计床位 11 张，总计 33 张标准负压隔离床位，是一次建成负压隔离病房较多、标准规范、功能完备、智能高端的专用隔离病房楼。

三、功能特色

（一）区域相对独立

公共卫生医学中心新楼位于河南省急救中心北侧，紧邻河南省人民医院公共卫生医学中心，区域相对独立。医疗隔离区与医护生活办公区分层分区，拥有独立的传染病患者转运救治通道。新楼西门面向经三路，方便患者快速转诊转运。

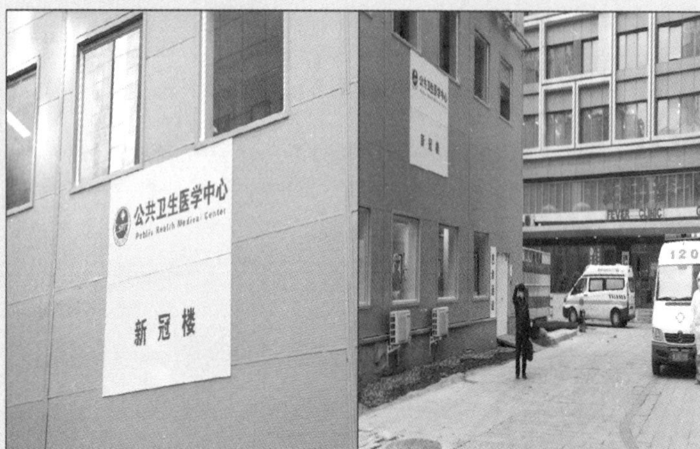

（二）流向合理顺畅

新楼与省急救中心、公共卫生医学中心呈线性布局、一字排开，之间既相互独立，又联通衔接，功能互补、资源共享。外部人流、物流通道设置科学规范，避免交叉感染。

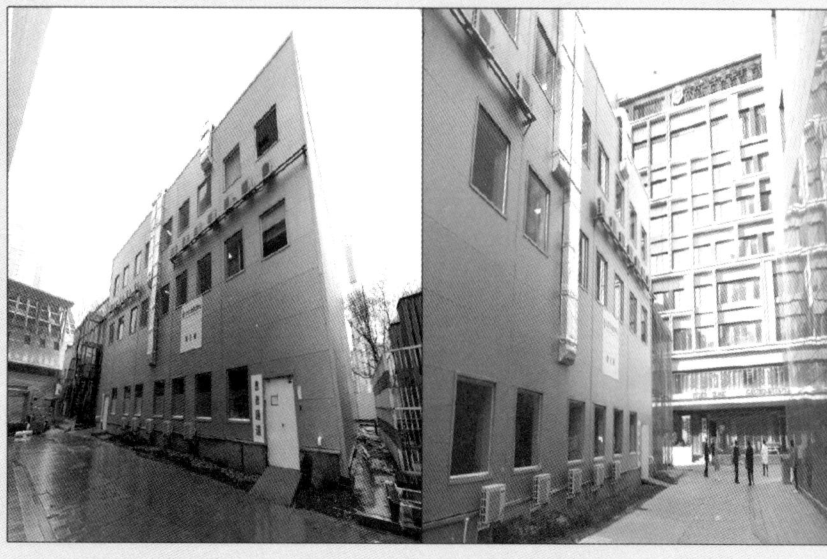

（三）设计标准规范

按照 GBT35428—2017《医院负压隔离病房环境控制要求》设计。洁净、污染分区，医务人员、患者双通道；专用病房产生的医疗和生活废物全部按医疗垃圾处理，设有专用垃圾箱和暂存站，实行专人管理、专用通道、专车运输、专业公司处理。专用病房产生的医疗废水，敷设有专用管道、专用沉淀池，经灭活消毒处理后达标排放。

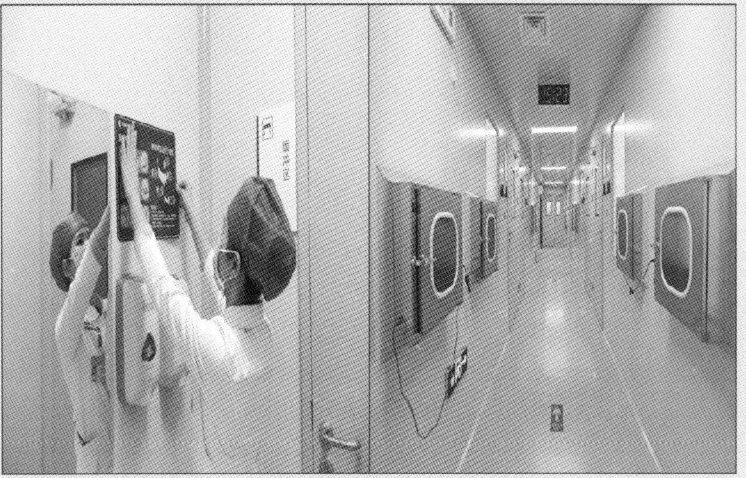

（四）配套智能高端

实现 5G 网络全覆盖，运用 5G 技术构建多样化的医疗应用场景，便于通过视频及图像交互来开展诊断与指导。搭建点到点、终端到终端的远程会诊网络，通过远程会诊平台，实现联防联控指挥中心与我院互联智慧分级诊疗中心及与各地市分级诊疗分中心的远程会诊。引入网络探视系统，通过手机、平板等移动端建立视频连接，让家属、医务人员通过网络实现和患者的语音、视频交流。

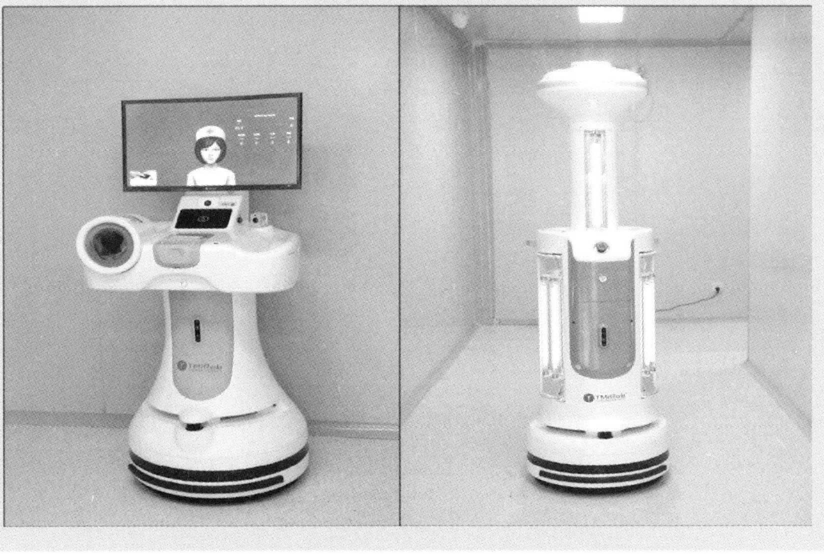

（五）防护安全可靠。

病区内不同区域空气压力不同，保证空气由洁到污单向流动；缓冲间门与病房传递窗均为双向互锁设计，两侧门不能同时开启，保证各区域压力不受影响。配备多模式（过氧化氢干雾、等离子、紫外线）智能空气消毒机器人，对空气、物表进行日常和终末彻底消毒，大大减少医务人员暴露风险。

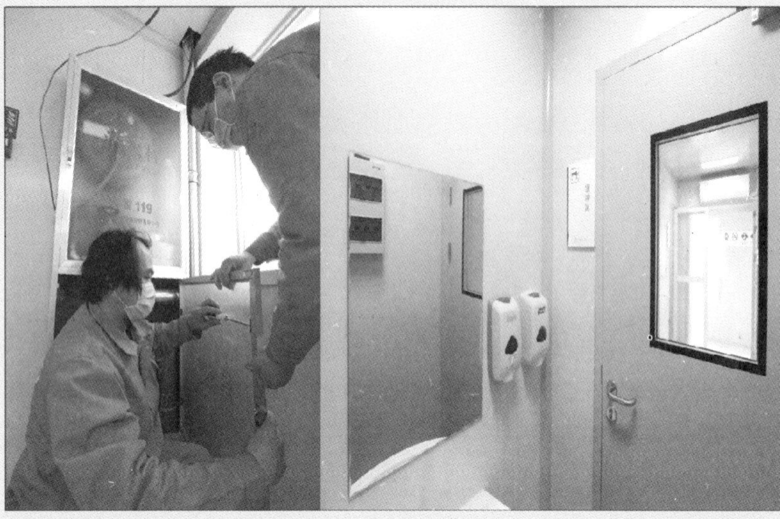

（六）服务人性关怀

患者一人一病房、单设卫生间，设置有呼叫、视频对讲探视、机器人消毒、电视、纯水、5G 网络、远程会诊、实时负压检测、食品物品传递配送、专用电梯等服务系统，充分体现以人为本的服务理念。

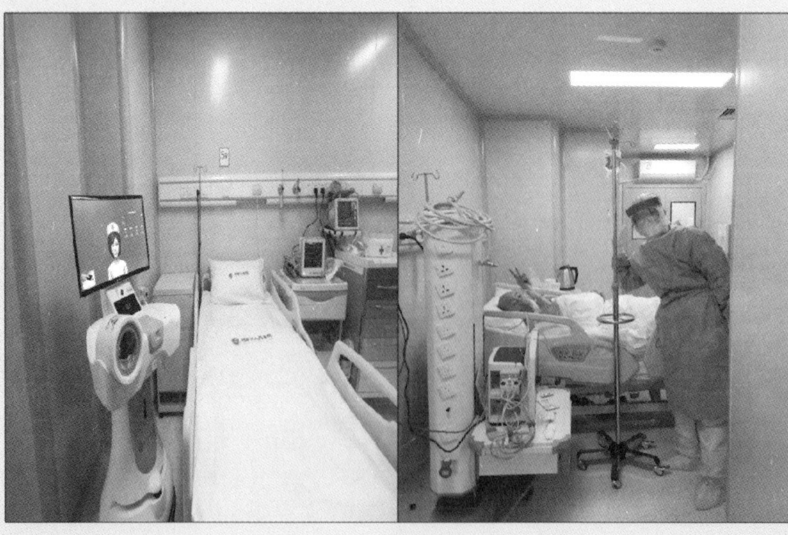

四、使用规划

将新冠楼整体作为疫情防控的诊治区域，不予接收其他病症患者，对该区域住院患者进行分流。规划如下：

（1）1 层开放为发热门诊使用。

（2）2 层作为实验室用房。

（3）3 层共 9 张床位，作为隔离病房收治确诊患者。

（4）4 层、5 层共 22 张床位，作为留观病房使用，收治疑似病例。

（5）6 层作为医务人员生活区，7 层作为工作区。

（6）8 层感染 ICU 共 9 张重症床位，收治重症患者。

第十章 新冠肺炎疫情期新闻宣传应急管理

第一节　疫情期医院新闻宣传方法

2020年的这个春节，因为一场新冠肺炎疫情，注定是一个不平凡的假期。疫情发生后，全国各省、自治区、直辖市相继启动一级响应。

1. 疫情报道中的信息呈现与媒体表现

面对这场突如其来的疫情，如何高效、客观、有力地报道疫情，消除疑惑，在疫情防控阻击战中充分发挥和展现新闻媒体的职责担当，是摆在各媒体面前的第一要务。

新冠肺炎疫情信息传播经历了自媒体披露为主的信息呈现阶段和疫情信息公开后多元角逐的媒体表现阶段。第一阶段为12月31日至1月20日，由于疫情信息未及时向外界公开，这一阶段武汉当地媒体缺位失声，基本没有媒体报道的呈现；1月20日是一个重要转折点，国家领导人对疫情做出重要指示，钟南山院士晚间在央视《新闻1+1》发声，武汉成立疫情防控指挥部。从这天起，疫情进入全面暴发和抗疫阶段，媒体疫情报道也进入了白热化阶段。

（1）自媒体披露为主的信息呈现阶段：2019年12月下旬，有关“武汉出现不明原因肺炎患者”的信息被武汉临床医生发布并流传于网络，但因为政府官方信息的不公开和当地媒体的缺位失声，疫情信息停留于碎片化呈现阶段，且主要以自媒体自发披露为主。

1）自媒体自发披露信息零碎隐蔽。依托于移动互联网技术，微博、微信等为载体的媒体称为自媒体（We Media）。自媒体的核心是基于普通市民对于信息的自主提供与分享，打破了传统媒体“自上而下”的传播方式，特别是在突发的公共危机事件中，公众可以通过微博、微信等自媒体平台随时发布和传播消息，成为信息的引爆者。在此次疫情的前期阶段，疫情的发现与披露皆由自媒体主导和发声。

2）武汉当地媒体缺位失声：在突发事件中，虽然自媒体具有先发优势，但“先发”并不是最终目的，“发出去、播出去不等于有效传播，不等于具有了社会影响力”。网络新闻会产生一种特殊的“二级传播”模式，这种模式颇具社会影响力，这是樊亚平提出的。即若传统媒体对一条新发布的网络新闻做出快速反应或深层次的追踪报道等，那么这条新闻一般是能引起社会的广泛关注，并且能产生强大的影响力；但如果传统媒体不做反应，该条新闻就不会引起关注、产生影响力。然而，在新冠肺炎疫情的初期阶段，武汉当地媒体基本处于缺位失声状态。在 1 月 20 日之前，鲜少将疫情内容作为头版内容，即使内版报道，篇幅较少且基本都是“规定动作”。零碎的自媒体爆料内容与武汉当地媒体的缺位失声，导致疫情未受到公众的重视，也贻误了信息公开和扩大社会影响的最佳时机。

（2）多方参与、多元角逐的媒体表现阶段：2020 年 1 月 20 日，国家领导人对疫情做出重要指示。当晚，钟南山院士在央视《新闻 1+1》发声，证实了“有人传人现象”和“有医务人员感染”。信息传播由此进入多元角逐的媒体表现阶段。除了自媒体依然自发地发布消息，比如发动救援、爆料质疑疫情防控工作等，商业平台与主流媒体也开始投入报道，参与疫情信息的传播。

1）商业平台——数据监测、信息整合与即时辟谣：随着互联网技术的发展，媒体边界逐渐变得模糊，涌现出了一批具有传媒属性的商业平台。这些商业平台“具有强大聚拢用户的能力和内容分发能力”，掌握着最新互联网技术和充足用户资源，在此次疫情报道中发挥了数据监测及可视化呈现、信息整合和即时辟谣等优势，比较典型的有丁香医生、阿里巴巴、腾讯和凤凰网新媒体等。

2）数据监测及可视化呈现：“数据即讯息”，数据为报道提供了一种新的表现事物的角度。特别是在环境监测方面，数据可以直观地展现一个事物的动态变化过程，还可以帮助人们了解事物的整体面貌。在此次疫情的发展过程中，各地确诊病例、疑似病例、治愈病例等抽象的数据都被商业平台实时监测并以可视化的表格和疫情地图直观动态呈现，清晰明了，便于公众实时了解各地疫情发展情况。

3）信息整合分发方式多元：网络媒体发展的一个显著影响，是新闻生成与新闻分发（传播）两者之间的分离。一方面，由于媒体在不同平台发布各类即时信息，一定程度上增加了公众查询和阅读信息的难度，公众急需核心信息的整合与分发；另一方面，依托于先进的互联网技术和较大的用户规模，商业平台在信息整合和分发方面具有先天的优势。在此次疫情报道中，商业平台借助优势资源进行了不同方式的信息整合。

4）信息辟谣专栏化、日常化：人民网研究院与百度 APP 于 2 月 1 日联合发布的《新型冠状病毒肺炎搜索大数据报告》显示，“频繁出现的各种谣言对武汉人民也造成了不小的干扰，武汉人民对辟谣内容关注度在过去一周上升 190 倍”。可以看出，在此次疫情发展过程中，鱼龙混杂的谣言亟须及时而清晰地澄清与解释。“及时”要求“日常化”。“清晰”要求“专栏化”，丁香医生、阿里健康、腾讯“较真”和凤凰新闻客户端都开设了辟谣专区，其中丁香医生、阿里健康与腾讯“较真”还支持用户一键生成图片进行保存与分享。

（3）主流媒体——专业化重磅报道引导舆论：在此次重大突发事件中，主流媒体以其专业性与权威性占据了媒体报道的主体部分，无论是中央主流媒体的即时性权威消息发布还是市场化主流媒体的深度内容，都体现了传统主流媒体的公共服务价值，而多篇专业客观的重磅报道也在此次疫情报道中拓宽了舆论空间。媒介融合背景下，传统主流媒体皆尝试融媒体转型，无论是中央主流媒体还是市场化程度高的主流媒体，“两微一端”都已成转型的重要途径。在这次重大突发公共卫生事件中，传统主流媒体一是融合文字、图片、视频、直播等多媒体手段进行报道；二是融合微博、微信公众号、新闻客户端、短视频平台等多媒体平台形成合理的报道体系，满足不同用户群体的需求。

1）融媒体疫情报道特点：两微一端即时发布。微博、微信新闻客户端减少了信息传播的时空限制，报道的时效性得到进一步增强。因此，在此次疫情报道中，多家传统媒体借助“两微一端”发布疫情的最新情况，包括各地累计确诊病例、疫情防控进展、官方通报、谣言澄清与解释等，以“快讯”“最新消息”“速报”等形式报道即时内容。权威解读切片化呈现。面对突发的疫情和疫情发展过程中的各类复杂信息，拥有更多权威信源的主流媒体，通过接触各级官方机构和专家资源提供清晰且权威的解读，帮助人们在获取新的信息后做出相应的调整，适应外部环境。一方面，邀请权威人士进行面对面专访；另一方面，邀请权威人士撰写专栏文章；此外，还将“权威解读切片化传播”，通过拍摄短视频或将长视频剪辑为短视频发布出来。

问题挖掘分析深入、信息交代清晰完整的深度报道一直是传统媒体的“利器”，并“渴望能在以碎片化传播为主要特征的自媒体竞争中胜出”。在重大突发公共卫生事件面前，传统主流媒体，特别是纸媒深入疫情一线，从人文视角出发关注普通人的健康与生命，并以故事性与人物性的方式记录与报道，持续产出很多优质内容，且通过“深度报道跨平台传播”实现了多渠道、多触点分发，从而有利于适应深度报道的“浅度生存”。比如，财新、三联生活周刊、财经、中国新闻周刊等以细节生动的笔触还原鲜活而具体的疫情一线，同时在微信公众号、微博等平台传播，深度报道的内容辅以新媒体的传播形式实现了影响力的收割。

2）特色融媒体报道形式：一些新颖的报道形式在此次疫情报道中被广泛应用，其中以“慢直播”和“建设性新闻”为主要代表。

“慢直播”以一个固定的场景或内容进行自我的变化与阐释，没有后期的选择与加工，致力于提供全时、相对整体的呈现。央视频“直播造医院”的走红也源于其浓厚的“在场感”与“陪伴感”。首先，它非常契合这一时间节点大批网民的心理与信息获取需求，“无聊”的在家生活碰上新奇的直播内容摩擦出千万的“云监工”，网友们可以一边做其他事情一边观看直播，陪伴感十足；其次，这也是一次大型的“线上社交”，火热的评论区时刻迸发出网友们无限的创造力，而“云监工”的身份也使其在观看的同时能够产生真实而独特的参与感和在场感。虽然这次尝试为主流媒体的传播方式提供了另外一种可能性，但是“慢直播”在快节奏的生活中是否具有持久的影响力有待继续观察。

此次媒体的疫情报道中还出现了不少“建设性新闻”，给受众带来正面温暖的力量。建设性新闻发端于美国公共新闻，虽然不是新鲜事物，但在以情绪传播为主要特征的网络传播中，“建设性新闻”对舆论引导具有独特而重要的意义。其有两个明显特征，一是文本基调是“建设性的”，不管是文字文本还是视听文本，不管叙述的主题、主体是什么，不管从哪个角度来叙述，一定是“积极的”、底色是“明亮的”，受众读后是充满“希望的”；二是传者心理状态是“积极的”，意即透过此文，人们既能感到作者“深深的担忧”“缜密的思考”，更能感到满满的爱意。在突发公共卫生安全事件中，消极情绪容易滋生和蔓延，情绪传播更需要“积极情绪”的引导。以人民日报、新华社为代表的主流媒体在建设性新闻传播中发挥了重要作用。比如，人民日报制作的《最有烟火味的应援！加油，热干面！》原创海报，结合武汉热干面和各地特色美食为武汉加油，成为紧张疫情中温暖的“治愈系”传播。同时，“建设性新闻”不仅仅是进行积极情绪的引导，更重要的是要把立足点落在“促成公共讨论、弥合社会裂痕和促进社会协同”方面。

2. 疫情期医院新闻宣传方针

媒体层面的舆情应对要发挥第三方资源优势，积极引导世界舆论。新闻媒体在干预社会事务中具有第三方的独特优势，而第三方是一个社会最重要的公信资源。在社会重大事件的信息传播和舆论引导上，新闻媒体尤其是主流新闻媒体的第三方作用发挥得较为明显。疫情期新闻宣传的主要方针有以下三点：

（1）提高政治站位，严把舆论导向。疫情防控期间，媒体人应提高政治站位，按照习近平总书记的重要指示精神、国务院重大决策及中国轻工业联合会的部署，统一自身思想和行动，将“四个意识”“四个自信”“两个维护”牢记于心，贯彻实施。为了让人民群众及时了解国家疫情防控的政策以及本行业的工作安排，增强全民抗疫的信心及万民一心的舆论氛围，媒体人应宣传各地区各部门贯彻落实习近平总书记重要指示精神的有力行动。通过新闻媒体的宣传报道，不仅使权威信息增强了发布力度，也使人们深入了解了防控政策措施。

（2）科学传播正能量，稳定大众心态。疫情防控期间，国内媒体将重点放在疫情新闻中，而每个人的心态随着对疫情的讨论和关注时刻发生着变化。人们受到媒体报道的科学引导，已经快速养成防控疫情传播的各种习惯，包括少出门、少聚会、戴口罩及勤洗手等。为助力大众保持良好的心理状态，打赢这场无硝烟战争，新闻媒体应本着发布正确舆论的原则，充分发挥自身的传播力及引导力，传播正能量。新闻媒体从疫情防控的事件中应着重思考如何做好新闻报道。在疫情期间，少数新闻媒体为了自身利益发布不严谨的信息，给社会大众造成了严重的心理困扰。众所周知，面对失败，积极心态是通向成功的垫脚石。在双黄连临床试验数据还不全面，药效机制还不清楚及是否有效还没有得到公证的情况下，有的媒体为抢头条，在不考虑大众购买不到特效药时的崩溃心理状态，就将这一不专业的信息发布出来，造成了严重的负面社会影响。如果要报道，媒体也应说明该药具体是到了哪一个研究阶段，而不是发布不严谨的谣言信息。目前，很多民众都带着一定的恐惧心理时刻关注着疫情的发展，因此，新闻媒体在发布疫情信息时，应选对时机，雕琢内容，应以助力大众建立良好心态，维护社会稳定为主，增强民众抗疫的决心和信心。

（3）发挥行业优势，助力打赢抗疫战。这次疫情，影响范围极大。对待此次疫情宣传战役，媒体必须有序且高效地进行工作。疫情期间的新闻宣传工作，应由各媒体的总编辑统一领导、指挥、调度、行动，新闻信息的方向、选题、角度、对象均要抓好。报道应首要关注大众的生命安全和身体健康，并充分体现疫情期间轻工行业发挥的优势和责任担当（供应一线医疗救助用品和百姓生活必需品），切实扛起疫情防控媒体责任的大旗。

在巨大危难面前，媒体人应不断增强自身的脚力、眼力、脑力、笔力，将轻工行业帮扶武汉、支援湖北的实际行动和典型案例，积极地展示给公众，让大家看到国家及各级政府采取的有力防控疫情举措，看到社会各界抗击疫情的凝聚力，感受到有力的“轻工力量”和强大的“中国力量”，让媒体人手中的笔真正成为一把锋利的武器，为助力打赢疫情阻击战添砖加瓦。

3. 疫情期新闻宣传的新方法

在此次疫情期间，新闻媒体遵循了三大主要方针，有序地采取了以下具体实施方法，展现了新时代的特征与宣传方针的高效可行性。

（1）全媒体记者进入一线，以人物特写传递真情。首先是各地新闻报刊机构的记者们，根据疫情防控新闻宣传指挥部要求，委派多路文字记者和摄影记者进入集中救治医院，开展蹲点采访。在新冠肺炎的报道中，新闻聚焦“小人物”在“大灾难”面前的心路历程，选取医生、护士、疑似患者、确诊患者、治愈患者等具有代表性的人物展开深度报道，以小见大，讲述全民抗击疫情的生动故事。系列报道《渝西首例病愈出院者纪实》，是人物报道中较为“特别”的一组。上游新闻针对片区首例病愈出院者，将同一个事件以三个不同视角进行呈现，分别是患者本身、救治患者的医生以及目睹事件的记者。报道通过多视角还原事件，让读者更有代入感、真实感。

（2）视频新闻成主流，视频产品助推媒体影响力。在新冠肺炎疫情的报道中，短视频和微纪录片成为主流传播中的亮点。疫情期间，各地新闻联合音乐人、明星等推出抗疫主题歌曲或宣传片；派出摄制组拍摄不同岗位上的抗疫坚守，制作出短视频或纪录片；同时采用虚拟背景技术，制作动画、情景剧等，丰富视频产品内容，在全国形成了良好的媒体影响力。

（3）融媒体产品是核心竞争力，数据新闻成新特色。以“好内容 + 新技术”为核心的融媒体产品伴随着媒体广泛应用 5G、人工智能等新技术，成为重大事件报道的重点。各个行业在大数据的影响下都处在深刻的变革之中。在大数据影响下，“数据新闻”这一新型的报道形式代替了新闻原有的呈现方式和传播形态。“数据新闻”主要以数据挖掘、分析及可视化的方式将新闻更生动、精准地展现出来。

（4）率先开设抗疫频道，加强媒体合作，为用户服务。移动互联网时代，在重大灾害事件面前，媒体不仅要做用户关注、有品质的新闻产品，更要强化用户思维，生产高黏性的服务性产品。以抗疫频道中的“新冠肺炎疫情综合查询”页面为例，设置了疫情追踪、小区查询、患者轨迹、同行查询、自筛自查等多个窗口。这当中，有权威机构发布集成的实时疫情数据地图和趋势表推出的小区查询功能，通过定位或输入地址，可查询周围确诊病例情况。同时，新闻媒体还与各商业机构合作，上线同行交通工具、免费义诊、症状自查等功能，充分利用互联网及科技企业的资源优势，主流媒体的权威、渠道优势，为服务性功能开启了更为广阔的通路。

（5）开设辟谣专区，净化信息以正视听，增强公信力。随着互联网的发展，自媒体成为当今社会重要的信息传播形式。尤其是在重大事件发生时，以微信为代表的互联网平台，因封闭性、“熟人圈子”的属性使其成为各类谣言的重要滋生场所，对社会舆论造成了负面影响。此次疫情中，有新闻机构专门推出了辟谣专题。针对每天网络上流传较广、影响较大的谣言信息，记者向相关政府部门或当事人进行采访核实，并形成辟谣文章。此类稿件在写法上，多采取简短文稿的形式，更适合谣言信息传播较广的老年群体阅读。同时还将辟谣内容制作成海报，除在本平台上刊发外，海报图片也更适合微博、微信等社交平台的分享，让辟谣内容二次传播。

发挥新闻媒体舆论监督作用，客观公正地呈现突发公共事件真相，尤其是像新冠肺炎这类灾难性事件的发生。了解事件发生的原因、揭露事件真相、监督事件的发展进程、追究有关人员的法律责任等，新闻媒体在其中的作用不仅重要，而且不可替代。在国际社会面前，新冠肺炎疫情就是一面活生生的镜子、一块分量十足的试金石，不仅是在考验中国政府的责任与担当，而且也是在检验中国主流媒体的价值。实践证明，中国主流媒体在此次事件中能够把舆论监督的重任担在肩，无论是对武汉市在疫情前期信息披露不及时，还是对湖北省红十字会对捐赠物资发放不合理问题的纠偏，均受到国内外舆论界肯定。

4. 疫情期新闻传播的语言模式

新闻宣传是一种在传播信息的过程中，基于报纸、广播、电视等传播媒介来影响大众的思想和行为的活动。尽管媒体人是以报道新闻事实为主，但社会组织一直把握着新闻传播语言的主导模式。在我国，党的利益和人民的利益高度一致的理念是新闻传媒职能构建的基础，新闻传媒传播的首要方针是“正面宣传”，这主要是由其价值观和经营体制决定的，通告式和教育式宣传是新闻宣传的主导模式。

新闻宣传的目的是要影响宣传对象的思想行为，而其宣传对象主要是人民群众，因此，媒体人应走到群众中去，用大众能理解的语言，形象生动地向群众宣传有用的信息。从一些书面的词语，如“战胜病魔”等字眼，到日常普通的“防非、抗非”等词，我们发现，在这个危难时期，“战争”隐喻这种表达模式，已经成为新闻宣传语言中的一个重要特点。

当遭遇类似非典疫情这样的突发性公共卫生事件时，由于社会组织不了解大众知晓事件的期望及现代化信息传播的特点，其按照经验强调“内外有别，内紧外松”，这就导致了大众由于接收的信息不足，产生心理不安情绪，宣传工作更加被动。在当今社会经济快速发展背景下，新闻媒介则变成了一座联通社会组织和大众的桥梁。疫情期间，政府在洞察到新形势下宣传工作的新情况之后，多次在工作会议中强调新闻宣传应注重实际生活，到群众中去，强化群众的思想宣传工作。当前，许多媒体人从实际出发，将更多的基层活动及群众生活摄入镜头，写在笔下，用通俗的语言将实在的群众生活日常及有价值的新闻信息发布出来，使更多新闻报道在叙述方式上都积极采用此种宣传策略。

现代的大众传播媒介按照语言的使用方式主要分为书面形式和口头形式两大类，书面形式主要是采用报刊及图书等，而口头形式则是采用广播、电影、网络、电话等。现代化的信息传播工具突破时间、空间限制，加速了媒体沟通，提高了人际互动，扩大了口头互动交流，使得人们能够更容易以第一人称叙述方式从现场直击形式的报道中获取最有价值的信息，而传统媒体鲜少做到。疫情期间的大众传播，主要是采用口头互动交流的方式。政府定期以新闻发布会的形式向大众通报信息，解答群众所关心的问题；广播以热线连接的形式进行群众咨询，积极互动；电视新闻采取现场直播、调查纪实及人物访谈等节目，使群众、疫情一线工作人员、政府官员及专家之间可以互动对话，强化了疫情新闻宣传的力度，也缩短了信息流传的时间。

由此可见，新闻宣传作为一种权势话语，是社会组织调控、维护社会稳定的重要手段。面对突发的灾难，民众有规律的生活及稳定的心理状态都会遭到啃噬，人们往往希望能了解到灾难的真相及其影响程度。此时，如果政府不能果断采取具体适当的紧急应对措施，新闻媒体不能及时将政府与公众进行连线，满足人们了解灾难信息的期望，并且宽慰人们的恐惧心理，那么新闻宣传的重要作用将被大大忽视，不实的、急功近利的新闻信息就会铺满整个社会，造成人们抑郁恐慌，社会动荡。危难的一端是机遇，这次重大事件给我们留下了许多值得思考的问题。危难时期，新闻宣传工作的重要性不言而喻，在语言表达上如何发挥其效用也是我们语言工作者应该关注的问题。

第二节　疫情期政策法规新闻宣传

1. 疫情期政策新闻宣传

面对疫情防控工作，习近平总书记强调，新闻媒体应坚决按照党中央的决策部署，积极营造全民抗疫的良好舆论氛围，壮大万民携手共克病魔的凝聚力。新闻媒体作为宣传思想文化的主力，应主动打好此次疫情助力战，在不断提升引领舆论导向水平的同时，更应积极在群众中宣传，将群众组织凝聚起来，以强化大众信心，温暖社会人心，构建起全民防疫的雄大力量。疫情期新闻媒体的政策宣传应坚持以下基本原则：

（1）坚持高举党中央引领的政策旗帜，自觉担负起党的新闻舆论宣传的神圣使命。党的新闻舆论媒体在进行新闻舆论工作时，应时刻以党性原则为准，做到宣传对象、宣传报道及新闻工作者同时同地。新闻媒体应将正确的政治导向及党中央的重大决策方针贯穿于整个舆论引领工作之中，大力报道各地抗疫措施的良好成效，充分讲好站在抗疫一线工作人员的感人故事，宣传好党中央科学部署防疫、精准实施对策的精神。在把控好新闻舆论工作的引领权、话语权的基础上，充分积极地回应社会舆论的关注点，并做到不失声、不缺位、敢担当，大力传播权威信息和主流思想舆论，以客观理性、科学知识打破不可信的信息，阻断谣言的传播渠道。

（2）坚持以人民为中心，使人民群众获得优质新闻内容，是助力抗疫工作的重中之重。人民是国之根本，一切以人民利益为出发点，这是所有行业必须遵守的，新闻舆论也不例外。时刻关注大众的实际需求，探索群众热切讨论的内容，不断更新内容，推陈创新，提高品质，及时准确、公开透明地发布防控疫情的各项信息，针对公众疑惑的问题，予以解答，积极疏导群众的情绪，化解矛盾冲突，既充分保障了大众知情权，又调动了各方的主动性，是助力防疫工作、安定民心的一支强心剂。新闻媒体应把握好疫情防控舆论的敏感度，应符合大众的认知，改粗糙为精准，把内容优势转化为传播优势，使得社会各界均认同主流舆论风向。

新闻媒体应将大众讨论的热点问题投放到最优质的版面中、人们方便看到的时段中，以积极解答疑惑，阻断疫情风险对于社会的危害。同时，应加大疫情防控的宣传教育及各类有效信息的共享，引导大众客观认识疫情，依法正确地抗疫，从而实现信息传播与疫情防控同时同步。

（3）坚持稳抓根本，疏堵结合，及时有效占领新闻舆论传播高地。抓牢舆论引领主导权，既是媒体传播的政治责任，又是舆论传播的安全底线。媒体应以正面宣传为原则，准确掌控传播时效和规律，重点关注结果，突出舆论力量，争取在疫情防控、复工复产、疏导大众心理的工作中，发挥重要作用。新闻媒体应完善舆情预警机制，时刻关注舆论风向，针对舆论点创作优质的宣传内容，真正做到有疑必答，有误必解。充分结合当代融媒体产品，采用大数据、人工智能等新技术，使人们看到的新闻更加多样，立体，以现代科技支撑新闻舆论新高地，从而让大众听到更多的主流声音。

（4）要坚持内宣外宣的协同联动，全面提升新闻舆论的国际传播力。新冠肺炎疫情发生以来，各国都致力于抗击疫情，我国采取了一系列强有力的措施防控疫情的进一步扩散。国际社会对中国人民抗击疫情的做法和所取得的成效表示了充分的肯定，对中国在应对这场重大突发公共卫生事件危机中起到的领导作用给予充分认可。新闻舆论要兼顾统筹国际和国内两个大局，要同时建立内宣外宣协同联动机制，并加强新闻内宣和外宣工作统筹谋划，整合内宣外宣资源，调动社会各方面力量，对内报道时要有外宣意识，考虑到可能产生的国际影响；对外报道时也要有内宣意识，同时兼顾国内的反应，要推动新闻舆论内宣和外宣工作的协调实施，形成和放大内外一体的全方位整体效应，构建一体化新闻舆论发展格局，进而全面提高新闻舆论的国际传播能力。除此之外，也要提高讲好中国内部故事的能力，尽量用外国人能听得懂的、容易接受的语言体系和表述方式，准确到位地诠释疫情防控工作中的中国速度、中国规模和中国效率，以充分展示中国人民“集中力量办大事”的制度优越性。政府及各负责部门要始终本着公开、透明和负责任的态度及时准确地向国内外发布疫情发展信息，并主动设置关于疫情的正面国际舆论议题，进而向世界呈现出一个负责任的良好大国形象。

《中共中央关于坚持和完善中国特色社会主义制度、推进国家治理体系和治理能力现代化若干重大问题的决定》指出，各政府负责部门要继续坚持和完善正确导向的舆论引导工作机制。努力构建“网上网下一体、内宣外宣联动”的主流新闻舆论格局，还要建立以内容建设为根本、先进技术为支撑、创新管理为保障的全媒体传播体系。要继续建立健全网络综合治理体系，加强和创新互联网内容建设，落实互联网企业信息管理主体责任，加强政策宣传教育，让人民群众了解到国家的防疫具体方针与工作实施原则，最大程度上理解各大政策工作的开展，并能主动成为防疫工作中的一分子。

2. 疫情期法规新闻宣传

为积极应对当前新冠肺炎疫情防控工作的严峻形势，各省监管局等部门在加强市场监管工作的同时，加大法治法规宣传教育力度，持续进行疫情防控知识和相关法律法规政策宣传。具体宣传措施如下：

（1）充分发挥网络平台作用，树立积极的舆论导向。各政府部门积极通过微信公众号等新媒体平台，及时转发习近平总书记关于抗击疫情的重要指示精神、中央和省委省政府关于疫情防控权威报道，广泛宣传疫情防控工作，引导市场主体和干部职工增强疫情防控意识、法治意识，做好自身防护、遵守相关法律法规，自觉配合当地卫生健康委等部门做好疫情防控工作。同时在微信公众号、系统工作群和各科室监管对象联系群、工作群向广大企业和经营户宣传《中华人民共和国传染病防治法》及《突发公共卫生事件应急条例》《公共场所卫生管理条例》等法律法规，倡导全体干部职工和广大企业及个体户注意甄别网络信息真假，做到不信谣、不传谣、不造谣，坚持舆论引导；未经核实的信息，不在微信、微博、QQ 群等媒体平台发布和转载，做知法、懂法、守法的好公民。

（2）强化重点领域宣传，确保市场秩序稳定有序。结合疫情期间食品安全和野生动物日常监督检查工作，向各活禽销售店全面宣传《中华人民共和国野生动物保护法》《中华人民共和国陆生野生动物保护实施条例》等关于禁止销售野生动物和活禽的相关内容，及时向各大餐饮店传达相关法律法规，暂停或延迟集体聚餐宴席、农村自办宴席，深入农贸市场和大中型超市宣传，要求农贸市场、超市、食品销售门店、各餐饮服务经营单位严格按照疫情防控要求，做好卫生环境清扫工作，做到“一日一清”，加大消毒频率，严格规范餐具消毒，确保提供安全、卫生的餐饮用具。

（3）强化价格监管法律法规知识宣传，加强价格自律意识。疫情发生以来，有关部门采取有力措施，及时宣传贯彻省委、省政府相关文件要求和国家市场监管总局《关于依法从重从快严厉打击新型冠状病毒疫情防控期间违法行为的意见》等相关工作要求，加大力度宣传商品价格管控相关法律法规，尤其是对医用口罩、医用手套、消毒液、抗病毒药物等医用商品的价格管控。充分利用市场主体约谈会和疫情防控会议，及时向干部职工和经营户传达《中华人民共和国价格法》等相关知识，与零售药店签订稳价保供承诺书。通过宣传教育，使经营者进一步增强自觉遵守价格自律意识；并通过提醒告知宣传，使经营者自觉履行社会责任，稳价保供，各县局利用每天深入药店、商超、农贸市场等开展价格监督检查和巡查之机，积极向企业个体宣传《价格法》相关规定，做到防患于未然。

（4）强化《药品管理法》宣传，维护药械市场秩序。疫情防控期间，为确保药械经营主体依法依规经营，政府相关部门及时组织辖区内药械经营企业约谈会，其间宣传《药品管理法》，就规范合法经营进行了宣传动员，同时要求零售药店作为疫情防控高风险场所，在从业人员做好自我防护的同时，要严格落实入场体温监测制度，对发现有发热等疑似症状的消费者，劝导其就近到医疗机构进一步确诊，并落实登记购买退热、感冒、抗病毒购药人员详细信息制度。

中央全面依法治国委员会第三次会议，深刻阐明了依法防控在疫情防控工作中的压轴作用，科学分析了法治在保障国家治理体系和治理能力现代化中的重要作用，对坚持依法防控，在法治轨道上统筹推进各项防控工作，推进全面依法治国作出了战略部署，是依法做好防疫工作，建设更高水平法治中国的行动指南和根本遵循。

第三节　疫情期医院院内新闻宣传

1. 疫情期医院新闻宣传能力的建设

医院是患者治疗的地点，是疫情期大量感染者聚集管理的地方。在疫情期间，通过新闻宣传，不仅可以普及疫情相关知识，提高人民群众对新冠肺炎的理解和认知水平，更可培育防疫精神，增强人民凝聚力；培育制度文化，加强医院管理力。医院院内新闻宣传为促进疫情快速认知和预防，创建和谐社会发挥了重要作用。

基于疫情发生时的人心动荡和社会的不稳定，我国的主流媒体应通过电视、网络、报纸及广播等传播媒介，将感染患者的诊疗过程、现代医疗设备的使用、先进治疗理念的应用及良好的医疗环境等宣传出来，给公众展现一个正面健康、积极向上的医院防疫形象。除此之外，成立各级医院的宣传组织，在收集获取疫情相关事件处理对策的同时，利用不同的传播方式帮助大众全方位了解医院疫情处理状况，从而创建和谐、友好、健康的医护患关系。加强疫情期间医院宣传能力建设的主要措施有如下几点：

（1）提高对全媒体适应能力的重视，由被动参与向主动参与过渡。以全媒体时代背景为依据，根据其特点，第一可将多项传播技术有效融合起来；第二，多项传媒介质可以互相结合；第三，各种媒体渠道可以互相交叉使用；第四，各种媒体终端需要进一步完善；第五，各种媒体方法要合理采用。总之，在有效利用不同媒体形式展现疫情发生以来抗疫进展中的各种文字、语音、信息及图片的同时，也要充分融合网络、广播、报纸及电视等各形式媒体，以此获取关于疫情的有效、真实、全面的信息。现如今，对于医院新闻的传播、宣传方式和类型发展得越来越多、越来越快，这就要求医院在深入了解自身状况的前提下，也要注意提高社会的适应能力，积极主动地将医院新闻传播深刻融入各种媒体中，以获取符合医院发展的信息化平台及新闻宣传网站，从而使人们对医院更加信赖和支持。

（2）强化宣传人员的敏锐捕捉能力，及时准确地对信息进行有效判断和利用。由于新闻的思维开放性较强，所以对于宣传人员来说，及时捕捉和发现新闻是至关重要的。因为在疫情期间，各医院的每日就诊患者及医院救治人员都非常多，各种问题层出不穷，所以，新闻宣传人员不仅要不断更新新闻思维，树立良好的行为意识，还要提高自身对于新闻的敏感性，以及时捕捉和发现新闻。

（3）加强新闻常态化下的驾驭能力，尽可能地将负面影响降至最低。以疫情期间各医院的实际发展状况为现实依据，建立一些具有一定特殊职能的科室，同时设立新闻专家科室，将新闻宣传的正面催化作用最大化，一定程度上促进医院服务效率及质量的提高，给医院患者提供更为全面的人性化诊疗服务。除此之外，要想提高疫情期新闻发布能力及发挥特殊效用，在实际开展工作时，则需要从以下四个方面进行：首先，以尊重患者权益为基础，在信息发布及新闻编辑时要充分确保患者的个人权益。其次，要从客观的角度报道新闻事件。在新闻宣传期间，要以实际事件发展状况为依据进行报道，深入调查和分析每个事件的发生过程，减少夸张报道及错误报道等不良现象的出现，同时尽可能地将负面影响降至最低。再次，禁止过度炒作。在医院实际发展期间，为了起到一定的正面引导和积极效用，新闻的宣传工作无法避免在报道各种任务及事件时进行宣传及炒作，但是在此过程中，禁止过度炒作，歪曲事实。最后，报道及宣传每篇新闻时，医院新闻宣传人员要团结协作，做好引导和指向性工作，尤其是在新技术的更新和突破等方面，需要加强新闻内容的严格把控，以确保新闻内容的可靠性和准确性，让公众更加信任和支持医院的工作。

（4）提高对正能量信息传播的重视，促进新闻发布能力和设置能力。随着全媒体时代的快速发展，新闻的传播方式也发生了明显的变化，网络信息的传播速度也越来越快。所以，各医院需要不断完善和增强自身新闻发布能力和设置能力，最大程度上保证发布疫情新闻和信息的公正性、客观性和合理性。新闻工作人员应树立全新的全员公关理念，在充分掌握各种事件动态发展状况的前提下，定期组织新闻宣传工作人员进行相关知识的学习，促进其专业技能，提高综合素质，以此来实现新闻传播传达正能量的目的。

总而言之，针对疫情期间医院宣传工作的开展，要在保证疫情新闻事件报道的公正性、客观性和实事求是的基础上，准确分析并判断疫情新闻及舆情的动态，同时利用科学、有效的方法积极处理医院内外发生的风险事件，通过多媒体途径发布，树立医院积极、正面的形象，推动医院进一步发展。

2. 疫情期医院院内新闻宣传的方法

（1）加强对防治疫情新闻宣传的组织领导。疫情发生后，针对国家及市、区的疾控中心发布的一系列的疫情防控政策及措施，应制定全院防控疫情健康教育、新闻宣传的工作方案，并成立教育宣传工作小组，且应以宣传小组为组织中心，协调各部门工作，同时，医务处、门诊部、院感办应大力配合全院的健康教育与新闻宣传工作。

（2）医院内不同人群采用不同的疫情宣传的方法。

1）针对医护人员的疫情宣传。依托医院的办公系统，在医院办公系统相关栏目中，发布疫情相关信息和防治知识以及中国疾病预防控制中心针对疫情分析报告和医院疫情的处置情况等内容，组织医护人员进行学习。同时要求医务人员实时掌握有关疫情的最新信息，提高健康教育意识，明确医护人员的社会责任感，并加强自我防护能力。其次，可以通过手机短信、微信平台或 APP 等渠道向全院职工发送疫情防控的相关知识。由于医院部分后勤或辅助部门或科室的人员因工作性质不同等特殊原因，难以保证及时登录办公系统学习疫情防控的相关知识。故医院可以通过手机短信、微信平台或手机相关软件将疫情防控知识要点发送给全院职工，如疫情的常见症状、居家护理的注意事项等，有效防范因节假日人员聚集而导致疫情集中暴发的情况。最后可以通过专题培训，最大限度地提高医护人员对疫情情况和预防措施的正确认识。通过培训，集体解读疾控中心关于疫情的各项分析报告，指导各科室做好预检分诊及个人防护工作，从而提高医院医务人员对于疫情的防控意识和应急处置能力。除此之外，各个科室还应结合疫情特点制定详细的防控措施，并要求全体员工积极响应并行动起来，切实做到“早发现、早报告、早诊断、早隔离、早治疗”。

2）针对广大群众的新闻宣传。医院的官方网站是展示医院形象、交流医卫信息、普及防疫知识、加强医患沟通的重要平台。充分利用医院官方网站的权威引导作用开展疫情防控工作是疫情期间新闻宣传的关键环节。在医院官网上，医院的宣传中心可以将疫情动态和本医院防治疫情的具体工作安排及时上网发布，并在网站制作有关疫情的科普专题页面，整合各方权威的疫情播报、发布健康科普知识和疫情患者就诊指南等多项内容。在疫情流行期间，也可以通过医院官方网站连续推送疫情相关文章，普及疫情预防相关知识。同时，医院官方微博和微信公众号也可以利用起来，成为医院向社会展示形象的新窗口，有助于在医患之间、职工之间、医院与社会之间搭建起无形的桥梁。针对疫情实际情况，医院宣传中心还可以组织呼吸科、感染疾病科等相关科室专家撰写疫情的流行病学特点、临床表现、治疗、用药及预防等方面的科普文章，这些文章要结合文字、图片、动图等，图文并茂，形象生动地让公众接受，从而达到能够有效地传授防治疫情科学知识的目的。

3）针对来院就诊患者新闻宣传。门诊电视健康教育为院内患者获得信息最迅速的方式。当医院患者居多时，就诊、候诊患者因等待时间过长容易产生焦急、烦躁的情绪，为了缓解这方面就诊压力，进一步减少医护人员向患者进行解释和告知等方面的非专业工作量，医院应积极组织急诊、呼吸科等科室的相关专家和电教人员协同将“疫情的流行病学特点、临床表现、预防方法、疫苗接种”等内容制作成疫情防治的公益短片在门诊电视中滚动播出，这样就可以使患者及其家属在就诊和候诊的同时学习疫情防治知识，增强自我保护意识，加强自我防控能力，也能在一定程度上减少群众对于疫情的恐慌和焦虑。除此之外，也可以设计制作医院版疫情防控宣传海报张贴在医院的主要科室及各病房楼层的显著位置，使患者方便地获取正确的疫情防控知识。在疫情发生期间，医院宣传中心还需要密切关注和收集各权威网站及微博媒体上与疫情有关的权威舆情信息，并对网络舆情实施全天候全方位监控，及时将主流舆情信息分转给各负责的相关职能科室进行妥善处理。相关科室尽量要在第一时间对舆情的反映情况进行核实，与当事人进行有效沟通之后提出解释和处理意见。对于疫情的负面舆情，也不能逃避，要及时积极地回复，从而正确引导舆论方向。

（3）有效提高医院新闻宣传工作水平的途径。一是要提高医院新闻宣传工作的主动性。医院自身要增强新闻宣传工作的主动意识和宣传意识，把新闻宣传工作摆在重要的位置，将传统的被动报道积极转为主动宣传。二是要进一步加强与传统媒体的合作沟通。尽管现阶段的传媒资源和途径多种多样，但对医院新闻宣传而言，传统媒体仍具有权威性高、受众性广、稳定性强等特点。所以医院要在利用新媒体的基础上，进一步加强医院新闻新媒体与医院传统媒体的沟通，建立良好的协同合作关系，及时为公众提供医院公益行为、重大成果等具有价值的报道，为医院树立良好的舆论导向。随着网络信息技术的普及，手机、微信、微博等新媒体蓬勃发展，新媒体技术速度快、门槛低、受众广等优势也要充分发挥出来。这要求医院首先要更新观念，一方面要充分利用新媒体优点，创造更有可读性、思想性和趣味性的内容，另一方面，也要着力打造医院自身的新媒体新闻宣传平台，可以建立集医院介绍、新闻宣传及便民服务为一体的微信公众号、手机客户端等，通过图、文、声、像等多种数字化技术打造全方位立体化宣传平台，开拓医院新闻宣传的新阵地。

（4）提高医院应对新闻舆论的专业水平。主要包括以下三个方面：一是要招聘专业人才，加强专业培训，建立一支素质高、业务精、专业性强的医学宣传队伍。二是要提高医院的舆论应对能力，在摸清媒体的运作模式和规律的前提下，也要掌握舆论发展趋向，要会说内行话、做内行事。当出现不利于医院发展的舆论导向时，医院要及时启动相关的应急公关，及时客观真实反映上报情况并澄清误解，快速掌握新闻舆论的主导权，进而正确引导社会舆论，树立医院良好形象。三是要营造良好舆论氛围，医院可以多从专业性、科学性的角度来考虑进行新闻宣传，不仅扩大了疫情科学普及面，也能体现医学人文与医学伦理相结合，从而推动医院的健康可持续发展。

在今后的医院新闻宣传工作中，还应进一步健全和完善疫情新闻宣传的相关工作机制，在不断创新新闻宣传方式的同时，也要不断加强宣教，拓展疫情宣传教育的内涵和覆盖面，提高公众的疫情防范意识，使医院新闻宣传在疫情预防控制工作中发挥更有效的作用。

第四节　疫情期社会公众新闻宣传

1. 疫情期社会公众新闻宣传的基本原则

随着新媒体时代的到来，每个公民都有可能是网民，个人电脑、平板电脑、手机等终端或移动终端只要能够与网络连接，就可以随时随地把手头掌握的信息发往世界各地，发给每一个认识或不认识的网民。因此，在世界舆论面前，作为地球村的公民，人人都是国家形象的塑造者。在疫情防控中，社会公众间的新闻宣传应符合以下基本原则。

（1）理性面对突发公共事件，做到不信谣，不传谣，不恶意传播虚假信息。由于突发公共事件的社会关注度较高，社会影响面较大，每当事件发生时总会激起人们探究的目光和了解的欲望。在新媒体时代，随着网络和手机的普及，尤其是微博、微信的广泛使用，信息传播无所不及，瞬间可以传遍世界各地。谣言作为信息的一个变种，其传播原理自然也不例外。在新冠肺炎疫情发生初期，由于信息不透明，信息传播不对称，确实在网络上和民间出现了一些谣言和传言，有关部门迅速采取措施制止了谣言的广泛传播。尤其是 1 月 20 日习近平总书记对新型冠状病毒感染的肺炎疫情做出重要指示，以及钟南山院士对武汉疫情的传染真相发表权威谈话，新冠肺炎疫情的信息已经向海内外彻底公开，信息的公开致使谣言自然失去存在的空间。再加上国内外各类媒体铺天盖地地进行跟踪报道，甚至现场直播，极大地满足了公众的知情权。在此次事件的不断发展和推进中，随着公众媒介素养的不断提高，国人普遍能够理性面对突发公共事件，基本做到不信谣，不传谣，不恶意传播各类虚假信息，在网络上理智发声，在国际上树立了良好的国家形象和国人形象。

（2）以积极、乐观的心态应对灾难，在人与人之间传递温情和大爱，传播正能量。在新冠肺炎疫情发生初期，由于疫情来势凶猛，人与人之间的传染性特别强，再加上武汉市乃至湖北省应对能力有限，无助、悲观、失望等消极情绪弥漫在许多确诊患者和疑似患者的家庭及其成员之间。随着武汉采取“封城”措施，绝大多数市民被迫选择在家隔离，一时间人们无法从恐慌中解脱出来。然而，随着人们对这种新冠肺炎知识及其防护措施的逐步了解，武汉市民渐渐适应了这种突如其来的变化，开始学会以积极、乐观的心态应对这场突发公共事件，不放弃对国家的信任，不抛弃对生活的信心，利用多种形式表达对全民抗击新冠肺炎工作的大力支持和协助。

（3）立足中国国情和乡土实际，用通俗易懂的语言与形式传播国家政策和村规民约。尤其是对于普通公众而言，使用通俗易懂的语言与形式进行传达，无疑是最有效的方式与方法。在这次新冠肺炎疫情的应对与信息传播中，一些地方一改板着面孔说教、刻板生硬地传达上级指示精神的做法和面貌，使用具有浓郁乡土风味和色彩的土语、俚语、方言，通过村口大白话的宣传标语和大喇叭喊话等朴素方式传送非常时期的国家政策和村规民约，用大白话讲道理，传授疫情防控知识和基层防治经验。虽然看后和听后令人捧腹，但也形象、明白地传递了重要信息。“口罩还是呼吸机，您老看着二选一”等诸如此类的标语口号虽然像泥石流一样“无情”，却又十分“硬核”，有的虽然还残留一些民间思维的成分，但表达的是广大人民群众万众一心、众志成城、严防死守、群防群治，打赢疫情防控阻击战的决心和信心。这些带有具象化的语言和符号，虽然不一定具有多大的传播力，但却在一定范围内产生了共情、共鸣的传播效果。只有建立在共情基础上的传播话语及话语方式，才能被更多的民众所理解和接受。

2. 疫情期社会公众新闻宣传的高效手段

（1）在宣传内容上以“法”战“疫”。在普及疫情防控知识、卫生健康常识的基础上，根据疫情发展的需要，有重点地突出法制宣传。以法律为依据，以震慑处罚为基调，以案例说法为引导，以农村社区为重点，开发制作视频宣传品。广播电视台开放新闻频道，专门解读疫情法律常识，为广大人民群众普法。

（2）在宣传方式上以“多”战“疫”。开展“扫街式、全方位、立体式”社会宣传，通过应急广播、移动喇叭、科普视频、微信群、宣传海报、LED 显示屏和出租车顶灯、公交车车载视频、建筑围挡、路名牌、公交车站点宣传橱窗、布标、手机短信等方式在全市范围实现宣传全覆盖。一是“小”喇叭“广”传播。利用农村“村村响”应急广播、宣传车、流动喇叭等载体在小区、农贸市场、超市、村社等重点地段播放公告、倡议书、方言劝导语音，把疫情动态、防控科普等内容不间断地送到村民居民处，打通疫情防控宣传的“最后一公里”。通过无人机喊话宣传，以县城为中心，以乡镇为基点，采取环状路线，与其他宣传形式有机配合，分层开展宣传，合力构建全方位、立体化、无死角的疫情防控宣传大格局。二是“短”视频“准”传播。在LED显示屏、电梯视频、公交车车载视频、电视台等公益宣传平台推送疫情防控科普视频、以案说法视频等。

（3）在宣传发动上以“力”战“疫”。积极加强宣传教育，汇聚文明力量。各地文明办制发了倡议书、公开信，号召各地文明委成员单位，各级文明单位、文明村镇、文明校园、文明家庭，广大市民朋友及志愿者和志愿服务组织投身各地抗疫工作，开展未成年人心理援助工作，发布两批志愿服务项目。组织道德模范、身边好人、文明家庭、志愿者、新时代好少年等榜样录制视频并于公益宣传平台推出。

（4）在宣传成效上以“典型”战“疫”。在疫情防控期间，全国人民帮扶困难地区的大爱精神一直在不断地被渲染，一线医务人员、基层干部、公安民警、社区工作者等的感人事迹被广泛宣传，这些事迹都体现了人民打赢战争的坚定信心及同舟共济的优良品质，凝聚了万民一心抗击疫情的庞大力量。积极向省委宣传部报送抗击新冠肺炎疫情先进典型事迹材料，树立战胜新冠肺炎疫情的信心和决心，引导全市干部群众立足本职岗位为战胜疫情做出更大贡献。

3. 动员社会力量参与疫情防控

在疫情防控的过程中，社会公众不仅密切关注疫情的发展情况，也愿意为疫情防控贡献一份自己的力量。所以，如何整合这些来自各方面的社会力量，引导社会力量规范、高效并精准投入疫情的防控工作中是当前政府和各相关组织需要考虑的重要问题。在这一方面，我们需要知道社会力量投入疫情防控主要存在信息不对称、活动不规范、供需不匹配、公众舆论复杂等问题。所以就相关部门而言，首先应完善各方面社会力量参与疫情防控的引导机制，以政府部门为动员主体，进而组织协调动员客体，整合体制内资源和社会上可以利用的资源，将来自各方面的应对各种危机的必备要素用制度约束起来，使其逐渐成为一种稳定的活动模式，进而形成一种权责明晰的组织体系。疫情发展中期，疫情防控由预防阶段逐步向响应阶段转换，此时应加强对营利组织、非营利组织及公众和媒体的动员，根据其各自发展特点，针对性地制定相对应的动员机制，发挥其各自的优势作用。

（1）在此次疫情防控事件中，非营利组织成为社会舆论关注的焦点。所以政府应加强动员非营利组织，做到分类管理、资源引导、行为控制。分类管理即是依据疫情发展阶段所需，对各类非营利组织进行职责引导，根据主管部门负责制，在保证人员独立、财权分开、事权分开、自主运行的前提下，审核所管辖非营利组织的活动开展情况，并对其提供必要的政策支持。资源引导即政府在必要的情况下可以通过购买公共服务的方式为非营利组织提供一定的服务资金和技术支持，尤其是当前疫情下要充分调动卫健委管辖的相关卫生健康领域社会组织，各组织要充分发挥其所长，补当下所需。行为控制即政府应积极主动对非营利组织相关活动进行监督管理，在采用科学的评估方法对其参与绩效进行考核的同时，也要适时向社会汇报非营利组织所付出的努力与工作成效。

（2）政府要引导营利组织承担起相应的社会责任。政府一方面可委托企业开展有偿服务，对于防疫工作所需物资进行补充。另一方面，面对即将迎来的返工潮，各企业、行业协会要发挥起自己的职能，切实加强对相关企业的安全生产和危机应对能力进行指导和监督，同时动员企业建立一支自身企业的疫情防控力量，如制订本企业的疫情防控规划，编写本企业的危机防控手册，以及储备必要的防控物资和装备等。各单位企业可以在保证企业员工生命健康安全，企业平稳运行，稳定正常市场运转秩序的前提下，鼓励企业利用余力有计划、有组织地规范参与到疫情防控工作中。

（3）要加强对基层民众的动员。基层组织对公众的危机社会动员一直以来都是最直接和最有力的方式。在疫情防控的当前阶段，基层组织已经在疫情防控的知识宣传、疫情排查、疫情隔离等疫情防范措施方面做了较为充足的工作，为后期的疫情防控工作奠定了一定的基础。接下来，基层组织在做好疫情防控工作的同时，也要注意平时工作及采取措施时的方式方法，要时刻关注辖区内居民的心理健康问题，关注居民的日常生活质量。基层组织可以通过编顺口溜、教授各地方言，或学习歌曲等方式，带动基层居民的积极性，拉近与群众的距离，同时采用创新疫情宣传的方法，减轻群众的焦虑情绪，进而为后期的疫情防控做贡献。

（4）运用好数字技术和媒体资源，积极传递正能量，增强社会公众抗击疫情的信心。当前正处于网络技术飞速发展的信息化时代，在开展网络社会动员时，要注重将新媒体与传统媒体相结合，充分发挥各方面优势，及时准确地在网络平台（如微信、微博、电视等）发布权威消息，避免谣言的产生。在各网络媒体中，尤其是网民使用度和认可度较高的媒体，政府及相关部门也应该积极与公众进行互动和交流，发布真实的危机情况，并且正面引导网络舆论，积极传递正能量。

疫情防控期间还应健全疫情工作的监督考核制度，公示明确的奖惩机制，引导社会力量积极有效地参与到防疫工作中来并承担起相应的责任。在防疫任务完成后，要对社会力量参与的积极性、时效性、合理性和有效性等进行多方面的考核。对在防疫工作中造成的物资及装备设备损耗、人身保险等费用应给予适当的补助。对于模范典型、感人事迹等具有较大影响意义的行为要进行表彰奖励。各级政府和相关部门组织还要借助各方面的媒体力量，影响和号召社会力量参与防疫工作的正能量，营造出社会力量有效参与防疫工作的良好氛围。同时，对于疫情期间危害群众健康、阻碍防疫宣传工作开展、利用疫情牟取不正当利益的社会力量按照法律法规进行相应的处罚与惩戒。

4. 疫情期公众防疫宣传行为的落实

如何正确佩戴口罩？打喷嚏怎么遮挡？开窗通风多久一次？洗手为啥要七步？以前，人们或许对此不以为然、一知半解，但发生新冠肺炎疫情以来，上述问题已成为网络热词，每天在手机上刷屏；再加上卫健部门、社区一线人员的反复密集科普，大家脑子里都绷紧了“讲卫生”这根弦。

疫情给所有人上了一堂健康素养课。经此一“疫”，大家都意识到，养成良好卫生习惯、提高健康素养，不仅关乎平时生活质量，关键时也是“救命秘籍”。各地针对疫情的联防联控实践进一步证明，提高健康素养，能把预防关口前移，让人不得病、少生病，减少传染病的侵害。

其实，勤洗手、开窗通风、咳嗽和打喷嚏时遮掩口鼻、不随地吐痰、不食用野生动物……这些健康防护要求，都是《中国公民健康素养基本知识与技能》《中国公民健康素养66条》等几年前就明确规定的内容。遗憾的是，在我们日常生活中，这些规范并未有效发挥作用。提高居民健康素养的话题，不应随着疫情形势的好转而“降温”，还应下大力气补上这一课——“将健康融入所有政策”，健全培育健康素养的法治环境。完善立法、细化制度，各部门配合、多层级联动，对恶意传播疾病，或是卫生健康领域的不守法、不文明行为，应施以更严格的约束、更严厉的惩戒。加大健康知识传播力度，提高传播效果。将医学研究成果转化为通俗易懂的健康知识和人们的良好习惯，仅靠卫健部门无法实现，需要各部门、专业机构、媒体和公众等共同来完成。

这种传播不能是单向的——以往，健康知识普及以灌输式为主，如社区宣传栏、官方网站、横幅标语等；此次疫情下的健康传播更注重反馈和互动，效果也更好。比如，主管部门在新闻发布会上开起科普讲座，征集网友关心的问题并直播答疑；媒体利用社交网络邀请专家言传身教，通过漫画、动画对儿童开展科普……灵活多样的新形式，有针对性的释疑解惑，带动公众参与，有助于人们提高健康素养。切实发挥基层公共卫生服务机构的“守门人”作用。通过下沉服务，纠正居民不良生活习惯，督促大家树立健康管理意识，主动预防和控制传染病。一方面，家庭医生、村医等基层医务人员可以通过上门入户、在线聊天或门诊咨询等方式开展服务，并将这些工作列为绩效考核。另一方面，加强人才培养，优化人才配置，以增强基层专业公共卫生服务能力。

提高健康素养本质上是一个教育过程，需要教育部门的大力支持和深度参与。让健康素养培育进校园，融入教育体系，能够实现更好的效果。健康素养不是一天就能养成的，其背后各个环节的联动，种种细节的打磨，考验着人们自律、他律的能力和水平。凡事预则立，不预则废，平时常抓不懈，努力提高健康素养，方能防患于未然，并在危急时刻科学应对。

案例10

新冠肺炎疫情期河南省人民医院新闻宣传应急管理工作方案

一、新冠肺炎疫情信息管理方案

根据《中华人民共和国传染病防治法》和上级主管部门相关要求，为进一步严肃新型冠状病毒防控期间信息报送、发布与宣传纪律相关事宜，特制定相关规定如下：

（一）疫情相关信息报送

严格按照《中华人民共和国传染病防治法》相关疫情信息报送要求，疫情防控工作小组办公室负责及时收集、汇总院内接诊、诊治等疫情信息，报经工作小组组长审核后，按照规定程序报至卫生健康委、疾控中心等部门。

（二）院内外信息宣传相关事项

医院各部门要高度重视，进一步要求全体员工，严肃新型冠状病毒防控相关信息宣传纪律，实行统一管理。

（1）按照国家、省卫生健康委等主管部门相关规定要求，严格遵守信息发布与新闻宣传纪律。

（2）严肃朋友圈、微信群、自媒体发布纪律，不允许私自发布疫情、患者就诊、相关病例救治等非官方信息，不允许私自接受媒体采访。救治信息由医院新闻发言人统一发布。

（3）针对患者救治等适宜发布相关内容，凡需要进行对外发布和宣传或由媒体联系采访的，在发布前，严格执行选题申报主管院领导审批制度，严格执行涉及对外宣传中临床科室负责人、职能主管科室负责人、院领导三级审核制度。

（4）进一步加强舆情监测力度，及时启动应急响应机制。

（5）凡违反信息发布与宣传相关法律法规和要求的，经调查核实后依法依规予以严肃处理。

二、新型冠状病毒肺炎防控宣传信息组工作分工

为切实加强新型冠状病毒肺炎防控工作，按照《河南省人民医院关于印发新型冠状病毒感染的肺炎防控工作方案的通知》（省医院字〔2020〕26号）要求，院内成立宣传信息组。为进一步细化责任、抓好落实，切实做好防控期间全院宣传信息的规范化管理，进一步明确分工如下：

1. 宣传信息组工作职责

组长：医院党政领导担任。

副组长：医院党政领导担任。

成员：医院党政领导及职能部门负责人。

配合上级主管行政单位开展媒体和公众公共卫生风险沟通等工作；舆情监控及媒体宣传的口径统一管理；组织开展院内外防控知识宣传教育；疫情防控救治网络信息保障支持及信息安全。认真贯彻执行医院防控领导小组及防控工作办公室各项安排部署，集中管理、明确分工、协同配合。

2. 主要任务及职责分工

按照《河南省人民医院关于印发新型冠状病毒感染的肺炎防控工作方案的通知》，进一步明确职责分工。

（1）组织学习《河南省人民医院关于印发新型冠状病毒感染的肺炎防控工作方案的通知》，确保全面贯彻落实。（宣传部 医务部 网络信息中心 感染管理科）

（2）宣传部牵头，密切与网络信息中心、医务部、感染管理科的沟通联系，做好舆情信息与新闻宣传的管理。（宣传部 医务部 网络信息中心 感染管理科）

（3）加强与河南省卫生健康委宣传处、医政医管处、疾控处、信息中心等上级主管部门的工作对接，密切沟通协调，确保渠道畅通、响应迅速。（宣传部 医务部 网络信息中心 感染管理科）

（4）督导全院各部门高度重视，按照国家、省卫健委等主管部门相关规定要求，严格遵守新闻宣传纪律。（宣传部 医务部 网络信息中心 感染管理科）

（5）常态运行舆情监测平台，进一步加强舆情监测力度，及时启动应急响应机制。（宣传部）

（6）用好自有融媒体宣传平台，适时策划推送相关疫情防治信息；沟通好主流媒体，适时组织集中采访报道。（宣传部 医务部）

（7）挖掘典型事迹，弘扬医院正能量。（宣传部）

（8）做好网络信息技术支持和信息安全支持，建立全天候应急响应机制，为疫情救治期间相关信息宣传提供专业支持。（网络信息中心）

（9）负责对疾控部门新型冠状病毒肺炎防控相关科普知识等权威信息的收集、整理、宣传。（医务部）

（10）负责院感科普宣传并审核信息宣传中的院感规范。（感染管理科）

三、新闻宣传工作成效

按照院党委要求，新型冠状病毒肺炎疫情防控宣传信息组进一步完善工作机制，明确分工，围绕以下四个方面开展工作：一是明确责任部门，建立宣传部、党办医务部、护理部、人力资源部等多部门分工合作、密切联动的机制，建立及时、迅速的舆情应对机制。二是借助互联网技术，抓好相关舆情信息的筛选与抓取。与《东方今报》舆情研究中心合作，做好日常监测和网络监测，建立完善专业舆情应对机制。三是建立完善融媒体平台，涵盖网站、院报、微信公众号等10个平台，积极弘扬正能量。四是拓宽媒体传播渠道，广泛宣传医院加强疫情防控的好做法、医务人员坚守岗位的先进事迹。五是出版舆情监测专报，每日出版，刊发媒体正面报道、舆情信息与国内相关防控信息，做好舆情报送。

根据全院疫情防控实施方案要求，院党委副书记兼工会主席武素英3次召开专题会议，要求明晰疫情防控宣传信息组职责，做好各项工作。宣传部进一步做好舆情管理，围绕工作重点，深入一线，协力融媒体平台和权威媒体传播，加大宣传报道力度，营造了良好的工作氛围。

舆情监测日报提振精神。为增强舆论引导能力，出版舆情监测日报，常设媒体聚焦、信息预警、综合信息3个栏目，动态反映了主流权威媒体对医院的正面宣传报道，提振了干部职工众志成城抗击疫情的士气，为推进疫情防控提供了决策依据。截至3月16日，编辑出版河南省人民医院舆情监测41期，共计编发相关信息912条。

融媒体平台宣传形成较大影响力。宣传部整合自有纸质、网络、户外、新媒体等10个平台资源，着力文字、视频、音频、图片等全媒体传播，立体化宣传疫情防控健康知识，推出了300多个反映工作进展、工作经验、一线感人事迹的报道。截至3月16日，“河南福音省医”微信公众号刊发疫情相关报道60篇，总阅读人数1 316 940，平均阅读人数21 949，《河南省人民医院新冠肺炎线上咨询服务门诊上线》《河南省人民医院接受社会捐赠公告》2篇报道阅读人数13万+，《出征了！河南省人民医院援湖北医疗队》阅读人数9.6万，单篇最多点赞近 1 300 个、最多留言近 640 条；官方抖音平台发布短视频 28 个，2 个视频观看量突破 10 万 +；原创制作《紧握你的双手》MV 已经在 53 个媒体平台发布，观看量近 100 万；出版 3 期《河南省人民医院院报》抗击疫情特刊，共包括 48 个版面 14 多万字内容，图文并茂、全景呈现医院以及广大医务人员在防控新冠肺炎中的创新做法、典型经验和感人事迹；编辑制作“新冠楼”建设画册和抗疫纪实书籍。

权威媒体广泛深入报道。通过主动策划、集中采访、线索专供、专题访谈等，宣传部持续为权威媒体提供丰富鲜活的报道素材，各类媒体日均报道我院疫情防控相关做法、事迹近 30 条。截至 3 月 16 日，人民日报、新华社、中央电视台、光明日报、中国日报、参考消息、人民网、新华网、央广网等中央权威媒体报道我院疫情防控相关做法和事迹 90 多篇次；健康报、丁香园、健康界、医药卫生报、大河健康报、中国医院院长等健康专业类媒体进行相关报道 220 多篇次；河南卫视、河南新闻广播、河南日报、大河报、大河网、猛犸新闻、河南商报、郑州报业集团等省内有影响力媒体报道 770 多篇次。

相关知识链接　新冠肺炎疫情期境外输入人员防控工作指南

概念

境外输入人员是指由疫区国家进入国内的人员。包括中国公民或外国公民，以及包机入境人员或散客入境人员。

第一部分　包机入境人员防控工作指南

一、目的与意义

按照“最准排查检疫、最短时间停留、最快分流转运、最高安全保障、最严闭环管控”的原则，明确职责分工，优化工作流程，实现专业、高效、协同、无缝对接，保障境外输入人员疫情防控工作有序开展。

二、组织构架

在省级疫情防控指挥部统一部署下成立专门针对境外输入人员的专项防控指挥办公室。明确办公室组织构架，明确负责人及办公室成员，确定办公地点。

根据部门职责成立多个保障组，包括但不限于：外事联络保障组、市政府综合保障组、海关检疫部门保障组、出入境边防检查总站保障组、定点医疗机构保障组、机场保障组、航空公司保障组。

办公地点建议设在机场，便于实地查看工作开展，有关部门工作人员统一集中办公，协同开展工作。

三、部门职责

为确保防控工作顺利有序开展，做到各司其职，各负其责，联动配合，联防联控，应由办公室负责，在正式开始执行任务前明确各负责部门职责。

（一）专项防控指挥办公室

（1）省疫情防控指挥部领导组建专班，启动联动机制。

（2）协调负责境外输入人员疫情防控整体工作的指挥及任务分工安排，形成联动机制，形成防控合力，确保分工明确、流程顺畅、衔接到位。

（3）负责建立并确定现场转运及救治流程。

（4）及时组织召开各部门联席会议。

（5）汇总各保障组工作情况形成工作日报，及时向省疫情防控指挥部汇报。

（二）外事联络保障组

（1）在外交部、省委省政府和省疫情防控领导小组的统一领导下，全力做好专项行动外事相关工作。

（2）与外交部领事司、领保中心和相关司长保持密切沟通，及时掌握情况并执行工作任务。

（3）与我国驻境外相关使馆领事侨务处保持密切联络，及时跟进相关信息。

（4）与外交部新闻司保持密切沟通，了解媒体报道要求，并通报省内相关部门。

（5）与省疫情防控指挥部、专项防控指挥办公室、机场集团、海关等建立沟通渠道，共享信息，为准备工作提供便利。

（6）与市政府建立专人联系渠道，确保外事有关业务衔接顺畅。

（三）市政府综合保障组

（1）负责对所有包机归国人员进行市级疫情防控政策宣讲、个人防护知识宣讲等。

（2）负责对经过预检分诊后，无发热和／或呼吸道症状人员的转运、集中医学观察事宜；明确集中医学观察地点及其安全保障、医疗保障、后勤保障等全面事宜。

（3）负责统筹协调，抽调医务人员负责医学观察地点日常医学观察工作、日常医疗保障工作。

（4）负责确定医学观察期间出现发热和／或呼吸道症状人员的后续医疗救治相关工作。

（5）负责安排公安部门引导医疗救护车和转运车到停机坪，确保实现“零距离”转运；负责维护旅客秩序和乘车；负责现场保障工作。

（四）海关检疫部门保障组

（1）按照海关总署针对境外输入人员新冠肺炎疫情防控等相关要求，制订针对境外输入人员的海关查验工作方案，既要严格落实上级文件要求，又要做到减少交叉感染、减轻疫情传播风险。

（2）负责按照新冠肺炎疫情口岸防控相关规定开展出入境人员卫生检疫，实施登临检疫、旅检现场检疫，判定“确诊病例、疑似病例、有症状人员、密切接触者和无症状但有流行病学意义”的五类人员，做好信息登记。

（3）及时将查验后人员信息分门别类，通报疫情防控领导机构，并做好人员交接。有发热和/或呼吸道症状人员移交定点医疗机构救治，无症状人员移交郑州市疫情防控领导机构统一集中隔离。

（4）负责终末消毒，对固体废弃物、液体废物、舱内、机坪污染区域、车辆、物品以及暴露人员进行终末消毒。

（五）出入境边防检查总站保障组

（1）依法依规严格对入境人员、交通运输工具实施边防检查，并对入境人员携带的物品实施边防检查。

（2）发现在海外疫情突出地区有旅行史、居留史的人员，及时通报海关检疫部门进行重点检查检疫。

（3）提前获取入境人员信息，进行预先核查，同时将相关入境人员的信息共享，加强与协作单位的联防联控。

（4）对口岸限定区域进行警戒，确保口岸安全、人员服从中国法律制度规定及疫情管控要求。

（5）严守安全管控底线，严防不法分子和不准入境人员利用机会蒙混入境，确保包机检查任务安全、有序、高效完成。

（六）定点医疗机构保障组

（1）负责对参与预检分诊工作的医务人员等工作人员进行疫情防护知识培训。

（2）负责抽调医生、护士参与预检分诊工作，参与救护车转运工作。

（3）经预检分诊后，有发热和/或呼吸道症状人员，用负压救护车转运至定点医疗机构。

（4）发热和/或呼吸道症状人员转运至定点医院后，定点医院负责后续全程防控救治工作。

（七）机场保障组

（1）统筹掌控协调专项任务航班信息和航班进出港保障工作。

（2）组织协调安排最佳停机位，安排协调联防联控相关部门最佳工作位点。

（3）提供机下安全检查设备和必要人员，协助相关部门开展查验工作。

（4）提供办公场所及联席会议安排等相关服务工作。

（5）安排实现对现场工作区域的远程监控、远程联通，确保指挥办公室可实时掌控现场工作情况，并可实现实时传达指挥部指令，做到互联互通。

（八）航空公司保障组

（1）负责任务航班保障的综合协调，及时将航班信息通报至专项指挥办公室；与机场和空管分局对接，确保航班按时到达和起飞；协调机场，获取指定机位或廊桥。

（2）负责做好公司地面运输车辆的安排；负责协调机场方面做好防疫及飞机消杀工作。

（3）负责飞机过站保障工作和飞机清洁工作，在专业人员指导下合理处置机上废物和垃圾。

（4）负责协调机场安检开通专用通道；根据海关、检疫的要求，做好下机旅客服务工作。

（5）负责旅客行李的交运；负责安排旅客行李消杀，消杀完毕后，由机场公司负责旅客行李装车运送。

四、工作流程

（一）全链式整体工作流程

外事联络保障组确定航班信息，及时向专项防控指挥办公室汇报；航空公司机组乘务人员及机组医护人员每隔 2 小时对所有旅客进行体温测量；在飞机降落后第一时间将机舱内旅客体温及呼吸道症状筛查情况汇报至专项防控指挥办公室，同时协助收集海关部门及边检部门要求的健康申明卡等相关资料。

飞机停靠预先确定的廊桥，由海关工作人员登临收集、核验健康申明卡；完成后安排无发热和 / 或呼吸道症状旅客下机，有发热和 / 或呼吸道症状、健康申明卡上报有症状的人员留在机舱内；由边检工作人员在机舱出口逐一核验旅客身份、收取护照；所有旅客在廊桥出口处过安检；无发热和 / 或呼吸道症状旅客每 25 人一组直接上转运车；由海关部门安排工作人员至每辆大巴车及机舱内，在旅客平静后逐一以水银体温计核验体温、询问呼吸道症状。

如有发热和 / 或呼吸道症状人员，由定点医疗机构转运收治；无症状人员由市政府安排的专用转运车直接转运至统一隔离点集中医学观察；由海关部门安排工作人员至集中隔离点、定点医疗机构完成海关检疫排查工作。

（二）全链式整体工作流程图

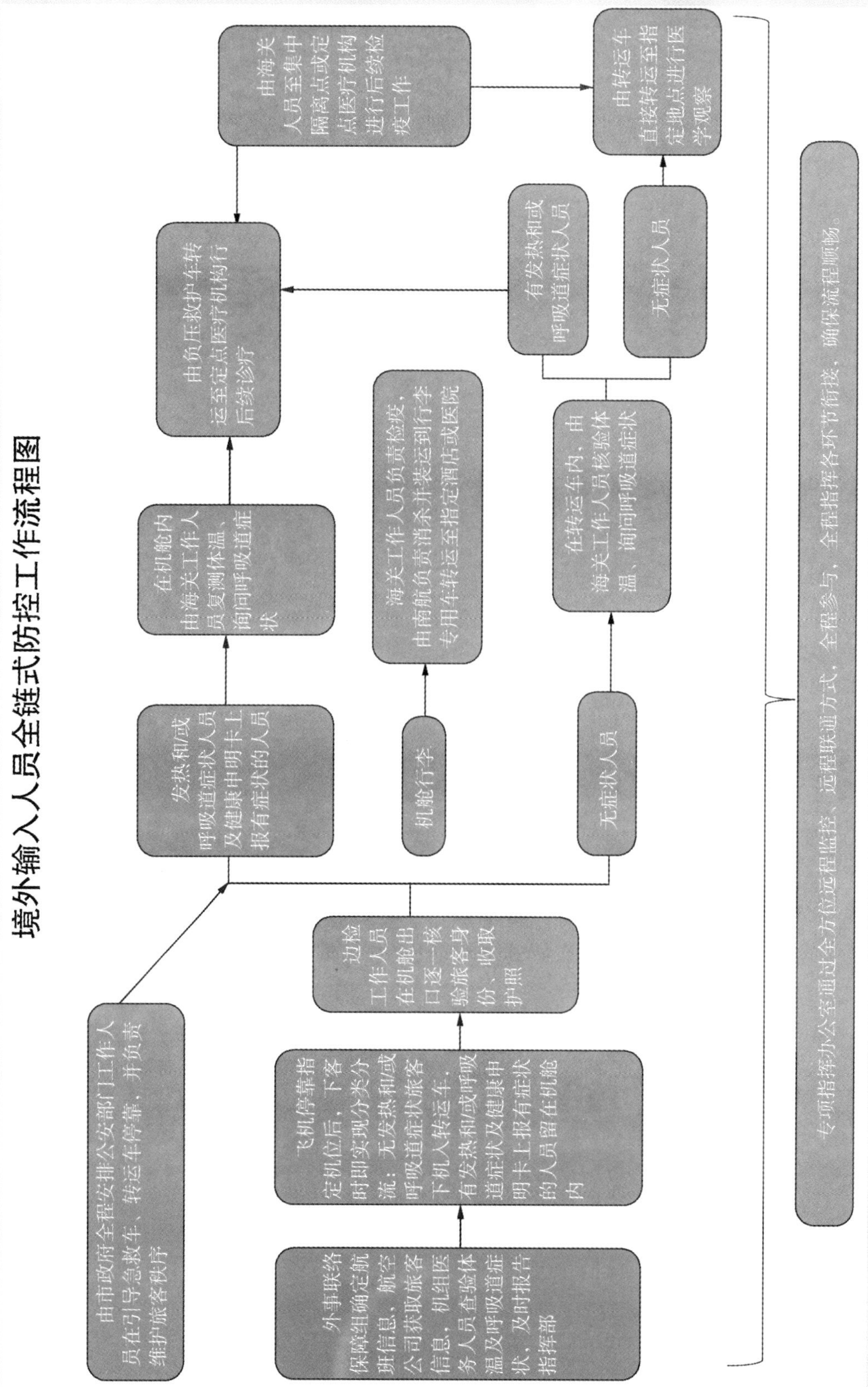

五、工作要求

（一）提高政治站位

境外输入人员疫情防控工作是党中央、国务院交办的政治任务，各相关部门和属地政府要切实提高政治站位，高度重视，加强领导，科学组织，周密安排，确保归国人员全方位无死角隔离、全程与外界无接触转运。

（二）精心组织落实

各相关部门要按照工作方案要求，制订细化专项工作方案，建立工作预案；严格落实责任制，把各项工作措施落到实处。各相关部门负责人，要亲自抓、负总责，切实做到组织周密、有序安全。

（三）严控岗位标准

各相关部门要对参与人员严格把控岗位胜任标准，要求政治素养高、业务能力强、善于沟通、担当负责。尤其是机组医务人员、海关检疫人员、定点医疗机构救治能力必须高标准要求、多层次选拔，确保高质量完成任务。

（四）加强部门协同

各相关部门要在统一领导、指挥调度下，密切配合，各负其责，部门联动，协同作战，加强沟通，构建无缝隙的多部门联防联控工作体系。

（五）强化安全防护

参与接机转运、集中隔离点医学观察、有症状人员救治等相关工作人员要严格做好标准防护，避免出现交叉感染。医疗废物不得随意丢弃，统一进行终末消杀。

（六）严明保密纪律

坚持属地负责、部门负责，严格落实“谁主管谁负责、谁落实谁负责、谁失职追谁责”的防控责任，确保各项措施落到实处；做好工作期间的保密工作，未经上级允许，对相关信息不发布、不传播、不泄露，严防失密泄密，否则将严肃追责。

第二部分　散客入境人员防控工作指南

一、目标与策略

按照“外防输入、内防扩散、严格管控”的策略，对每一例入境人员实施最精准、最科学、最高效疫情防控措施，有效阻断疫情传染源、切断疫情传播途径。

二、责任部门

境外输入人员，无论中国公民或外国公民，入境方式无论是境外直接进入或从国内其他城市中转进入，均由属地政府一视同仁、无差别地执行疫情防控措施。

三、管控措施

（一）严格落实“联防联控”措施

由属地疫情防控领导机构会同海关、边检、机场、高铁站、火车站、外事、卫健、公安、公路等部门，建立联防联控工作专班，强化信息获知，统筹做好信息通报、身份登记、健康检测、应急处置等工作，严格管理、严把关口、严守防线。

（二）严格落实“属地管理”措施

各级各部门疫情防控部门必须提高对疫情的警惕性，防控要求、防范意识不能降低，坚持严防输入策略，优化防控手段，全面排查境外输入人员，严密防范境外输入风险；村（居）、机关企事业单位、楼宇、公共场所等，要按照“谁主管谁负责”原则，对输入性疫情风险隐患做到第一时间发现、第一时间响应、第一时间处置，有效阻断疫情传染源、切断疫情传播途径。

（三）严格落实“隔离观察”措施

凡境外输入人员，原则上一律采取集中隔离医学观察 14 天措施，条件许可者可采取居家隔离医学观察。其中：

（1）来自、停留或途经疫情严重国家的，采取集中隔离医学观察措施。

（2）其他国家入境并在当地有固定居所的，可纳入社区防控体系，实施居家隔离措施。

（3）其他国家入境并在当地有稳定单位的，由所属企事业单位提供场所，实施隔离措施。

（4）其他国家临时入境短期公务或商务活动的，须在政府指定接待酒店入住，由接待单位落实疫情防控第一责任。

（5）来自其他国家入境无固定住所或单位的，须在政府指定酒店集中医学观察，由所在酒店和属地全程负责监督管理。

（6）来自其他国家经停当地中转的，经检测检查无异常情况，由机场、高铁站、火车站等检测点，将其安排在场站临时隔离区域暂时滞留，安全妥善安排离开，并通报目的地疫情防控机构。

（四）严格落实“如实申报”措施

境外输入人员，必须主动如实申报健康登记，自觉配合落实居家或集中隔离措施。对不如实申报应集中隔离者，以及违反居家隔离观察规定的，一律采取集中隔离医学观察措施，由此所产生的食宿费用自理。凡违反疫情防控相关规定造成严重后果的，依法追究其法律责任。

第十一章
境外输入性病例应急管理

第一节 境外输入性病例应急管理策略

1. 境外输入性新冠肺炎病例的四种结局

境外输入性新冠肺炎病例是指我国（地区）已消灭而由国外（地区外）传入的新冠肺炎病例。作为全球第二大经济体和重要的旅游国家，我国每年出入境总人数已超过2.5亿人次。随着我国“一带一路”倡议的实施，国际交流日益增多。频繁的国际人员流动使得新冠肺炎的输入风险增加，给我国新冠肺炎疫情防控构成严峻挑战。境外输入性病例输入国内后，会在很大程度上改变新冠肺炎流行过程，形成利于传播的生态环境。在我国新冠肺炎疫情趋稳，生产生活逐渐恢复常态的情况下，加强境外输入性新冠肺炎病例的应急管理，开展有效的预防控制，是巩固我国疫情防控成果的必要举措。

境外新冠肺炎病例输入后，基于传染病流行病学传播环节以及防控措施落实情况的不同，一般可出现以下4种结局：

（1）输入后，不发生境内传播。主要发生于疫情的中后期，新冠肺炎监测筛查体系已经完善，输入性病例在进入国境前，通过卫生检疫，即被有效控制。这种结局有两种有效措施：第一种，新冠肺炎输入性病例表现出明显的感染症状，进入我国国境后，即进入临床救治，治愈后不再具备引起新冠肺炎传播的可能性；第二种，新型冠状病毒无症状感染者，一般没有发热、咳嗽等临床症状，但是标本检测又呈阳性，通过医学观察或必要的临床救治，病例自愈或经治疗后恢复健康，不再具备引起新冠肺炎传播的可能性。

（2）输入后，有引起境内传播的可能，但实际上未导致境内传播，仍局限在输入个案。主要发生于疫情的前中期，新冠肺炎监测筛查体系已经初步建立，但并不完善，防控措施与第 1 种结局类似，但病例识别的时间早于第一种情况。

（3）输入后，引起境内局限传播，但被有效控制或消除，尚未出现境内的持续传播。主要发生于疫情的前期，新冠肺炎监测筛查体系还未建立，出现临床异常症状的病例，在医疗机构通过有效救治恢复健康，不再具备引起新冠肺炎传播的可能性。这种情况下的交叉感染，可能会引发疫情快速扩散。

（4）输入后，引起境内持续传播。主要发生于疫情发生之前，新冠肺炎疫情还未能有效识别，应急体系还未启动，出现临床异常症状的病例，未能得到有效救治与管理，也未能引起病例自身以及疾控机构的重视。这类传染源最容易导致新冠肺炎疫情大规模爆发。其中，一部分病例通过自愈，不再具备引起新冠肺炎传播的可能性；另一部分经医学干预后恢复健康，不再具备引起新冠肺炎传播的可能性；还有一部分病例死亡。

2. 输入性新冠肺炎病例应急管理的目标

输入性新冠肺炎病例应急管理的目标分为三个层次。

第一层次：减少或避免境外人员或疑似病例的输入。这是从根本上预防新冠肺炎在国内传播的途径。必须指出，对疫情严重的国家进行支援，从源头上减少新冠肺炎病例，是一种经济有效的途径，这也是新冠肺炎疫情暴发以来，我国一方面加强国内联防联控机制，另一方面积极参与全球疫情应对、支援其他国家抗击疫情的重要原因。

第二层次：及时发现输入性病例，采取措施避免国内传播。我国要求入境人员必须进行 14 天隔离，同时进行核酸检测，这是发现和管理输入性新冠肺炎病例最为有效的措施。

第三层次：当输入疫情扩散时，应及时发现本地传播或暴发，采取措施，阻断传播，减少危害。新冠肺炎疫情发生以来，我国借助于手机 IP 绑定、大数据分析技术等手段，快速识别输入性病例及其密集接触人群，对人群实施隔离和有效救治，将输入疫情的扩散控制在最低水平。

3. 输入性新冠肺炎病例应急管理的策略

抗击新冠肺炎疫情是一个长期过程，成本 – 效益至关重要，因而针对不同情况下的境外输入性病例，应采取符合成本 – 效益的防控策略和措施。根据输入人员造成新冠肺炎疫情风险的高低和新冠肺炎境内传播风险的高低，应急管理策略和措施应有所区分，归纳如下（表 11–1）。

表11-1　境外输入性新冠肺炎病例应急管理策略概要

输入风险	传播风险	应急管理策略
高	高	ABCDE
高	低	ABC
低	高	BCDE
低	低	BCD
无	无	BC

注：在表11-1中，策略A指的是预防人际传播，B指的是加强监测筛查，C指的是有效临床救治，D指的是精准管理，E指的是应急预案。

4. 输入性新冠肺炎病例应急管理的措施

（1）做好应急预案与准备：提前制定境外输入性新冠肺炎病例应急预案和防控指南是有序开展应急管理工作的基础。自 2020 年 3 月以来，我国大部分省市、自治区和主要城市，相继发布了新冠肺炎疫情期境外输入人员防控工作指南，从防控对象、目标与意义、组织构架、流程等多个方面，制定了应急预案，采取了许多有效准备措施，包括：整合海关与医疗机构防控力量，联合多部门开展新冠肺炎应急管理演练；对各级医疗卫生机构和疾控机构开展技术培训；研发应用快速检测技术，并按需增加检测试剂应急储备；加强医务人员培训，提高对输入性病例快速识别、诊断能力；建设方舱医院等。

（2）关口前移，强化国境检疫，预防输入：国境卫生检疫是全球卫生治理的重要组成部分，是一项非常重要的预防传染病输入的措施。国境口岸处在国际疫情和突发事件的第一时间、第一现场，筑牢口岸检疫防线，可以第一时间防止境外传染病输入。在全球卫生治理的背景下，国境卫生检疫也应与国际接轨，做到“关口前移”。新冠肺炎疫情暴发以来，我国卫生检疫机构积极建立健全境外传染病监测哨点工作机制，开展境外传染病防控、当地传染病疫情监测和病原体检测等工作，通过有效预警，最大限度地减少境外输入性病例。最高人民法院、最高人民检察院、公安部、司法部、海关总署也印发《关于进一步加强国境卫生检疫工作　依法惩治妨害国境卫生检疫违法犯罪的意见》通知，目的是加强对入境人员的检查，严把输入关口。全国各大主要城市也出台防疫措施，如北京市要求从 3 月 16 日零时起，所有境外进京人员，均应转送至集中观察点进行 14 天的隔离观察，隔离人员费用自理；有特殊情况的，经严格评估，可进行居家观察。

（3）精准管理：及时发现和隔离治疗输入性病例。研究显示，新冠肺炎病毒潜伏期可能长达 42~90 天，境外输入人员虽经过筛查和 14 天隔离，仍不能完全排除传播新冠肺炎的可能，因而应对境外输入人员应进行更长周期的随访和观察。通过培训、配发检测试剂等途径提高医务人员新冠肺炎诊疗意识和能力，一旦发现输入性病例应及时按规范报告，尽早采取必要的防控措施。除对输入性病例进行精准管理外，还应加强密切接触者的管理，对输入性新冠肺炎病例的密切接触者，排查追踪管理并进行医学观察是降低国内传播风险的重要措施。通过暴露的时间、时长、接触距离和方式等维度测量暴露水平，如近距离暴露(2 m内)、直接接触等，对密切接触者实施分层管理，降低管理成本，提升长期精准管理的可行性。

（4）预防与控制医院内感染：新冠肺炎病毒具备很强的人传人能力，随着境外输入性病例进入临床救治阶段，加强医院内感染预防控制尤为重要。预防医院内感染的硬件条件是具有呼吸系统传染病收治条件的医疗机构，软件条件是优化隔离流程，样品采集和传送流程规范，划分污染区、潜在污染区和清洁区，保障负压病房气压达到标准，做到“人物分流、洁污分流、单向流动、防止交叉”。医务人员个人防护品的使用与流程应规范科学，强调整个穿脱过程的监督和协助，同时强化标准预防，强调患者和医务人员的双向防护。此外，医务人员健康监护与心理关怀，医疗废弃物规范处置，开展随时消毒与终末消毒并进行消毒效果评价等措施也是重要方面。

（5）国际援助与国际合作：建设人类命运共同体和疫情防控共同体，支援疫区国家，采取措施，有效减少或避免新冠肺炎病例输出，是预防或避免疫情输入我国最经济有效的防控措施之一。自疫情暴发以来，我国积极履行《国际卫生条例（2005）》承诺，以大国责任感主动参与全球抗击疫情统一行动，援助疫区国家防控新冠肺炎。中国政府已经宣布向至少83个国家以及世界卫生组织、非洲联盟等国际和地区组织提供紧急援助，包括医疗队以及检测试剂、口罩等医疗物资。我国还向世界卫生组织提供了首批2 000万美元的捐款，支持其开展疫情防控的国际合作。我国不断加强与相关国家的公共卫生合作，将全球公共卫生、传染病防控与“全球经济一体化”以及建立“人类命运共同体”纳入国家建设发展总体战略，落实健康优先、将健康融入所有政策。同时也逐渐加强与国际相关组织合作，以国际卫生条例为依据进一步扩大信息共享范围，公共卫生合作办公室和驻外专业人员在外交政策框架下，收集整理相关信息为进一步合作提供依据。这些重要措施都可以为开展新冠肺炎风险评估提供数据支持，也为全球新冠肺炎疫情应对重大传染性疾病防控提供中国智慧、中国方案。

第二节 新冠肺炎疫情期境外输入人员防控工作指南

概念

境外输入人员是指由疫区国家进入国内的人员，包括中国公民或外国公民，主要是包机入境人员或散客入境人员。

第一部分 包机入境人员防控工作指南

一、目的与意义

按照“最准排查检疫、最短时间停留、最快分流转运、最高安全保障、最严闭环管控”的原则，明确职责分工，优化工作流程，实现专业、高效、协同、无缝对接，保障境外输入人员疫情防控工作有序开展。

二、组织构架

在省级疫情防控指挥部统一部署下成立境外输入人员的专项防控指挥办公室。明确负责人，建立办公室组织构架，确定办公地点。

根据部门职责成立多个保障组，包括但不限于：外事联络保障组、市政府综合保障组、海关检疫部门保障组、出入境边防检查总站保障组、定点医疗机构保障组、机场保障组、航空公司保障组。

办公地点建议设在机场，便于实地查看工作开展情况，相关部门工作人员统一集中办公，协同开展工作。

三、部门职责

为确保防控工作顺利有序开展，做到各司其职，各负其责，联动配合，联防联控，由办公室总负责，明确各部门职责。

（一）专项防控指挥办公室

（1）受省疫情防控指挥部领导，组建专班，启动联动机制。

（2）协调负责境外输入人员疫情防控整体工作的指挥及任务分工安排，形成联动机制，形成防控合力，确保分工明确、流程顺畅、衔接到位。

（3）负责建立并确定现场转运及救治流程。

（4）及时组织召开各部门联席会议。

（5）汇总各保障组工作情况形成工作日报，及时向省疫情防控指挥部汇报。

（二）外事联络保障组

（1）在外交部、省委省政府和省疫情防控领导小组的统一领导下，全力做好专项行动外事相关工作。

（2）与外交部领事司、领保中心和相关司长保持密切沟通，及时掌握情况并执行工作任务。

（3）与我国驻境外相关使馆领事侨务处保持密切联络，及时跟进相关信息。

（4） 与外交部新闻司保持密切沟通，了解媒体报道要求，并通报省内相关部门。

（5）与省疫情防控指挥部、专项防控指挥办公室、机场集团、海关等单位建立沟通渠道，共享信息，为准备工作提供便利。

（6）与市政府建立专人联系渠道，确保外事有关业务衔接顺畅。

（三）市政府综合保障组

（1）负责对所有包机归国人员进行市级疫情防控政策宣讲、个人防护知识宣讲等。

（2）负责对经过预检分诊后，无发热和 / 或呼吸道症状人员的转运、集中医学观察事宜；明确集中医学观察地点、安全保障、医疗保障、后勤保障等全面事宜。

（3）负责统筹协调，抽调医务人员负责医学观察地点日常医学观察工作、日常医疗保障工作。

（4）负责确定医学观察期间出现发热和 / 或呼吸道症状人员的后续医疗救治相关工作。

（5）负责安排公安部门引导医疗救护车和转运车到停机坪，确保实现“零距离”转运；负责维护旅客秩序和乘车；负责现场保障工作。

（四）海关检疫部门保障组

（1）按照海关总署针对境外输入人员新冠肺炎疫情防控等相关要求，制订针对境外输入人员的海关查验工作方案，既要严格落实上级文件要求，又要做到减少交叉感染、减轻疫情传播风险。

（2）负责按照新冠肺炎疫情口岸防控相关规定开展出入境人员卫生检疫，实施登临检疫、旅检现场检疫，判定“确诊病例、疑似病例、有症状人员、密切接触者和无症状但有流行病学意义”的五类人员，做好信息登记。

（3）及时将查验后人员信息分门别类通报疫情防控领导机构，并做好人员交接。有发热和 / 或呼吸道症状人员移交定点医疗机构救治，无症状人员移交郑州市疫情防控领导机构统一集中隔离。

（4）负责终末消毒，对固体废弃物、液体废物、舱内、机坪污染区域、车辆、物品以及暴露人员进行终末消毒。

（五）出入境边防检查总站保障组

（1）依法依规严格对入境人员、交通运输工具实施边防检查，并对入境人员携带的物品实施边防检查。

（2）发现在海外疫情突出地区有旅行史、居留史的人员，及时通报海关检疫部门进行重点检查检疫。

（3）提前获取入境人员信息，进行预先核查，同时将相关入境人员的信息共享，加强与协作单位的联防联控。

（4）对口岸限定区域进行警戒，确保口岸安全，人员服从中国法律制度规定及疫情管控要求。

（5）严守安全管控底线，严防不法分子和不准入境人员蒙混入境，确保包机检查任务安全、有序、高效完成。

（六）定点医疗机构保障组

（1）负责对参与排查工作的医务人员等进行疫情防控知识培训。

（2）负责抽调医生、护士参与排查工作，参与救护车转运工作。

（3）经排查后，有发热和/或呼吸道症状人员，用负压救护车转运至定点医疗机构。

（4）负责发热和/或呼吸道症状人员后续全程防控救治工作。

（七）机场保障组

（1）统筹掌控协调专项任务航班信息和航班进出港保障工作。

（2）组织协调安排最佳停机位，安排协调联防联控相关部门最佳工作各位点。

（3）提供机下安全检查设备，安排必要人员协助相关部门开展查验工作。

（4）提供办公场所及联席会议安排等相关服务工作。

（5）安排实现对现场工作区域的远程监控、远程联通，确保指挥办公室可实时掌控现场工作情况，并可实现实时传达指挥部指令，做到互联互通。

（6）包机航班及乘客有关信息联络保障服务。

（八）航空公司保障组

（1）负责任务航班保障的综合协调，及时将航班信息通报至专项指挥办公室；与机场和空管分局对接，确保航班按时到达和起飞；协调机场，获取指定机位或廊桥。

（2）负责做好公司地面运输车辆的安排；负责协调机场方面做好防疫及飞机

消杀工作。

（3）负责飞机过站保障工作和飞机清洁工作，在专业人员指导下合理处置机上废物和垃圾。

（4）负责协调机场安检开通专用通道；根据海关、检疫的要求，做好下机旅客服务工作。

（5）负责旅客行李的交运；负责安排旅客行李消杀，消杀完毕后，由机场公司负责旅客行李装车运送。

四、工作流程

（一）全链式整体工作流程

外事联络保障组确定航班信息，及时向专项防控指挥办公室汇报；航空公司机组乘务人员及机组医护人员每隔 2 小时对所有旅客进行体温测量；在飞机降落后第一时间将机舱内旅客体温及呼吸道症状筛查情况汇报至专项防控指挥办公室，同时协助收集海关部门及边检部门要求的健康申明卡等相关资料。

飞机停靠预先确定的廊桥，由海关工作人员登临收集、核验健康申明卡；完成后安排无发热和 / 或呼吸道症状旅客下机，有发热和 / 或呼吸道症状、健康申明卡上报有症状的人员留在机舱内; 由边检工作人员在机舱出口逐一核验旅客身份、收取护照 ; 所有旅客在廊桥出口处过安检；无发热和 / 或呼吸道症状旅客每 25 人一组直接上转运车；由海关部门安排工作人员至每辆大巴车及机舱内，对旅客逐一以水银体温计核验体温，询问相关症状等。

如有发热和 / 或呼吸道症状人员，由定点医疗机构转运收治；无症状人员由市政府安排的专用转运车直接转运至统一隔离点集中医学观察；由海关部门安排工作人员至集中隔离点、定点医疗机构完成海关检疫排查工作。

（二）全链式整体工作流程图

境外输入人员全链式防控工作流程图

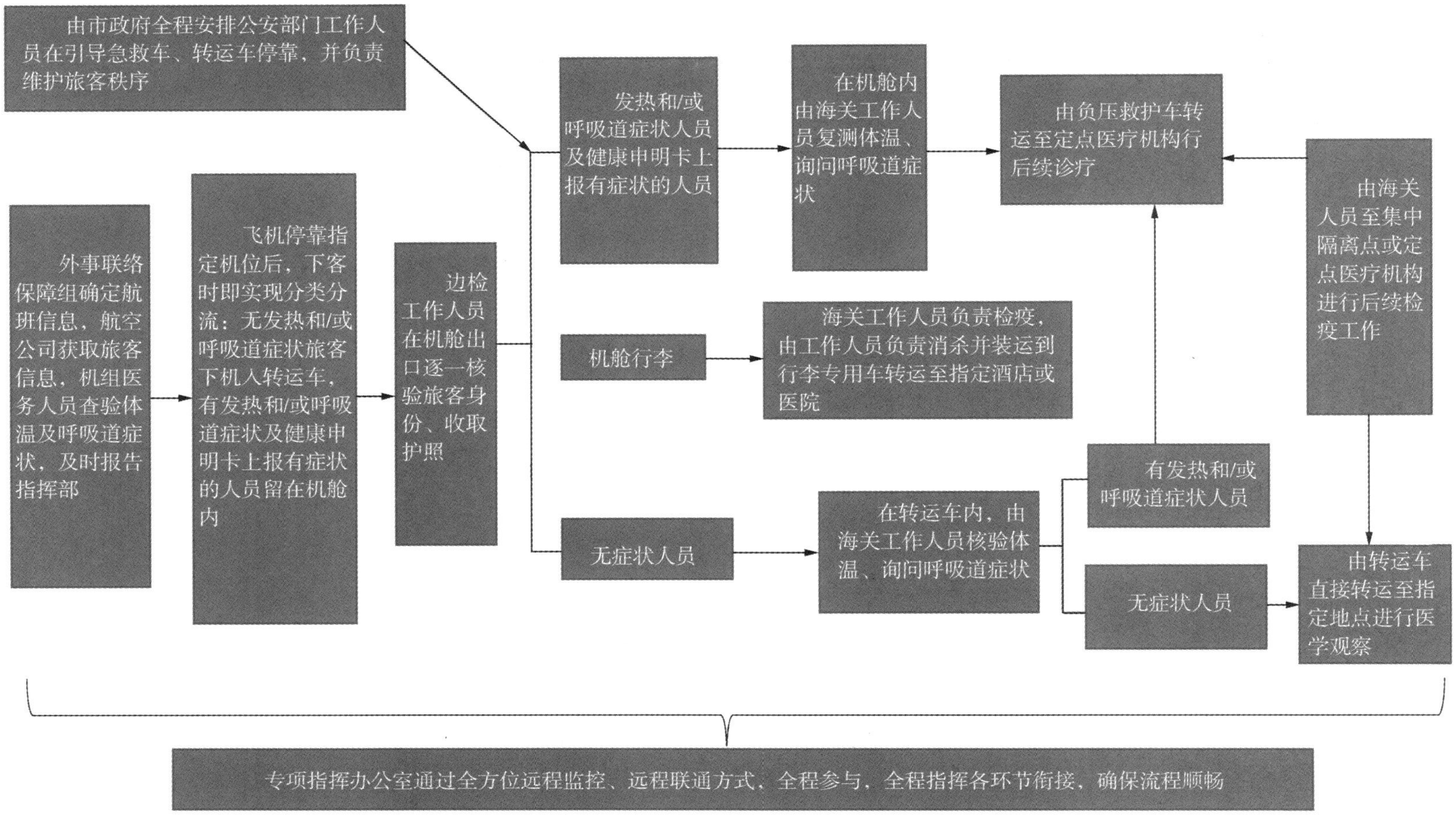

五、工作要求

1. 提高政治站位　境外输入人员疫情防控工作是党中央、国务院交办的政治任务，各相关部门和属地政府要切实提高政治站位，高度重视，加强领导，科学组织，周密安排，确保归国人员全方位无死角隔离、全程与外界无接触转运。

2. 精心组织落实　各相关部门要按照工作方案要求，制定细化专项工作方案，建立工作预案；严格落实责任制，把各项工作措施落到实处。各相关部门负责人，要亲自抓、负总责，切实做到组织周密、有序安全。

3. 严控岗位标准　各相关部门要对参与人员严格把控岗位胜任标准，要求政治素养高、业务能力强、善于沟通，担当负责。尤其是机组医务人员、海关检疫人员、定点医疗机构救治能力必须高标准要求、多层次选拔，确保高质量完成任务。

4. 加强部门协同　各相关部门要在统一领导、指挥调度下，密切配合，各负其责，部门联动，协同作战，加强沟通，构建无缝隙的多部门联防联控工作体系。

5. 强化安全防护　参与接机转运、集中隔离点医学观察、有症状人员救治等相关工作人员要严格做好标准防护，避免出现交叉感染。医疗废物不得随意丢弃，统一进行终末消毒。

6. 严明保密纪律　坚持属地负责、部门负责，严格落实“谁主管谁负责、谁落实谁负责、谁失职追谁责”的防控责任，做好工作期间的保密工作，未经上级允许，对相关信息不发布、不传播、不泄露，严防失密泄密，否则将严肃追责。

第二部分　散客入境人员防控工作指南

一、目标与策略

按照“外防输入、内防扩散、严格管控”的策略，对每一位入境人员实施最精准、最科学、最高效的疫情防控措施，有效阻断疫情传染源、切断疫情传播途径。

二、责任部门

境外输入人员，无论中国公民或外国公民，入境方式无论是境外直接进入或从国内其他城市中转进入，均由属地政府一视同仁、无差别地执行疫情防控措施。

三、管控措施

（一）严格落实“联防联控”措施

由属地疫情防控领导机构会同海关、边检、机场、高铁站、火车站、外事、卫健委、公安、公路等部门，建立联防联控工作专班，强化信息获知，统筹做好信息通报、身份登记、健康检测、应急处置等工作，严格管理、严把关口、严守防线。

（二）严格落实“属地管理”措施

各级疫情防控部门必须提高对疫情的警惕性，防控要求、防范意识不能降低，坚持严防输入策略，优化防控手段，全面排查境外输入人员，严密防范境外输入风险；村（居）、机关企事业单位、楼宇、公共场所等，要按照“谁主管谁负责”原则，对输入性疫情风险隐患做到第一时间发现、第一时间响应、第一时间处置，有效阻断疫情传染源、切断疫情传播途径。

（三）严格落实“隔离观察”措施

凡境外输入人员，原则上一律采取集中隔离医学观察 14 天措施，条件许可者可采取居家隔离医学观察。其中：

（1）来自、停留或途经疫情严重国家的，采取集中隔离医学观察措施。

（2）其他国家入境并在当地有固定居所的，可纳入社区防控体系，实施居家隔离措施。

（3）其他国家入境并在当地有稳定单位的，由所属企事业单位提供场所，实施隔离措施。

（4）其他国家临时入境短期公务或商务活动的，须在政府指定接待酒店入住，由接待单位落实疫情防控第一责任。

（5）来自其他国家入境无固定住所或单位的，须在政府指定酒店集中医学观察，由所在酒店和属地全程负责监督管理。

（6）来自其他国家经停当地中转的，经检测、检查无异常情况，由机场、高铁站、火车站等检测点，将其安排在场站临时隔离区域暂时滞留，安全妥善地安排离开，并通报目的地疫情防控机构。

（四）严格落实“如实申报”措施

境外输入人员，必须主动如实申报健康登记，自觉配合落实居家或集中隔离措施。对不如实申报应集中隔离者，以及违反居家隔离观察规定的，一律采取集中隔离医学观察措施，由此所产生的食宿费用自理。凡违反疫情防控相关规定造成严重后果的，依法追究其法律责任。

医院支持入境口岸开展境外输入性病例排查的实施方法
——以河南省人民医院为例

（一）总体方案

为协助海关全力做好新冠肺炎境外输入性病例排查工作，根据河南省疫情防控指挥部对入境人员新冠肺炎疫情防控工作部署，按照“最准排查检疫、最短时间停留、最快分流转运、最高安全保障、最严闭环管控”原则，为进一步优化流程，明确职责分工，实现专业高效无缝对接，保障入境人员新冠肺炎排查工作有序开展，特制定本方案，具体如下：

1. 组织架构

按照河南省卫生健康委工作要求，成立河南省人民医院排查境外输入性病例工作队，为最大限度提升工作效率，根据分工要求成立办公室，下设标本采集组（血、咽拭子标本采集）、感染控制组、后勤保障组和信息报送组。

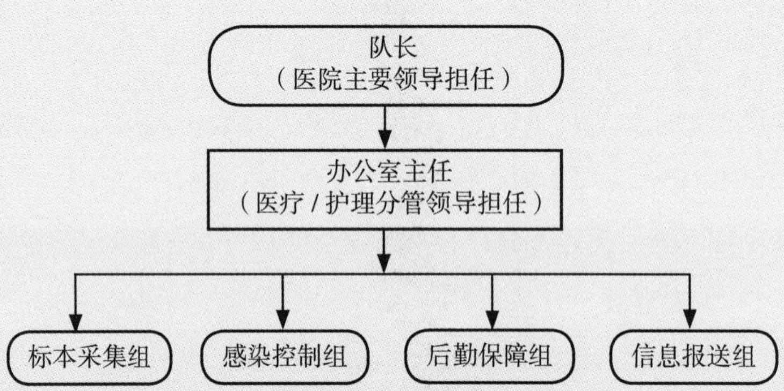

图11-1　管理组织架构图

2. 工作职责

（1）办公室：①总体负责入境人员新冠肺炎排查工作的指挥、协调与任务安排及工作分工，做好上传下达，各部门之间建立联动机制，形成防控合力，确保分工明确、流程顺畅、衔接到位；②负责牵头制定各组工作流程及相关职责要求；③每日组织小组组长会议，汇总当日工作中存在问题，及时上报或协调；④根据每日航班信息及时调整班次，合理安排人力；⑤实时掌握收治入院患者全部信息（收治患者人数、国籍、海关及医院检测结果等），及时上报。

（2）标本采集组（血、咽拭子标本）：根据国家海关总署要求，工作人员采取三级防护，按照操作规范，优化采集流程，对工作人员进行全员标准化培训，完成入境人员的标本（血、咽拭子标本）采集工作。

（3）感染控制组：负责对工作人员进行新冠肺炎相关知识培训；工作现场及驻地等感染防控相关流程的制定、培训、督导等工作。

（4）后勤保障组：负责协调驻地物资需求，及时配送并发放；与酒店负责人对接驻地人员用餐等事宜；做好驻地人员体温监测并记录；落实驻地人员房间、会议室等处消杀工作；关注队员身心状况，有异常及时上报工作队联络员。

（5）信息报送组：将每日工作情况形成日报，及时上报；整理保存工作队各种照片并做好存档；收集并及时编写工作中的典型事迹等，每日1篇。

3. 工作要求

（1）提高政治站位：本次任务是河南省疫情防控指挥部交办的政治任务，工作队成员要高度重视，加强领导，科学组织，周密安排，严格落实执行各项工作安排。

（2）精心组织落实：各组按照工作方案要求，制定细化本组专项工作方案，建立工作预案，严格落实责任制，把各项工作措施落到实处。

（3）确保安全防护：参与任务的工作人员要严格按照操作程序完成各项工作，做好个人防护，避免交叉感染，明确防控责任，确保各项措施有效实施。

（4）严明保密纪律：做好工作期间的保密工作，对涉密事件及文件进行合理分类，信息传递科学严谨，对相关信息不发布、不传播、不泄露，确保信息安全。

（5）做好信息报送：做好每日信息日报告工作，典型事迹形成专报材料，上报河南省疫情防控指挥部、河南省卫生健康委和河南省人民医院。

4. 驻地防控要求

（1）管理要求：

①遵守工作队的纪律要求，按规定着装，原则上不允许私自外出和外宿，如有特殊情况需要外出，需向队长请假后方可离开。

②驻地人员每日进行健康状况自我监测。

体温监测。每日监测3次（晨起、午睡后、晚餐2小时后），发现体温≥37.3℃时，及时报告工作队联络员。

症状监测。发现咳嗽、鼻塞、流涕、咽痛等呼吸道症状或乏力、腹泻等感染症状时，及时报告工作队联络员。

保障驻地人员作息合理、膳食营养，避免过度劳累。

（2）工作－生活区往返路线及流程要求：

①从生活区出发至机场工作区做好相应的准备，包括戴医用外科口罩，穿洗手衣、外衣和鞋袜，注意防寒保暖，预防感冒。从工作人员专用通道进入清洁区。

②工作人员离开机场前，按照《医务人员防护用品摘脱流程》摘脱防护用品、戴医用外科口罩、更换洗手衣，负压隔离室工作人员需在现场沐浴。返回生活区后，先洗手—洗脸—喝水—刷拖鞋—沐浴，脱掉的洗手衣和外套置于橘红色水溶性包装袋中，鹅颈式封扎后放于房间门口的盆里，严禁将其拿到房间内，沐浴时注意清洗头面部、眼部、耳部、鼻腔及漱口。不宜常规对口、鼻腔黏膜进行消毒，沐浴后更换干净衣服和鞋袜。及时清洗更换衣物，若发现有可疑污染，采用含有效氯 500 mg/L 的消毒剂浸泡消毒 30 min，清洁晾干。

（3）个人防护要求：

①佩戴医用外科口罩：适当室内锻炼，减少在公共区域活动；不聚会、不互访，交流时保持距离 > 1.5 米；在公共区域，如大堂（厅）、走廊活动时应佩戴医用外科口罩。

②勤洗手：进入房间后、进食饮水前、便前便后、咳嗽打喷嚏后等，应用流动水洗手或采用速干手消毒剂消毒双手。

③就餐注意事项：采取单独区域就餐，避免聚集，取餐时佩戴医用外科口罩，就餐前进行手卫生，使用后的纸巾应随余餐弃入垃圾桶。

（4）清洁、消毒要求：

①公共区域高频接触表面，如门把手、座椅、桌面，采用 75% 乙醇或含有效氯 500mg/L 消毒剂每日擦拭消毒 4~6 次，如遇污染，随时清洁与消毒。

②房间内应保持清洁、干燥，勤通风。门、窗把手等高频接触表面采用 75% 乙醇或含有效氯 500mg/L 消毒剂每日擦拭消毒 2~3 次，如遇污染，随时清洁与消毒。

③个人常用生活物品，如眼镜、手机采用 75% 乙醇每日擦拭消毒，如遇污染，随时清洁与消毒。

④ 75% 乙醇消毒剂易燃、易爆、易挥发，使用时应注意安全。含氯消毒剂具有腐蚀性和刺激性，接触前佩戴手套，消毒衣物时不宜与其他制剂如洗衣液等混合使用。

（二）相关工作流程

1. 采样室 1、2 采样点人员进出流程

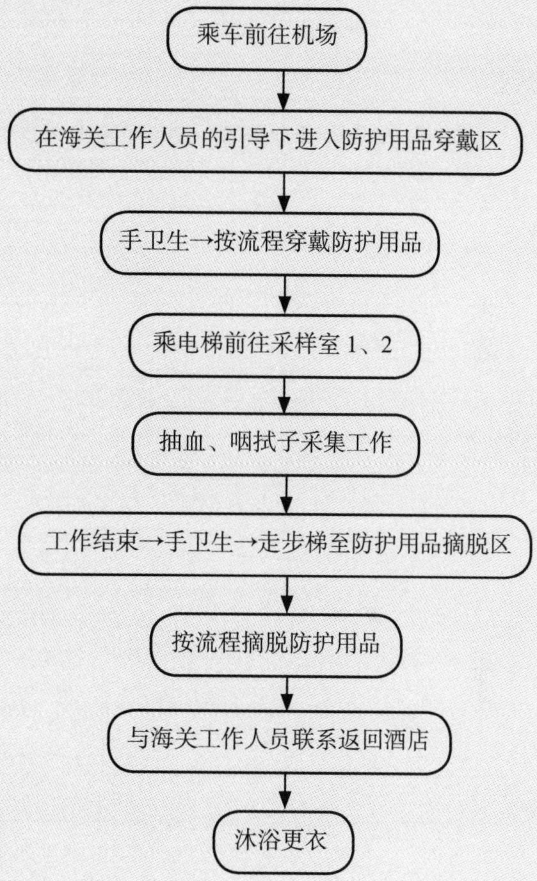

相关流程目录

1. 医务人员防护用品穿戴流程
2. 医务人员防护用品摘脱流程
3. 医务人员进出生活工作区流程
4. 采样室 1、2 采样点人员进出流程
5. 采样室 3 采样点人员进出流程
6. 生物安全型可移动式负压隔离间使用流程
7. 入境人员口咽拭子样本采集流程
8. 入境人员鼻咽拭子采集流程
9. 采集区感染控制组人员工作流程
10. 采集区职业暴露处理流程
11. 采集区突发应急事件处理流程
12. 体液、血液、呕吐物溅洒处置流程
13. 织物（洗手衣）回收对接流程
14. 医务人员驻地房间内个人清洁流程

2. 采样室 3 采样点人员进出流程

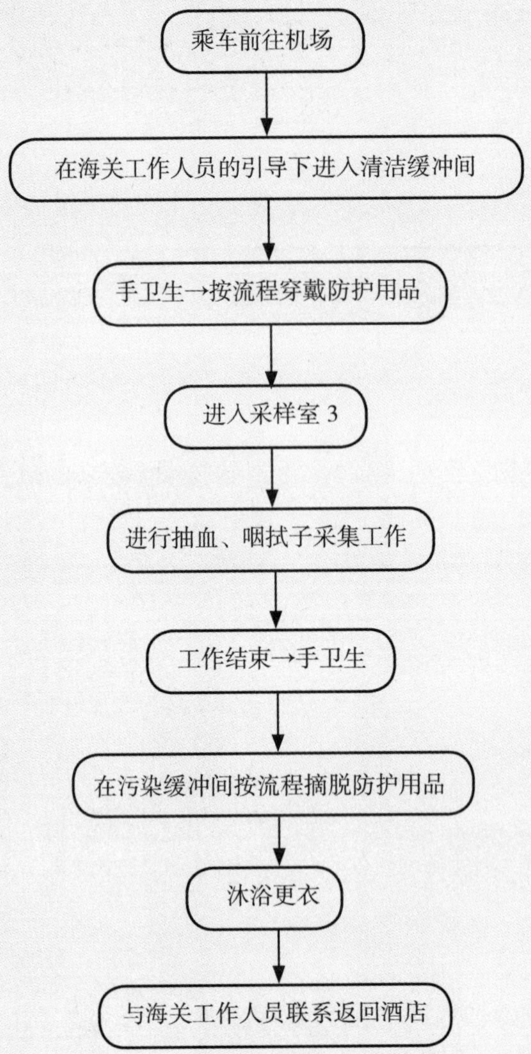

3. 生物安全型可移动式负压隔离间使用流程

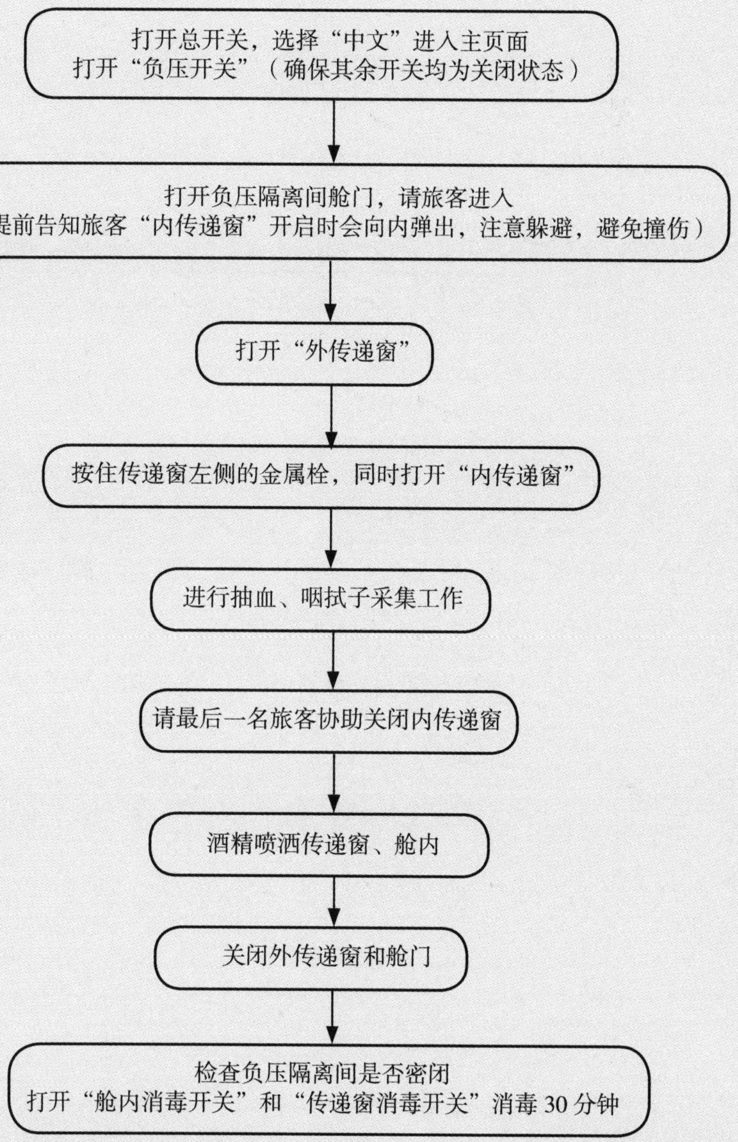

备注：生物安全型可移动式负压隔离间使用前，需由工作人员使用酒精喷洒消毒传递窗及舱内。

4. 入境人员口咽拭子样本采集流程

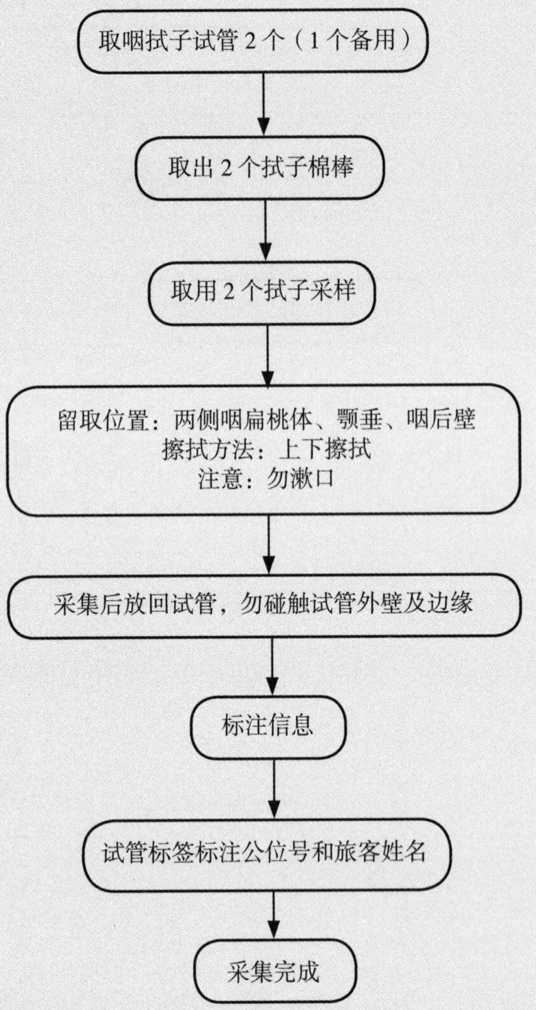

5. 入境人员鼻咽拭子采集流程

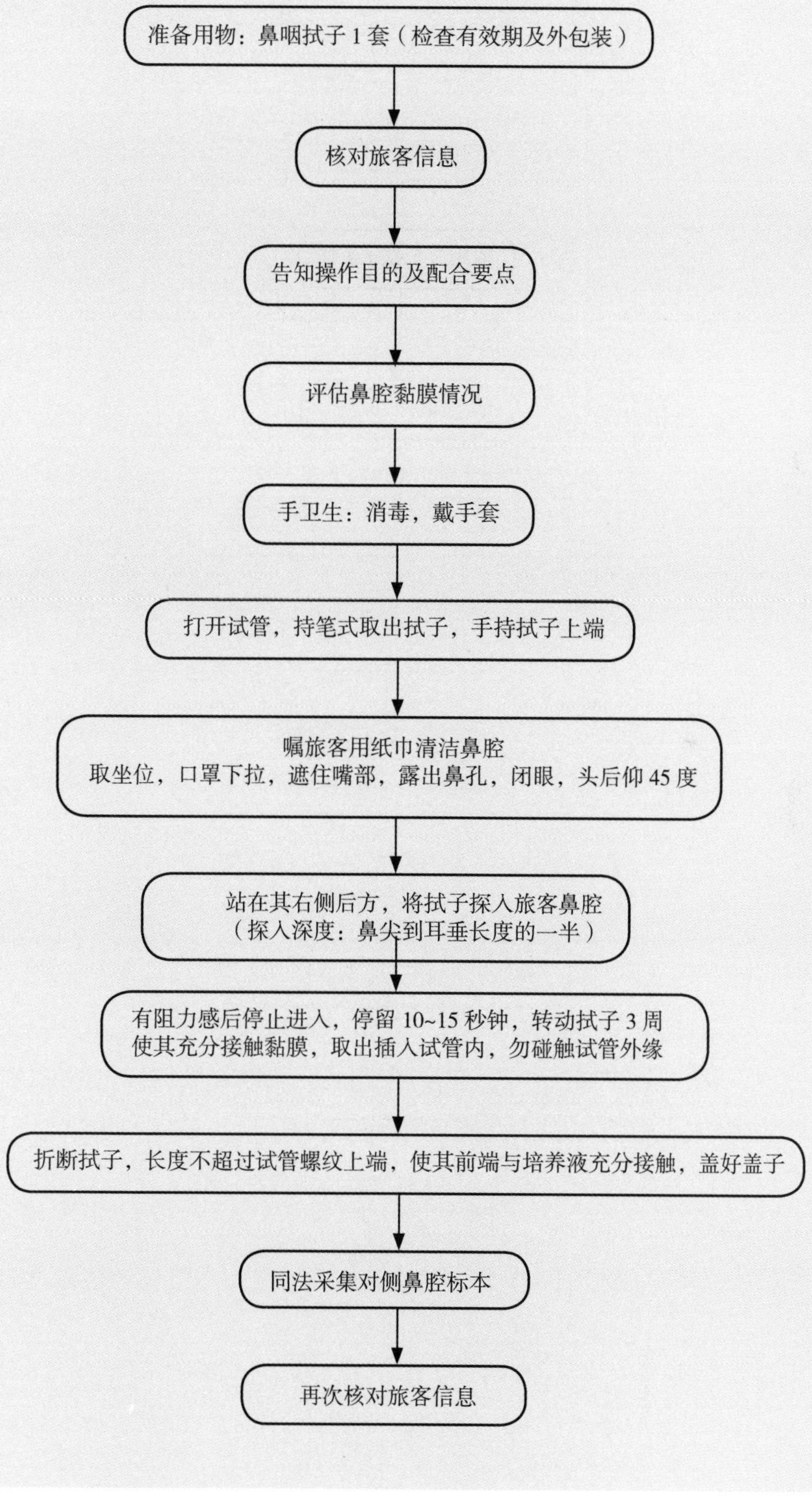

6. 医务人员防护用品穿戴流程

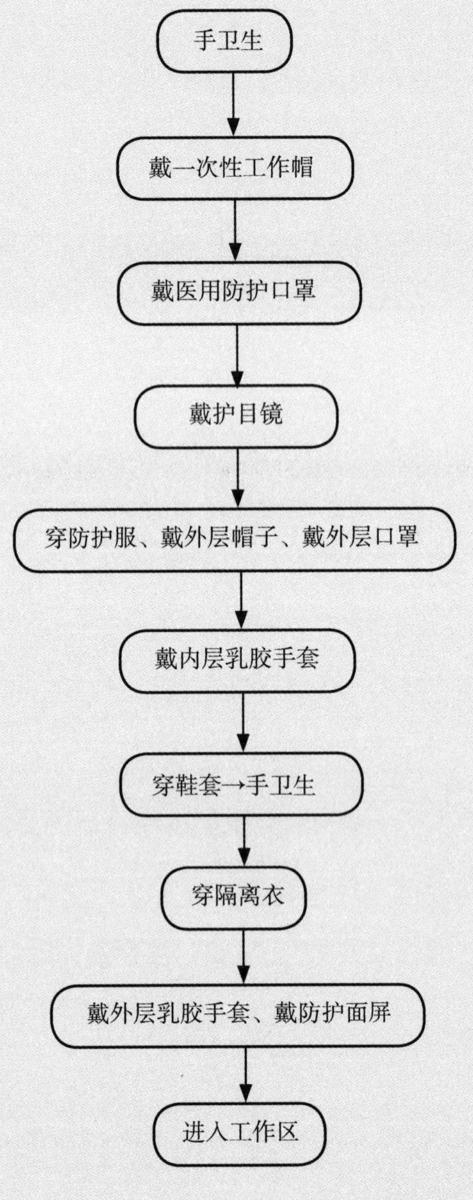

7. 医务人员防护用品摘脱流程

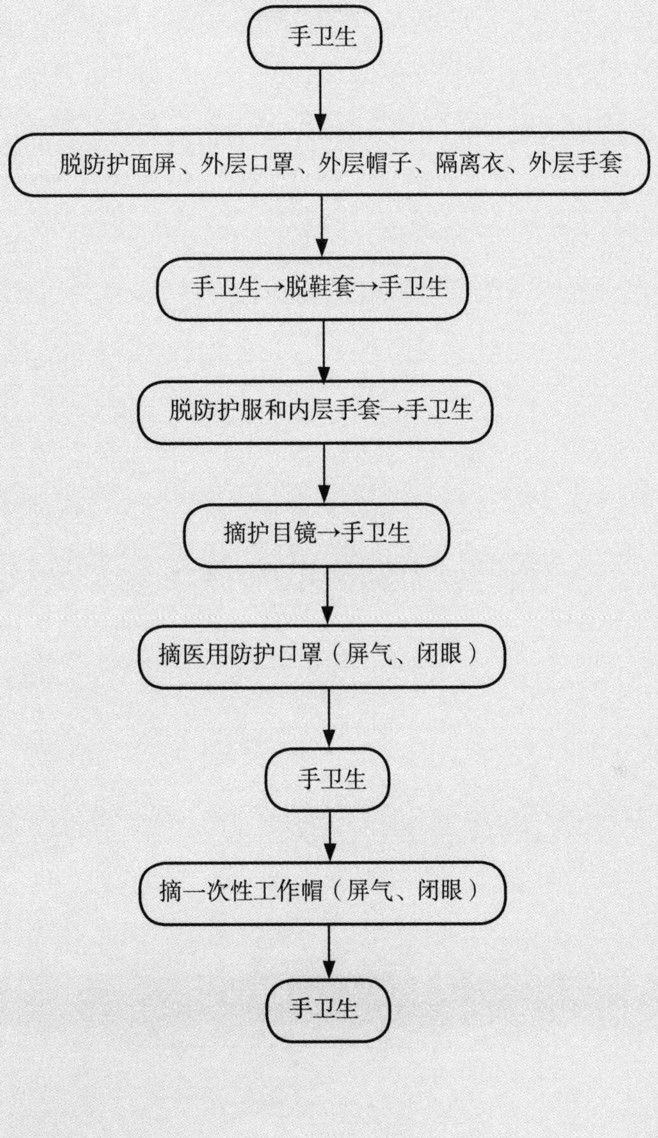

8. 医务人员进出生活工作区流程

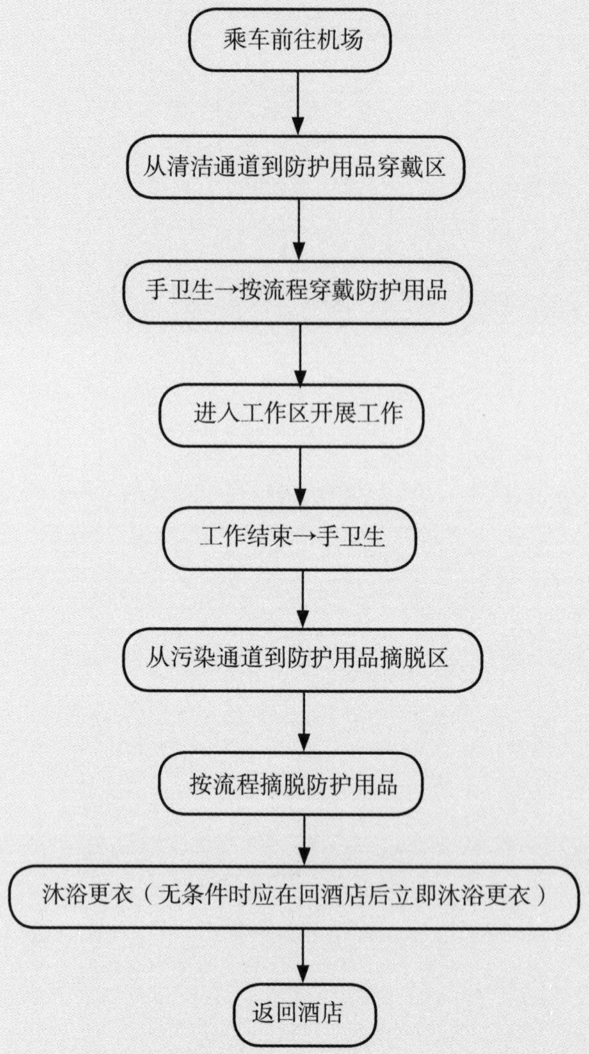

9. 医务人员驻地房间内个人清洁流程

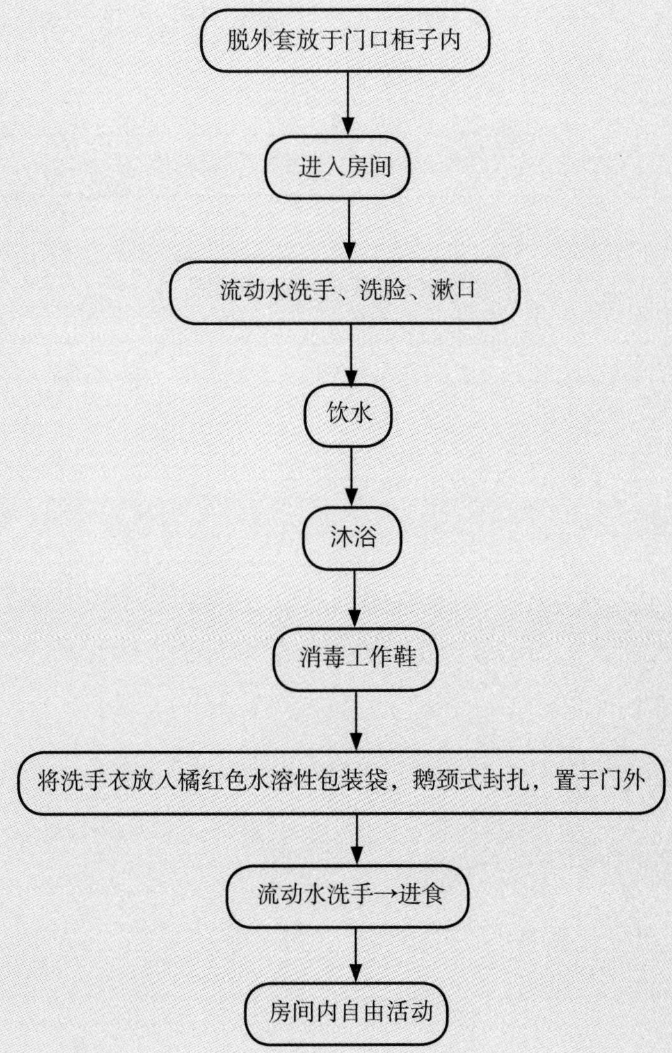

10. 织物（洗手衣）回收对接流程

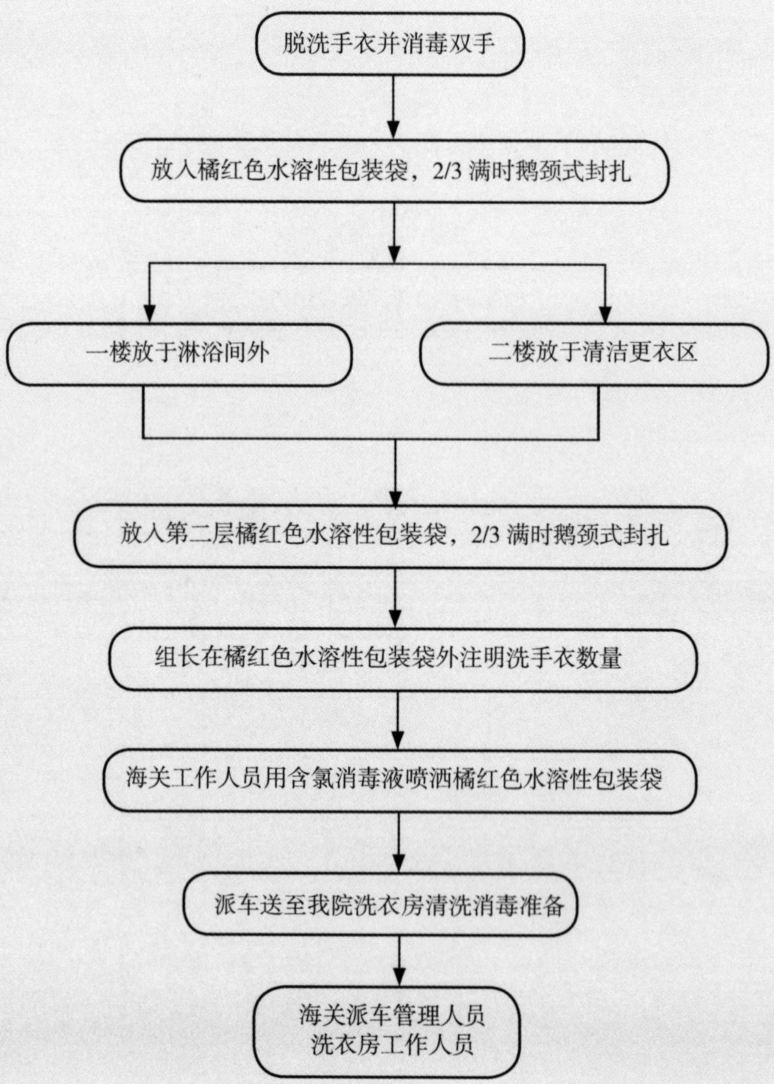

11. 采集区感染控制组人员工作流程

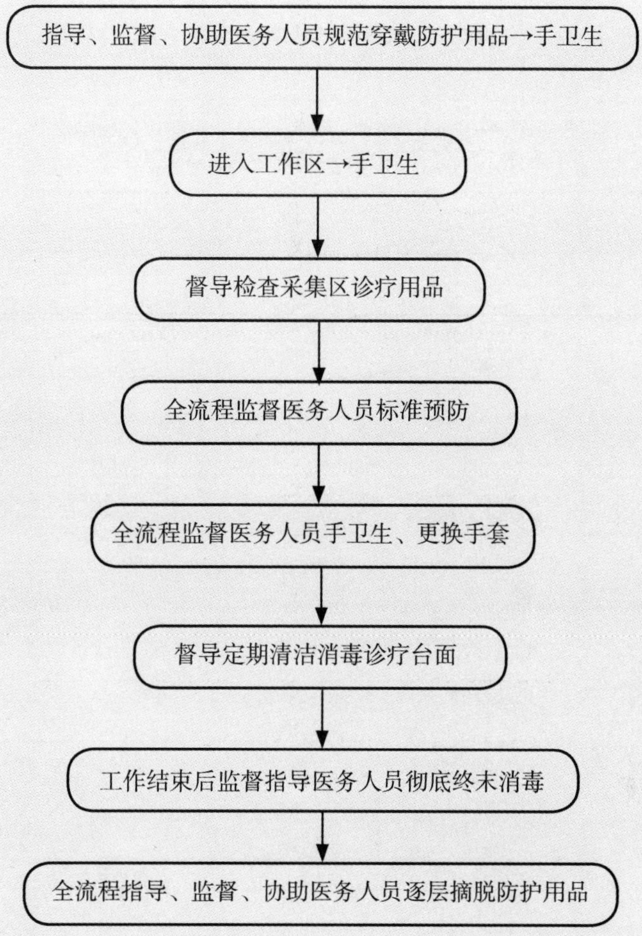

12. 采集区突发应急事件处理流程

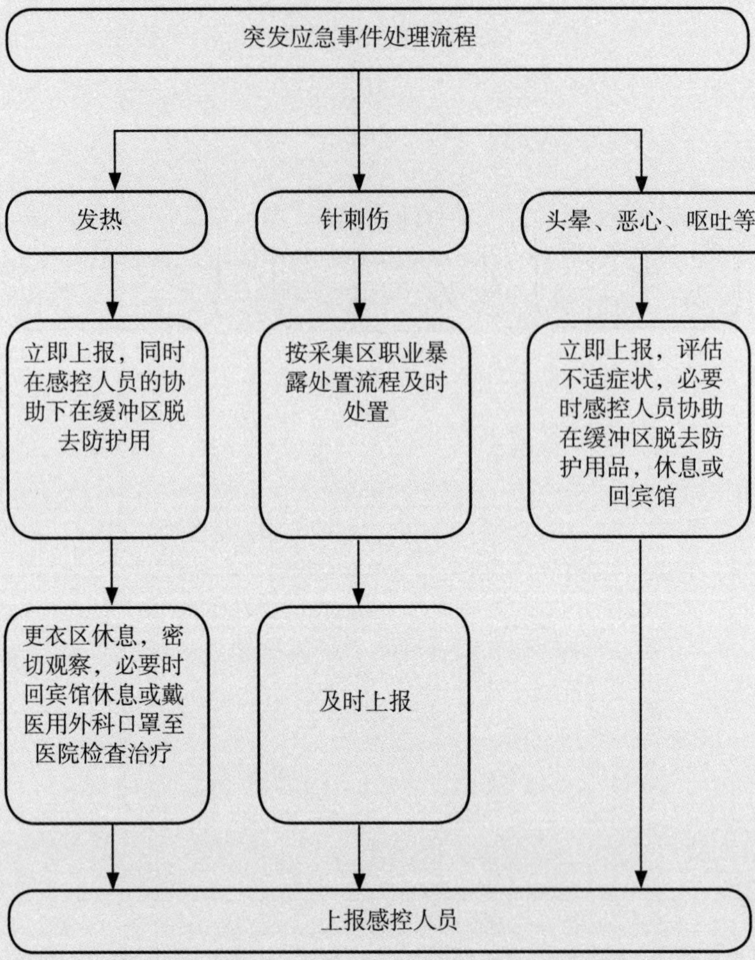

13. 采集区职业暴露处理流程

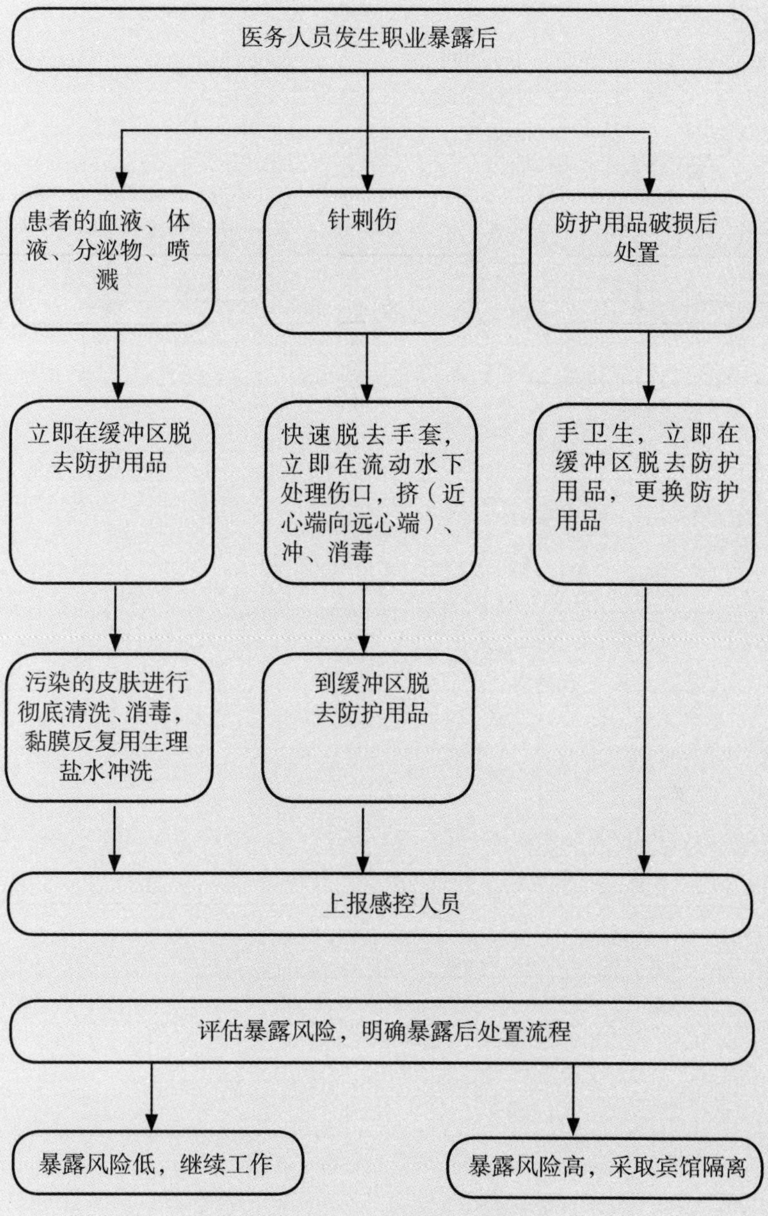

14. 体液、血液、呕吐物溅洒处置流程

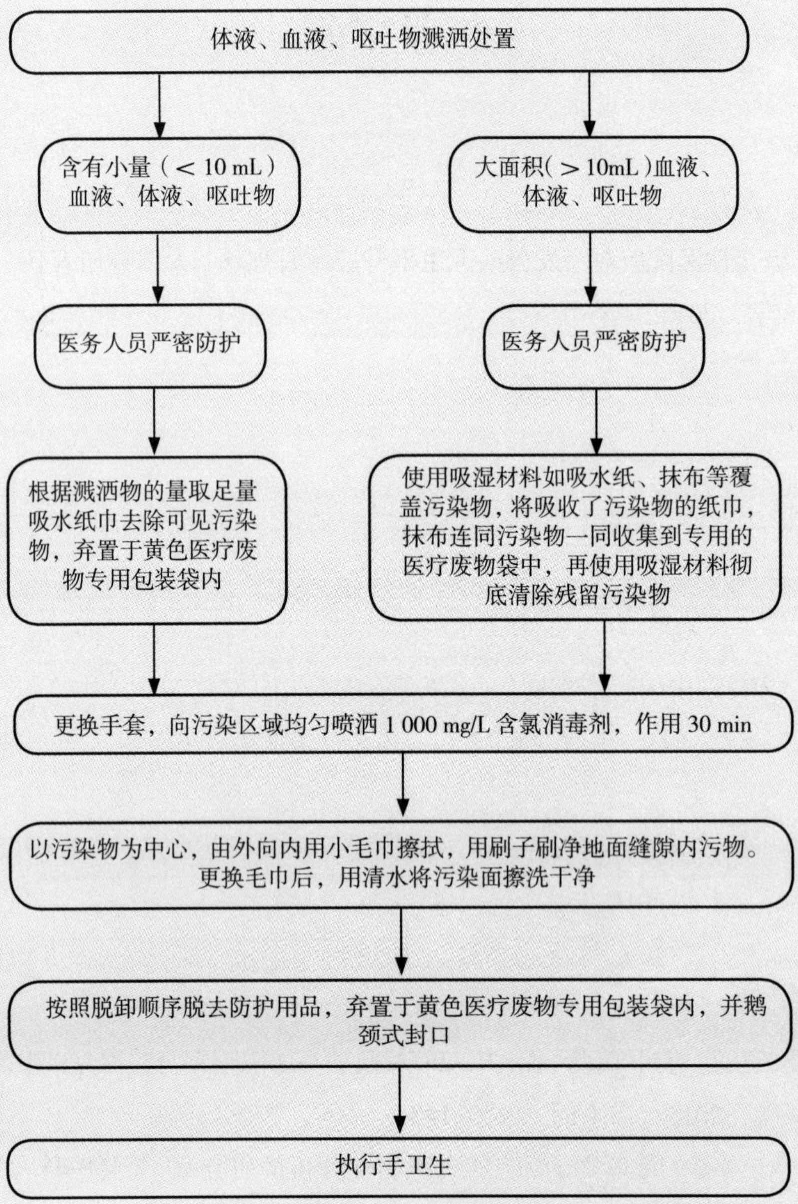

参考文献

第一章

[1] 青义春 . 突发公共事件医院应急救援机制研究 [D]. 重庆：第三军医大学，2012.

[2] 张晔 . 综合性医院应对突发公共卫生事件应急管理现状及对策研究 [D]. 石家庄：河北大学，2015.

[3] 张玲 . 医院公共卫生事件的应急项目管理 [D]. 天津：天津大学，2012.

[4] 何奔 .PDCA 视角下医院突发事件应急管理研究 [D]. 西安：西北大学，2019.

第二章

[1] 谢洋，王佳佳，赵虎雷，等 . 基于德尔菲法的新型冠状病毒肺炎中医辨证规范专家问卷分析 [J]. 中医学报，2020（3）：1–10.

[2] 陈斌，许芳，陈红光，等 . 灾害脆弱性分析在非封闭式血液内科病房应对新型冠状病毒传播中的应用效果 [J]. 护理研究，2020，34（3）：371–373.

[3] 杨晨，吴永仁，何艳燕，等 . 基于 Kaiser 模型的医院灾害脆弱性分析 [J]. 现代医院，2016，16（10）：1551–1554.

[4] 赵大仁，刘志会，何思长，等 . 医院灾害脆弱性概念及评价方法初探 [J]. 中华灾害救援医学，2016，4（9）：520–523.

[5] 张燕，高玉明，王伟 . 医院灾害脆弱性分析 [J]. 中国卫生产业，2016，13（15）：31–33.

[6] 聂彩霞，王青，赵启邹，等 . 探讨 KAISER 模型在医院灾害脆弱性分析中的应用 [J]. 现代医院，2015，15（1）：140–143.

[7] 贾巍，杨洪彩，张辉文 . 医院感染脆弱性分析的研究 [J]. 新疆医科大学学报，2014，37（3）：369–372.

[8] 尹毅霞，林栩，区凌冰，等 . 开展灾害脆弱性分析，加强医院应急管理 [J]. 右江医学，2013，41（1）：126–128.

[9] 张议丹，郝艳华，吴群红，等 . 国内外突发公共卫生事件应急能力测评方法及应用现状研究 [J]. 中国卫生事业管理，2009，26（4）：220–228.

[10] 陈小明，李靖 . 公安信息分析中德尔菲法的应用 [J]. 江苏警官学院学报，2007（5）：151–153.

[11] 薄涛，李士雪 . 突发公共卫生事件应急能力评价研究现状与展望 [J]. 预防医学论坛，2007（7）：628-632.

[12] 刘亚 .SARS 危机在我国卫生事业领域带来的影响及其应对策略初探 [J]. 安徽卫生职业技术学院学报，2003（6）：84-87，74.

第三章

[1] 邵博超 . 基于 DODAF 的突发事件应急系统顶层设计 [D]. 天津：天津大学，2014.

[2]Fedder G K.Top-down design of MEMS[C]//Proceedings of the 2000 Int.Conf.on Modeling and Simulation of Microsystems Semiconductors，Sensors and Actuators.San Diego（USA），2000，1：7-10.

[3] 刘传林 . 技术路线图制定流程及其控制机制研究 [D]. 合肥：中国科学技术大学，2010.

[4] 叶国青，舒宇，葛冰峰，等 . 基于使命和方法框架的武器装备体系结构建模 [J]. 火力与指挥控制，2012（7）：1-5.

[5] 王映雪 . 顶层设计方法与实例 [J]. 软件世界，2007（11）：75-77.

[6] 刘杨 . 老人再婚服务场景中的社会工作者职业困境研究 [D]. 厦门：厦门大学，2018.

[7] 熊婵 . 电子商务系统的协同管理研究 [D]. 武汉：湖北工业大学，2009.

[8] 吴晓芬，王磊，王培军 . 医院信息化顶层设计实践 [J]. 中国卫生人才，2017（7）：18-22.

[9] 国务院 . 国家突发公共事件总体应急预案 [M]. 北京：中国法制出版社，2006.

[10] 张桦，贾清旺，庄辉坤. 紧急医疗救援指挥中心规划与设计 [J]. 中国卫生质量管理，2005，12（1）：61-64.

[11] 王陇德. 突发公共卫生事件应急管理理论与实践 [M]. 北京：人民卫生出版社，2008.

[12] 吴伟斌. 突发公共卫生危机应急防控体系的研究之二 . 决策指挥系统 [J]. 中华医院管理杂志，2005，21（12）：796-798.

[13] 宋劲松 . 突发事件应急指挥 [M]. 北京：中国经济出版社，2011.

[14] 侯世科，孙标，樊毫军. 国内外医院应急管理体系的比较 [J]. 中华医院管理杂志，2012，28（8）：638-640.

[15] 青义春，姬军生，吴昊，等 . 谈突发公共事件医院应急救援管理 [J]. 解放军医院管理杂志，2012，19（1）：59-61.

[16] 赵英英，郑亚群，万文 . 医院应急管理体系建设的实践与思考 [J]. 中国医院，2017，21（1）：12–14.
[17] 王丹，王兴鹏，李群，等 . 医院应急指挥决策体系的建设实践 [J]. 中国卫生质量管理，2018，25（5）：1–3.
[18] 何奔 .PDCA 视角下医院突发事件应急管理研究 [D]. 西安：西北大学，2019.
[19] 杨甦，李灵海 . 基层档案部门应急预案编制工作容易出现的问题及解决办法 [J]. 四川档案，2017（6）：31–32.
[20] 于佳朋 . 三级甲等医院应急救援预案有效性评价研究 [D]. 唐山：华北理工大学，2016.
[21] 王大伟，王飞，韩经丹，等 . 新发突发传染病应急预案编制问题的思考 [J]. 中医药导报，2015，21（2）：1–4.
[22] 滕姗 . 医院应急管理工作的探讨与实践 [J]. 医院管理论坛，2019，36（2）：49–50，77.

第四章

[1] 陈军华，汪茵，汪晖，等 . 综合医院发热门诊应对新型冠状病毒肺炎的应急管理 [J]. 护理学杂志，2020，35（5）：1–2.
[2] 詹昱新，李素云，刘义兰，等 . 综合医院应对新型冠状病毒肺炎疫情的护理应急管理 [J]. 护理研究，2020，34（5）：744–748.
[3] 白艳玲 . 刘运喜 . 冯丹，等 . 大型综合医院新型冠状病毒肺炎流行期间门急诊与住院患者的管理实践 [J]. 中华医院感染学杂志，2020，38（8）：1147–1152.
[4] 国家卫生健康委办公厅 . 医疗机构内新型冠状病毒感染预防与控制技术指南（第一版）：国卫办医函 [2020] 号 2020[EB/OL].[2020–01–22][2020–02–06].http：//www.nhc.gov.cn/yzygj/s7659/202001/b91fdab7c304431eb082d67847d27e14.shtml.
[5] 程家国，谭晓东 .2019 新型冠状病毒肺炎患者及家属的心理特点及疏导 [J]. 健康研究，2020，40（1）：19–21.
[6] 文永思，李宝玉，李娟，等 . 新型冠状病毒肺炎疫情防控门诊管理应急策略 [J]. 中国医院管理，2020（2）：5.
[7] 陈明壮，查静茹，鲁超，等 . 新型冠状病毒肺炎疫情期间综合医院医疗废弃物管理实践 [J]. 中国医院管理，2020（2）：13.
[8] 高霞，邓慧，廖育儒 . 新型冠状病毒肺炎疫情中隔离区内保洁人员职业风险及建议 [J]. 职业卫生与应急救援，2020，38（2）：2.
[9] 赵芳芳，李丽，常杰，等 . 新型冠状病毒肺炎隔离病房快速改造实践探索 [J].

解放军护理杂志，2020，37（2）：13–17.

第五章

[1] 肖伟．山东省卫生信息化建设现状与发展对策研究 [D]. 济南：山东大学，2013.

[2] 陈永红．健康大数据预处理方法研究与实现［D］. 成都：电子科技大学，2018.

[3] 聂劲，李家喻，姚艳容，等．区域卫生信息共享平台建设初探 [C］//2008 中国卫生信息技术交流大会暨广东省卫生信息网络协会第七届年会论文集，2008：49–51.

[4] 米岚，邢沫，肖鑫，等．基于医院办公自动化系统的应急管理平台处理应急事件能力分析 [J]. 中国医药，2015，10（8）：1232–1235.

[5] 李晓东，林晓怡，陈俊健，等．线上线下综合医疗健康服务平台设计及实现 [J]. 科技与创新，2019（10）：25–27.

[6] 姜俊阁，苏铁．远程医疗应用现状与发展难题 [J]. 中国医疗器械信息，2016，22（18）：124–126.

[7] 刘翔，朱士俊，李信春，等．我国远程医疗发展现状、难点和对策分析 [J]. 中国医院，2004，8（6）：8–11.

[8] 余波，冯楠．我国远程医疗发展存在的问题及对策分析 [J]. 新教育时代电子杂志（教师版），2015（13）：19.

[9] 刘建，周保利．远程医疗发展和管理问题的探讨 [J]. 中华医院管理杂志，2001（1）：50–51.

[10] 王力红，杜淑英，李小莹，等．人文管理促进人文服务的思考 [J]. 中国医院，2007，11：20–21.

[11] 颜延，秦兴彬，樊建平，等．医疗健康大数据研究综述 [J]. 科研信息化技术与应用，2014，5（6）：3–16.

[12] 沈崇德．医院数字化客户服务模式构建与规范化研究 [D]. 南京：南京中医药大学，2014.

[13] 杨莉．江苏省部分三级综合性医院人文建设调查分析与对策研究 [D]. 南京：南京医科大学，2016.

更多参考文献请扫码查看